少见罕见疾病影像诊断精讲100例

SHAOJIAN HANJIAN JIBING YINGXIANG ZHENDUAN JINGJIANG 100 LI

主　编　吕晓波　　郭淑明

副主编　景斐华　　樊鹏飞　　文华波　　董欣欣
　　　　贺强峰

编　者　（以姓氏笔画为序）

王国荣　　文华波　　史云峰　　吕晓波

许智豪　　宋慧玲　　孟雅婷　　贺强峰

郭淑明　　黄晓玲　　董欣欣　　景斐华

樊鹏飞

河南科学技术出版社

·郑州·

内容提要

　　本书以临床少见及罕见疾病的病例介绍为主线,将疾病的病理学改变与多种影像检查技术中的影像学征象进行综合分析,总结出每种疾病的特征性影像学表现,并依据临床资料、病理学资料及影像学征象总结分析每种少见或罕见病的诊断和鉴别诊断要点,帮助影像诊断医师梳理诊断思路,从而达到提升诊断水平的目的。本书可供医学影像及相关科室医师使用参考。

图书在版编目（CIP）数据

　　少见罕见疾病影像诊断精讲 100 例/吕晓波,郭淑明主编. —郑州：河南科学技术出版社，2023.6
　　ISBN 978-7-5725-1203-2

　　Ⅰ.①少⋯　Ⅱ.①吕⋯ ②郭⋯　Ⅲ.①疑难病—影像诊断—病案　Ⅳ.①R445

中国国家版本馆 CIP 数据核字（2023）第 087882 号

出版发行：河南科学技术出版社
　　　　　北京名医世纪文化传媒有限公司
　　　　　地址：北京市丰台区万丰路 316 号万开基地 B 座 115 室　　邮编：100161
　　　　　电话：010-63863186　010-63863168
策划编辑：张利峰
责任编辑：张利峰　刘新瑞
责任审读：周晓洲
责任校对：龚利霞
封面设计：龙　岩
版式设计：崔刚工作室
责任印制：程晋荣
印　　刷：河南瑞之光印刷股份有限公司
经　　销：全国新华书店、医学书店、网店
开　　本：787 mm×1092 mm　1/16　　印张：16·彩页 12 面　　字数：375 千字
版　　次：2023 年 6 月第 1 版　　　2023 年 6 月第 1 次印刷
定　　价：118.00 元

主编简介

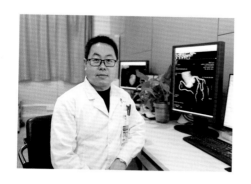

吕晓波　山西省临汾市中心医院医学影像科主任,硕士研究生,主任医师,硕士生导师。现任中国医学装备协会磁共振专业委员会腹部学组委员,中国研究型医院学会感染与炎症放射学专业委员会委员,山西省百千万人才培养工程骨干精英,山西省MRI、CT质控中心委员,临汾市卫健委影像质量控制部主任,临汾市医师协会医学影像分会理事长。临汾市市委第二届、第三届联系高级专家。

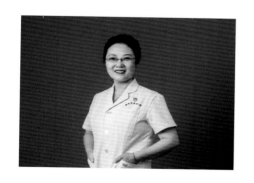

郭淑明　临汾市中心医院党委书记、院长,中国协和医科大学理学士,主任护师,硕士生导师,临汾市妇联兼职副主席,临汾市人大常委会委员,山西省老年医学学会老年院感分会第一届委员会副会长,山西省护理学会第九届理事会延续性护理专业委员会副主任委员,山西省护理学会第九届理事会常务理事。

前　言

自 20 世纪 80 年代以来,随着信息技术的迅猛发展,跨学科知识的交叉应用,医学影像技术得到了快速发展。尤其是 CT 和 MRI 设备与技术的革新,使医学影像学在临床中的地位越来越凸显,对于疾病的早期诊断和预后判断,都起着举足轻重的作用。目前,在临床中,常见病和多发病多有其相应的临床及影像学表现,但对于少见病或罕见病,由于临床发病率低,临床和影像学表现认识不足,导致诊断延误和漏诊时有发生。任何疾病的发展都是一个复杂的过程,同一病变不同发展阶段会出现不同的病理学改变,同时在影像学上反映出不同的特点,所以病理学的改变对于理解影像学表现至关重要。只有在了解病理基础的前提下,才能理解病理变化所对应的影像异常,此二者互为关照。并且两者的结合有利于临床在术前或治疗前对疾病进行诊断和分期,为临床医师在制订治疗方案时提供详细和准确的依据,达到精准治疗。鉴于此,编者结合日常读片活动,把近几年来在临床中遇到的少见病、容易漏诊或误诊的病例做了整理,将其病理学变化与影像学表现结合起来,一一进行分析,使影像医师能够更好地掌握各个病例的影像学特征,提高疑难病和少见病的诊断水平。

本书主要目的是将临床上少见疾病的影像学表现进行分析,理清思路,总结出诊断线索,帮助医学影像诊断医师在不了解病史和实验室检查的情况下,依据诊断线索,提出自己的诊断意见,供临床医师在疾病的诊断和鉴别诊断中合理选择辅助检查。笔者本着严谨求实的科学精神,认真编撰,反复修改。所有入选病例都是被证实的有助于解决和说明问题的病例。我们竭尽所能,解析疾病的影像学特点,希望能够给广大同行提供宝贵经验,并起到抛砖引玉的作用。在此,我们要向所有参与到编写与出版过程中的同仁们和朋友们表达真诚谢意。首先感谢患者,如果没有他们的参与,任何影像学检查是不可能完成的,也要感谢同我们一直保持紧密合作的病理科陈香菊和黄晓玲主任的团队,在疾病病理学改变方面给予了无私的指导;还要感谢医院领导给予我们的关心和帮助,是他们一如既往的支持和鼓励,才使编写工作得以顺利完成。

由于医学影像涉及全身各系统,疾病谱极为广泛,不能将所有少见病进行总结,只能在各系统中精选 100 个病例与大家分享。因知识水平所限,文中如有疏漏和失误,希望广大读者批评指正。另外,受篇幅字数所限,仅列出部分参考文献,恳请谅解。

吕晓波

2022 年 11 月

目　录

第一章

头颈部和乳腺

病例 1　　*颅内孤立性纤维瘤*

临床资料　　男性,22岁。6个月前出现头痛、头晕,颈部不适,乏力。2个月前出现耳鸣,7天前出现右眼视物模糊,头痛、头晕症状晨起加重,下午好转,头晕时伴有恶心症状,无呕吐,无肢体活动障碍,无大小便失禁。查体:双侧瞳孔等大等圆,四肢肌张力正常,右耳听力下降,步态不稳,共济失调。实验室检查:纤维蛋白原(FIB)1.76g/L(参考值 2～4g/L),血管紧张素转化酶(ACE)63.7U/L(参考值 0～52U/L),总蛋白(TP)42.3g/L(参考值 60～85g/L),离子钙(iCa)1.02mmol/L(参考值 1.04～1.33mmol/L),钙 2.04mmol/L(参考值 2.08～2.80mmol/L)。

影像学检查

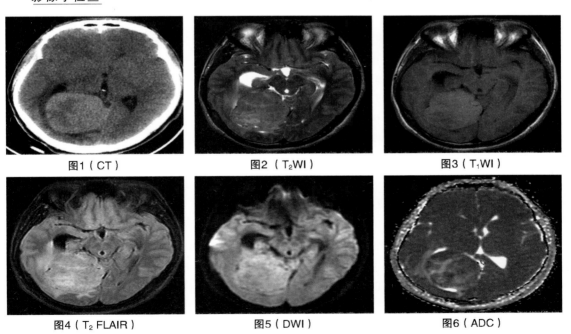

图1（CT）　　　　　　　　图2（T_2WI）　　　　　　　　图3（T_1WI）

图4（T_2 FLAIR）　　　　　图5（DWI）　　　　　　　　图6（ADC）

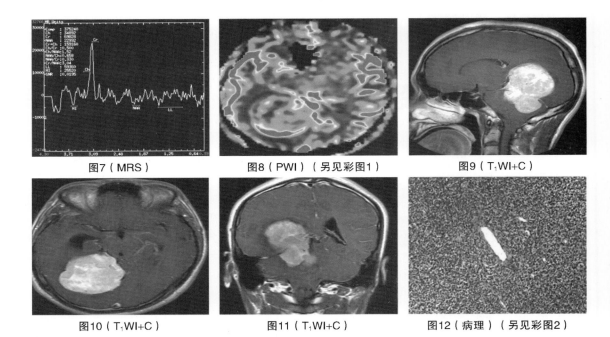

图7（MRS）　　　　图8（PWI）（另见彩图1）　　　　图9（T₁WI+C）

图10（T₁WI+C）　　　　图11（T₁WI+C）　　　　图12（病理）（另见彩图2）

图例说明　图1为颅脑CT，右侧枕部见一不规则形肿块，以稍高密度为主，内密度不均匀，CT值36～48Hu。图2至图11为颅脑MRI平扫＋增强，右侧枕部见跨小脑幕生长不规则形肿物。T_2WI序列呈等信号，内见片状稍长T_2信号，T_1WI序列呈等信号，T_2FLAIR序列呈稍高信号，DWI序列呈稍高信号，ADC图上呈低信号（ADC值约0.77×10^{-3} mm^2/s），部分区域呈高信号（ADC值约1.22×10^{-3} mm^2/s），MRS示Cho峰升高，NAA峰未见明确显示，出现MI峰，PWI病灶呈高灌注。增强扫描病灶明显不均匀强化，幕上右侧枕叶、侧脑室后角受压变形，幕下小脑半球受压，小脑扁桃体下疝，小脑幕见条状强化，有脑膜尾征。图12病理（HE×100），梭形瘤细胞杂乱排列，细胞核呈短梭形或卵圆形，胞质少，核染色质均匀，核分裂象少见，血管丰富，血管壁可见胶原变性。

手术记录及病理结果　术中见灰红色肿瘤，与脑组织分界明显，质地脆中带韧，供血极其丰富，逐步切除大部肿瘤组织后，彻底止血。大体标本灰红组织多块，大小为$6cm \times 6cm \times 3cm$，切面实性，质软。镜下梭形瘤细胞杂乱排列，细胞核呈短梭形或卵圆形，胞质少，核染色质均匀，核分裂象少见，血管丰富，血管壁可见胶原变性。免疫组化：EMA（－），PR（－），Vimentin（－），CK（－），GFAP（－），CD34（＋），Bcl-2（＋），SMA（－），Desmin（－），S-100（－），CD99（＋），Ki-67（＋约5%）。结合HE及免疫组化结果，符合孤立性纤维瘤。

病例分析　原发于中枢神经系统的孤立性纤维瘤（intracranial solitary fibrous tumor，ISFT）非常少见。1996年首次报道，是来源于间叶组织的梭形细胞肿瘤，仅占颅内脑膜相关肿瘤的0.09%。颅内纤维瘤（SFT）来源于表达CD34树突状细胞，2016年WHO将SFT归类于间叶性非脑膜上皮性肿瘤，属于交界性肿瘤，大部分被认为是良性，10%～20%为恶性或潜在恶性。多见于中老年人，发病高峰期为51－60岁，无性别差异。临床主要表现为颅内占位导致的颅高压症状，如头痛、头晕、恶心、呕吐等，少见局灶性神经功能障碍。文献报道患者可有低血糖、杵状指、肺性肥大型骨关节病等副肿瘤综合征表现。

临床病理 颅内 SFT 可发生于脑膜、脑实质和脑室系统,以起源于脑膜的病变最多。好发部位依次为幕上、幕下及小脑幕,病灶可跨小脑幕生长。颅内孤立性纤维瘤(ISFT)大体标本肿瘤轮廓规整,质韧,切面呈灰白色或灰红色,与硬脑膜相连。镜下为细胞密集区和稀疏区混杂存在:细胞密集区是由梭形细胞构成,肿瘤细胞呈短梭形,密集,排列成束状、旋涡状、车辐状;细胞稀疏区是由粗大的胶原纤维构成。肿瘤为富血供,内可见裂隙状或扩张的鹿角状增生血管。恶性孤立性纤维瘤胶原成分少或无,细胞排列密集,核异型明显,核分裂象可见,并有坏死。免疫组化:CD34(+),Bcl-2(+),Vimentin(+),S-100(−)及 CK(−)。

影像学表现 ISFT 多起源于脑膜区,位置表浅,表现为脑外肿瘤的特点,与脑膜宽基底相连,邻近灰质受压塌陷,脑实质水肿轻或无,除非肿瘤体积大导致静脉回流受阻后可引起脑水肿。肿瘤常呈类圆形或不规则形,体积较大,边界清楚,边缘不光整,呈分叶状。CT 平扫表现为等或稍高密度,密度不均匀,与肿瘤细胞排列紧密且富含胶原成分有关,邻近颅骨常表现为压迫性骨吸收改变。MRI 在 T_1WI 一般表现为等、稍低信号,T_2WI 可表现为稍高、低混杂信号,T_2WI 低信号对应致密胶原纤维区域,T_2WI 高信号对应黏液样变性区域及血管间质区域,黏液样变性可能为部分血管玻璃样变导致供血不足或者组织细胞黏液样变所致。肿瘤在 DWI 序列呈高信号,ADC 图呈低信号,PWI 序列肿瘤实性区呈等高灌注,MRS 显示 Cho 峰升高,出现 Lip/Lac 峰,一般不出现 NAA 峰。肿瘤富血供,病灶内见粗大的流空血管。增强扫描病灶多不均匀强化,见"阴阳"征或黑白征(T_2WI 低信号区域出现明显强化),该征象具有特异性。病灶多邻近脑膜,增强扫描时常见脑膜尾征。

鉴别诊断 颅内孤立性纤维瘤需要与以下疾病进行鉴别。

1. 脑膜瘤 源于蛛网膜颗粒细胞,多呈圆形或类圆形,CT 为均质等密度或稍高密度,钙化多见,相邻颅骨可见增生、硬化,脑膜瘤增强扫描见脑膜尾征,呈宽基底,瘤周水肿少见。

2. 血管外皮细胞瘤 起源于毛细血管外皮细胞,多表现为信号不均匀,内常见血管流空,肿瘤坏死和出血常见且范围较大,钙化少见,偏恶性,术后易出现复发转移,肿块周围可见多发增粗纤曲血管。ISFT 颅外转移、复发率较前者低。

诊断启示 颅内孤立性纤维瘤很少见,当发现起源于脑膜的占位呈分叶状、T_2WI 信号呈明显低信号或高低混杂信号,增强后 T_2WI 低信号区明显强化或肿瘤明显不均匀强化,出现典型"阴阳征"时,应想到 ISFT 的可能性。

部分参考文献

[1] 龙梅,龙莉玲.颅内孤立性纤维瘤 CT 及 MRI 影像学研究[J].广西医科大学学报,2012,29(2):262-264.

[2] 徐万里,郑屹峰,方炜.颅内孤立性纤维瘤的 MRI 特征与病理分析[J].实用放射学杂志,2018,34(1):19-22.

[3] 佘水莲,满育平,马隆佰,等.颅内孤立性纤维瘤的影像表现[J].中华放射学杂志,2012,46(6):489-493.

[4] 陶静雄,梁奕,王佳,等.颅内孤立性纤维瘤的影像学和病理学特征[J].医学影像学杂志,2019,29(11):1976-1978.

[5] He L,Li B,Song X,et al. Signal value difference between white matter and tumor parenchyma in T1-and T2-weighted images may help differentiating solitary fibrous tumor/hemangiopericytoma and angiomatous meningioma-ScienceDirect[J]. Clinical Neurology and Neurosurgery,2020,11,198:106221.

病例2　双侧丘脑胶质瘤

临床资料　男性，66岁。主因右侧肢体活动不利5月余。查体：不配合，双侧额纹对称，右侧鼻唇沟略浅，伸舌、示齿不配合，四肢肌张力正常，腱反射活跃，右上肢肌力0级，右下肢肌力1级，左侧肢体肌力5级，双侧病理征未引出。患者1年前无明确诱因出现右侧肢体麻木不适，同时伴有右侧肢体力弱，表现为步态不稳。查体：右侧面部痛觉减退，右侧肢体力弱，右上肢、下肢肌力5级，共济运动不能配合，Romberg征：睁眼、闭眼、加强不能配合。患者按脑梗死治疗后出院。实验室检查：糖化血红蛋白（HbA1c）7.6%（参考值3.8%～5.8%），餐后血糖（GLU）11.76mmol/L，尿葡萄糖（GLU）++，血管紧张素转换酶（ACE）57.1U/L（参考值0～52U/L），肌酸激酶（CK）23U/L（参考值50～310U/L）。

影像学检查

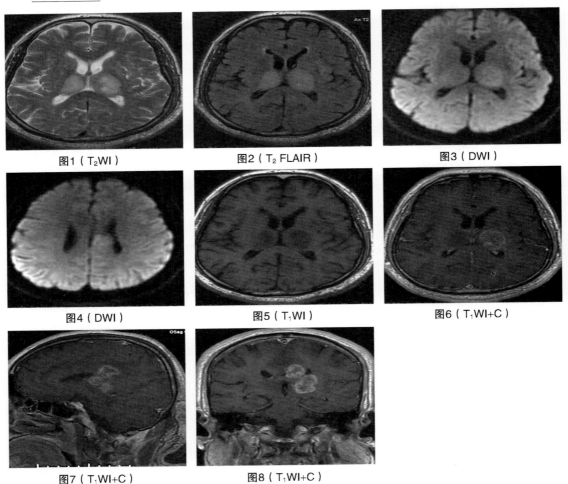

图1（T_2WI）　　图2（T_2 FLAIR）　　图3（DWI）

图4（DWI）　　图5（T_1WI）　　图6（T_1WI+C）

图7（T_1WI+C）　　图8（T_1WI+C）

图例说明　图1至图8为颅脑平扫＋增强扫描，双侧丘脑对称性病灶，T_1WI信号降低，T_2WI信号增高，T_2 FLAIR呈稍高信号，DWI序列呈稍高信号，增强扫描左侧丘脑病灶呈明显环形强化，内见"拉丝"征，病灶向上侵犯，累及左侧基底节区及胼胝体压部。

病理结果　外院穿刺活检，病理提示：符合双侧丘脑胶质母细胞瘤。免疫组化：GFAP（＋），ATRX（＋），IDH1（－），H3K27M（－），H3K27ME3（＋），BRAFV600E（－），Olig-2（＋），CD34（血管＋），MGMT（－），p53（＋），Ki-67（30％＋），TTF-1（－）。

病例分析　原发性丘脑胶质瘤（bilateral thalamic glioma，BTG）是一种颅内少见的肿瘤，占脑内肿瘤的1％～1.5％，而原发性双侧丘脑胶质瘤更为罕见。原发性双侧丘脑胶质瘤的发病机制尚不清楚，一些学者认为，瘤细胞起源于丘脑中央区域或附近，通过丘脑间黏附扩散到两侧丘脑，也有一些文献报道可能为肿瘤通过第三脑室室管膜下区侧向扩散。发病年龄跨度大，从3个月婴儿到80岁老年人都有个案报告，多见于儿童和青少年，男女发病率相当。双侧丘脑胶质瘤患者的临床症状较多，主要与累及丘脑内神经核团有关，常表现为人格变化、情绪不稳定，记忆丧失，冷漠和认知障碍，偏瘫、感觉障碍、步态不稳和眼球震颤等。

临床病理　双侧丘脑胶质瘤病理上主要为低级别胶质瘤（WHO Ⅱ级），也有WHO Ⅲ级-Ⅳ级和低级别向高级别转化的病例。胶质瘤的病理亚型有弥漫性星形细胞瘤、少突胶质瘤、间变性星形细胞瘤、胶母细胞瘤等。成人丘脑胶质瘤中，以高级别胶质瘤最多见，一般呈浸润性生长，生长速度快，可表现为多中心生长，多沿神经纤维束生长，也可以沿胼胝体侵犯，外观呈半球形，有分叶现象。肿瘤实质部分细胞丰富，呈肉红色，瘤内常有囊变、坏死及出血，囊变区可为含黄色液体的大囊，也可为多发小囊，半数肿瘤内有黄色坏死区和（或）暗红色的凝血块。光镜下因其分化程度不一，表现为低到高度增殖的多形性瘤细胞，细胞核亦有多形性，并且核分裂象较多，增殖的肿瘤细胞常以小而深染的圆细胞为主，伴以间变的纤维性、原浆性与肥胖性星形细胞为主。镜下胶质细胞瘤的坏死区有特征性，表现为"假栅栏样"，在肿瘤细胞增殖旺盛的区域，可出现血管内皮细胞的异常增殖，形成像"肾小球"般围绕的血管球，增生血管内皮细胞肥大且有较多的核分裂象，内皮细胞间隙扩大，容易破裂引起肿瘤出血。

影像学表现　双侧丘脑胶质瘤影像学表现为双侧丘脑体积增大，双侧对称或不对称，病灶在CT表现为等或稍低密度，边界清楚。MRI病灶信号均匀或不均匀，T_1WI呈低等信号，T_2WI/FLAIR呈稍高信号。低级别胶质瘤一般弥散不受限，无强化，高级别胶质瘤弥散受限，DWI表现为高信号，可呈花环状强化，内见"拉丝"征。MRS表现为肌酸峰升高，胆碱峰升高，Cr峰往往高于Cho峰。常伴第三脑室狭窄或消失，有轻中度脑积水。

鉴别诊断　原发性双侧丘脑胶质瘤需要与以下疾病进行鉴别。

1. **血管性疾病**　动脉性脑梗死有高血压、高血脂基础，一般有大脑后动脉不同程度狭窄，丘脑梗死呈长T_1长T_2信号，急性丘脑梗死DWI序列呈高信号，ADC呈低信号，颞枕叶、海马、胼胝体也可同时受累；静脉性脑梗死，双侧丘脑T_1WI低信号，T_2WI高信号，FLAIR序列呈高信号，DWI高信号，血管源性水肿比较明显，MRV可见大脑大静脉（Galen静脉）、大脑内静脉血栓形成。

2. **代谢性疾病及中毒**　Wernicke脑病，该病为维生素B_1缺乏所致的营养缺乏性疾病，受累区域包括丘脑内侧和中脑后部。双侧丘脑受累的中毒性疾病有CO、乙二醇、甲苯、甲醇、吗啡、有机溶剂等接触史，甲苯中毒一般表现为特征性的双侧丘脑T_2低信号，乙二醇中毒表现为丘脑、基底节区、海马、杏仁核及背侧中脑、脑桥的T_2WI高信号。

3. 遗传性疾病　肝豆状核变性,为常染色体隐性遗传的铜代谢障碍性疾病,主要累及壳核、脑桥、基底节、丘脑、中脑和小脑,病灶双侧对称。

4. 感染性疾病　累及双侧丘脑的主要为西尼罗河脑炎、乙脑等,有发热或感冒等前驱症状和急性爆发性神经功能障碍,表现为双侧丘脑对称性病变的脑炎,可累及皮质。另累及双侧丘脑的有朊蛋白感染引起的皮质-纹状体-脊髓变性,临床表现为快速进行性认知功能下降,主要影像学为"曲棍球征"。

5. 脱髓鞘疾病　急性播散性脑脊髓炎,多发性硬化除了基底节区及丘脑受累且不对称外,其他白质和脊髓也可受累。

6. 肿瘤性疾病　应与淋巴瘤鉴别,淋巴瘤以弥漫大 B 细胞淋巴瘤多见,可累及胼胝体,斑片状轻度强化。

诊断启示　对于双侧丘脑病变,需要将临床症状、影像学表现和实验室检查综合分析排除血管和炎性病变。双侧丘脑肿瘤性病变,应对胶质瘤和淋巴瘤进行鉴别。

部分参考文献

[1] 舒红格,周舒畅,李丽,等.24 例双侧丘脑对称性病变患者 MR 特点分析[J].神经损伤与功能重建,2016,11(5):416-418.

[2] Sharaf AF,Hamouda ES,Teo JG. Bilateral Thalamic and Right fronto-temporo-parietal gliomas in a 4 years old child diagnosed by magnetic resonance imaging[J]. J Radiol Case Rep,2016,10(1):1-13.

[3] Ganewatte E,Al-Zahrani Y,Purohit B,et al. A case report on 1-year follow-up of bilateral thalamic glioma[J]. Neuroradiol J,2015,28(6):584-586.

[4] Badejo OA,Osobu BE,Salami AA,et al. Paediatric bilateral thalamic glioma:case report and literature review [J]. Interdisciplinary Neurosurgery: Advanced Techniques and Case Management,2019,18:100499.

[5] Balasa AF,Balasa RI,Egyed IZ,et al. Bilateral thalamic glioma:case report and review[J]. Turkish Neurosurgery,2014,26(2):321-324.

病例 3　成人髓母细胞瘤

临床资料　男性,33 岁。患者于 1 周前无明显诱因出现头痛、恶心,无呕吐,无肢体抽搐,无大小便失禁,无视物不清,自行在家休息后症状无明显缓解。5 天前自觉间断头晕不适,头晕、恶心症状加重。1 天前患者自觉步态不稳,伴右手精细活动能力下降。查体:四肢肌力 4 级,肌张力正常,GCS 评分 15 分。实验室检查:白细胞 9.18×10^9/L,红细胞 5.26×10^{12}/L,血红蛋白 159g/L,血小板 195.00×10^9/L,中性粒细胞比率 76.00%,同型半胱氨酸 15.4μmol/L,电解质、肝肾功能、凝血系列(一)。

影像学检查

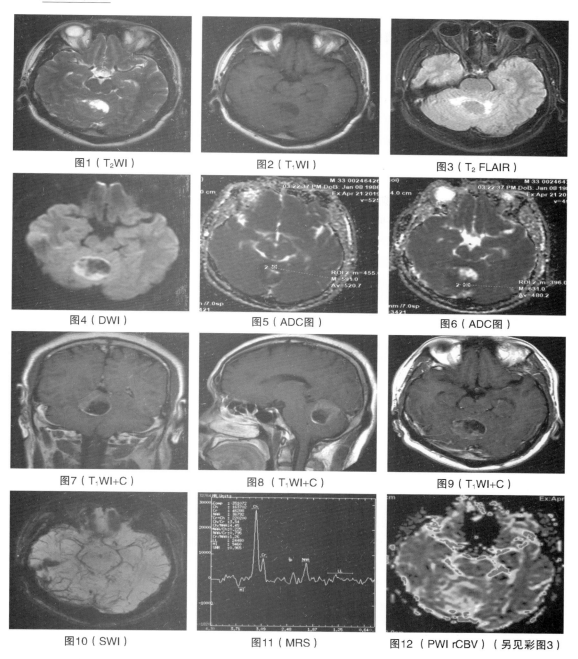

图1（T₂WI）　　图2（T₁WI）　　图3（T₂ FLAIR）

图4（DWI）　　图5（ADC图）　　图6（ADC图）

图7（T₁WI+C）　　图8（T₁WI+C）　　图9（T₁WI+C）

图10（SWI）　　图11（MRS）　　图12（PWI rCBV）（另见彩图3）

图例说明　图 1 至图 6 为颅脑 MRI 平扫，右侧小脑半球见一不规则囊实性肿物。囊性部分位于病灶边缘，呈长 T_1 长 T_2 信号，T_2 FLAIR 序列呈稍低信号，DWI 序列呈低信号，ADC 图呈高信号，实性部分呈等 T_1 等 T_2 信号，T_2 FLAIR 序列呈稍高信号，DWI 序列呈高信号，ADC 图呈低信号，ADC 值（0.4～0.52）$\times 10^{-3}$ mm²/s。图 7 至图 9 为增强图像，病灶囊性部分不强化，实性部分中度不均匀强化，囊壁环形强化。图 10 至图 12 为功能成像，SWI 病灶未见出血成分,周围未见增粗血管,MRS 示 Cho 峰明显升高,Cr 下降,NAA 峰明显下降,见轻度升高 Lac 峰;灌注成像实性部分 rCBV 升高。

病理结果　右侧小脑肿瘤切除标本,灰白不整组织,体积:1.2cm×1.2cm×0.5cm。光镜所见:异型细胞胞质少,核染色质细腻,巢团状、片状排列,局部挤压变形。免疫组合结果显示:AE1/AE3(−)、B-catenin(+)、CD56(+)、CD99(±)、CgA(−)、GFAP(−)、LCA(−)、Nestin(−)、NSE(+)、Olig-2(−)、S-100(小灶+)、SMARCA4(+)、Syn(局灶+)、Vimentin(−)、Ki-67 局部增殖指数约 80%。病理诊断:右侧小脑恶性肿瘤,考虑髓母细胞瘤。

病例分析　髓母细胞瘤(medullo blastoma,MB)是发生于小脑高度恶性胚胎性肿瘤。关于 MB 的起源,说法不一,较多的学说认为起源于第四脑室顶后髓帆原始神经上皮细胞残余或小脑外颗粒层细胞,在生长发育的过程中向外上移行,故年龄越大,越偏离中线结构。MB 常见于儿童,发病高峰年龄为 7 岁,占儿童中枢神经肿瘤的 15%～30%,成人少见,不足成人脑肿瘤的 1%。成人 MB 发病高峰为 20—40 岁,男性居多。儿童 MB 多位于颅后窝中线位置,成人 MB 多位于小脑半球背侧面靠近脑膜处。成人髓母细胞瘤临床症状主要与肿瘤占位效应引起的颅内压增高和累及小脑半球出现的功能障碍有关,表现为头痛、头晕、恶心、呕吐、共济失调等。

临床病理　髓母细胞瘤大体标本上肿瘤呈灰白色或灰红色,质地软至韧,边界清楚,有或无包膜,肿瘤血供丰富。

病理学分为 6 种组织学亚型:经典型、促纤维组织增生/结节型、伴广泛结节型、大细胞/间变型,肌源性分化和黑色素分化型,以前 4 种亚型常见。每种亚型在镜下主要表现如下。①经典型:细胞核致密浓染,圆形或多角形,胞质很少,细胞紧密排列成片,细胞多呈漩涡或束状结构,细胞可排列成假菊形团或排列紧密呈栅栏状。②促纤维组织增生/结节型:含有结节状网状纤维缺失区域,即"苍白岛结构",周围由致密的网状纤维围绕,其内见核浆比下降分裂活跃的神经元样细胞。③伴广泛结节型:见扩大的小叶状结构,结节间的网状纤维明显减少,结节内小圆细胞排列成流线型,核分裂象少,向神经元分化明显。④大细胞/间变型:细胞核异型明显,核分裂高度活跃,且为不典型核分裂象,凋亡显著。

2016 年 WHO 结合基因学特性提出 4 种基因亚型:①WNT 活化型,组织学表现为经典型,常位于中线结构;②SHH 活化型,组织学上表现为促纤维组织增生,多位于小脑半球;③组 3,非 WNT 活化型,组织学上表现为经典型和大细胞型,多位于中线第四脑室内;④组 4,非 SHH 型,组织学上表现为经典型和大细胞型,多位于中线第四脑室内。

免疫组化:突触素(+)、MAP-2(+)、NSE(+)和 CD56(+)。

影像学表现　髓母细胞瘤可位于小脑半球、脑桥、小脑蚓部-第四脑室及桥小脑角区。目前 MRI 是 MB 最好的影像学检查方法,MRI 平扫病灶表现为 T_1WI 等-稍低信号,T_2WI 呈等-稍高信号,T_2 FLAIR 序列呈稍高/等信号,信号不均匀,常出现坏死、囊变,囊变多位于边缘,可出现裂隙状、小斑片状、片状囊变,囊变可能与血供不足及自身分泌功能有关。儿童 MB 内钙化少见,成人 MB 常有钙化灶。由于肿瘤细胞密度高,细胞外间隙小,肿瘤细胞胞质少,核质比例大,故 DWI 序列呈高信号,ADC 图呈明显低信号。瘤周水肿较轻,病灶往往压迫第四脑室导致脑积水。肿瘤恶性度高,常可沿脑脊液种植转移颅内和椎管内。MRS 示 Cho 峰明显升高,NAA 峰显著降低,Cho/NAA 及 Cho/Cr 比值明显增大,Lac 峰轻度升高,部分倒置,在 3.4ppm 处可出现牛磺酸峰,是其 MRS 特征性的表现。灌注扫描肿瘤呈高灌注,rCBV 和 rCBF 值增高。肿瘤的强化方式不一,与肿瘤的病理类型、血供和组织成分不同有关,表现为不强化、轻中度强化,甚至出现显著强化。当侵犯脑膜或小脑幕时,可表现脑膜尾征。

鉴别诊断　髓母细胞瘤需要与小脑常见肿瘤进行鉴别。

1. **毛细胞星形细胞瘤**　常发生于儿童,病灶 T_2WI 信号比 MB 高,囊变率高,常出现囊中小结节,瘤周水肿轻或无,边界清,肿瘤血管增生不显著,强化不如 MB 明显,DWI 往往不受限。

2. **血管网状细胞瘤**　好发于成人(50-60 岁),大囊小结节,壁结节强化较 MB 明显,周围常见血管流空,囊壁不强化。

3. **多形性胶质母细胞瘤**　多见于中老年人,易发生坏死、囊变、出血,肿瘤边缘模糊,水肿较 MB 明显,呈典型不规则花环样强化。

4. **室管膜瘤**　好发于第四脑室,好发年龄 5 岁左右及 40 岁左右,多沿第四脑室呈钻孔样生长,钙化多见。室管膜瘤 MRS 显示 NAA 峰和 Cr 峰降低程度没有 MB 明显,Cho/NAA 峰的比值多在 2~4。

5. **脑膜瘤**　起源于脑膜蛛网膜颗粒细胞,属于脑外肿瘤,肿瘤边缘 T_2WI 见假包膜,增强较 MB 明显,多有典型脑膜尾征。当 MB 宽基底贴于小脑表面或小脑幕时,与脑膜瘤鉴别困难,可通过 DWI 脑膜瘤扩散受限没有 MB 明显,MRS 脑膜瘤往往 Cho 峰升高,NAA 峰缺失相鉴别。

诊断启示　MB 临床症状不典型,影像学上儿童多位于小脑中线结构小脑蚓部和第四脑室内,成人多位于小脑半球近表面处,肿瘤侧前方有脑脊液信号,周边易囊变。DWI 呈高信号,瘤周无或轻度水肿,Cho/NAA 比值明显增大,多数呈轻中度强化特征性的表现时,提示髓母细胞瘤的诊断。

部分参考文献

[1] Dangouloff-Ros V, Varlet P, Levy R, et al. Imaging features of medulloblastoma: conventional imaging, diffusion-weighted imaging, perfusion-weighted imaging, and spectroscopy: From general features to subtypes and characteristics[J]. Neurochirurgie, 2018: S0028377017301789.

[2] Zhao F, Li C, Zhou Q, et al. Distinctive localization and MRI features correlate of molecular subgroups in adult medulloblastoma[J]. Journal of neuro-oncology, 2017, 135(2): 353-360.

[3] 刘颖,马隆佰,余水莲. 常规 MRI 联合 DWI 和 1H-MRS 诊断成人髓母细胞瘤的价值[J]. 医学影像学杂志, 2017, 27(4): 586-590.

[4] 王晓冬,陈殿森,程敬亮,等. 成人髓母细胞瘤的 MRI 表现及鉴别诊断[J]. 中国中西医结合影像学杂志, 2019, 17(2): 179-182.

[5] 欧阳红,白玉萍,韩娜,等. 成人髓母细胞瘤的多模态 MRI 表现及误诊分析[J]. 磁共振成像, 2020, 11(5): 360-363.

病例 4　原发性中枢神经系统淋巴瘤

临床资料　男性,60 岁。患者 10 天前无明显诱因出现左上肢力弱,能抬起,手可持物,体力活动不受限。近 1 周感力弱症状略加重,尚能穿衣系扣。近 2 天出现左下肢力弱,行走有"沉重感",步态无异常,不伴头晕、头痛、恶心、呕吐。查体:双侧瞳孔等大等圆,直径约 3mm,

对光反应灵敏,双眼球向各方向活动自如,无眼震。双侧鼻唇沟对称,伸舌居中,咽反射存在,左上肢远端肌力 5 级,近端肌力 5-级,左下肢肌力 5-级,肌张力适中,腱反射(++),双侧 Babinski 征(一),双侧面部及肢体痛觉对称,左手指鼻试验欠稳准,闭目难立征(一),颈软无抵抗,克氏征(一),布鲁津斯基征(一)。实验室检查:凝血五项(一),血常规(一),血管紧张素转化酶(ACE)86.2U/L(参考值 0~52U/L),男性肿瘤系列阴性,细胞角蛋白 19 片段(CYFRA-211)3.55ng/ml(参考值 0~3.3ng/ml)。

影像学检查

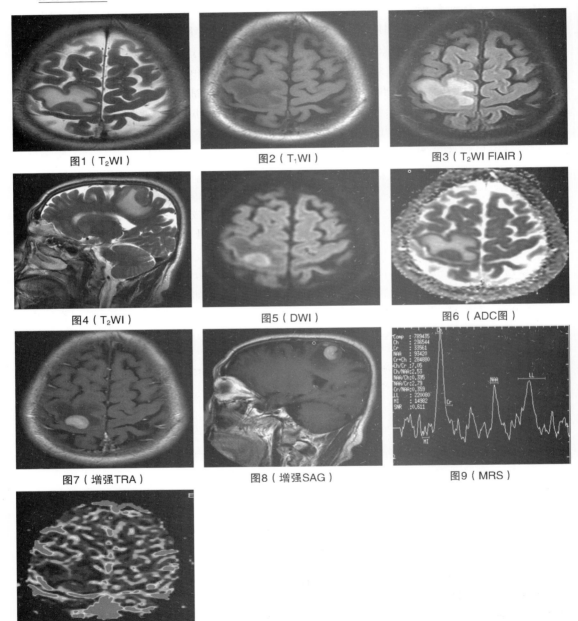

图1(T₂WI) 图2(T₁WI) 图3(T₂WI FlAIR)

图4(T₂WI) 图5(DWI) 图6(ADC图)

图7(增强TRA) 图8(增强SAG) 图9(MRS)

图10(PWI)(另见彩图4)

图例说明 图1至图8为颅脑MRI平扫＋增强扫描,右侧顶叶见一不规则形肿块,T_2WI序列等信号,T_1WI序列呈稍低信号,DWI序列呈高信号,ADC图呈低信号,ADC值为$(0.67\sim0.79)\times10^{-3}\,mm^2/s$,增强扫描呈均匀明显强化,见"脐凹"征。周围见水肿带,呈长T_1长T_2信号,DWI序列呈低信号,ADC图呈高信号,增强扫描未见强化。图9为MRS,Cho峰升高,NAA峰降低,出现Lip峰。图10为PWI,示右侧顶叶病灶呈低灌注。

病理结果 外院术后免疫组化:CD3(－),CD20(＋),CK5/6(－),CK8/18(－),CFAP(－),Ki-67(90%＋),Muml(＋),Olig-2(－),PAX5(＋),Bcl-2(>50%＋),MYC(30%＋),CD10(－),Bcl-6(－),p53野生型,CD19(＋),CD22(＋),EBV-EBER(－),CD5(－),CyclinD1(－)。诊断:右顶叶非霍奇金淋巴瘤,符合弥漫性大B细胞淋巴瘤。

病例分析 原发性中枢神经系统淋巴瘤(primary central nervous system lymphoma,PCNSL)是指原发于脑、脊髓和脑神经而没有侵犯到其他淋巴组织的一种少见的恶性淋巴瘤。PCNSL的发病机制目前仍不明确,文献报道可能起源于血管周围未分化多功能间叶细胞,可出现在颅内任何位置,常见的发病部位为大脑半球,小脑半球少见。按发病率依次为丘脑、基底节区、胼胝体、脑室周围区域。免疫功能缺陷是PCNSL的危险因素,但多数报道发生在中枢神经系统淋巴瘤的患者不存在免疫缺陷,免疫正常患者多为单发病灶。PCNSL占所有原发性脑瘤的2%～6%,所有非霍奇金淋巴瘤的1%～2%,其中以非霍奇金淋巴瘤中的弥漫性大B细胞淋巴瘤最多见,发病率在90%以上。PCNSL好发于中老年人,发病高峰期在50－70岁,男女比例相当。PCNSL临床症状不典型,主要与颅内占位效应引起的颅内高压及肿瘤侵犯组织导致的局部功能障碍有关,主要的临床表现为头痛、头晕、恶性、呕吐、行走不稳、共济失调等。

临床病理 PCNSL病理上以B细胞型多见,少部分为T细胞,除常见的弥漫性大B细胞淋巴瘤外,还可见免疫母细胞淋巴瘤、淋巴母细胞淋巴瘤和Burkitt瘤等。大体上肿瘤呈结节状,边缘模糊,无包膜,质软,鱼肉状或胶冻状,颜色呈灰红色或灰白色。镜下肿瘤细胞以血管为中心呈袖套状生长,血管壁受侵蚀,血脑屏障破坏,肿瘤血管无明显的内皮细胞增生,缺乏新生血管生成,是一种乏血供肿瘤;肿瘤细胞形态较单一,中等大小至大细胞,呈圆形、卵圆形或多角形,细胞质少淡染,部分空泡状,部分嗜伊红,染色质分布不均,核深染,部分核呈点彩状,病理性核分裂易见,核仁可见浆细胞样分化,有丰富的网状纤维,间质成分少。免疫组化,表达白细胞抗原,CD79a(＋)、CD19(＋)和CD20(＋)。

影像学表现 PCNSL幕上多见,好发于中线旁深部脑白质或脑表浅区域,以额叶、颞叶及基底节区多见,可累及胼胝体跨中线生长呈"蝴蝶形"改变,肿瘤发生于小脑半球、脑干、脊髓少见。肿瘤在形态上多呈类圆形、椭圆形或不规则形,CT平扫表现为均匀等、稍高密度,MRI平扫T_1WI呈稍低信号,T_2WI呈等或稍低信号,这种表现与富含单一的肿瘤细胞、且排列紧密,间质成分少有关。病变在DWI序列呈高信号,ADC图呈等-低信号,是由于淋巴瘤细胞密集、细胞核大,核浆比例高,限制了水分子的活动。MRS显示Cho峰明显增高,NAA峰明显降低,常出现Lip峰,是因为淋巴细胞转化过程中释放脂肪酸形成的,具有一定的特异性。增强扫描病灶多呈均匀明显强化,较少出现出血、坏死、囊变,由于血脑屏障被不同程度破坏,通透性增高,对比剂易渗透至肿瘤细胞外间隙,故呈明显强化,形态常表现为特征性的"尖角"征、"握拳"征、"脐凹"征,可能与肿瘤生长中遇较大血管阻挡有关,"开环"征与病灶内部有较大坏死和出血有关,"梳齿"征可能是由于肿瘤沿神经纤维束浸润;灌注成像rCBV显著降低,提示肿瘤是一种乏血供病变,与肿瘤内毛细血管含量少有关。肿瘤周围出现轻-中度水肿,是因为肿瘤破坏血脑屏障,水肿多为血管源性,以自由水增多为主。

鉴别诊断 原发中枢神经系统淋巴瘤主要与以下疾病进行鉴别。

1. **胶质母细胞瘤** T_2WI 呈高信号,胶质瘤容易发生坏死、囊变及出血,增强扫描呈不同程度花环状强化,水肿较淋巴瘤明显,rCBV 通常为高灌注。

2. **转移瘤** 部分患者可提供原发肿瘤病史,常发生在灰白质交界区,多发,T_2WI 呈稍高信号,病灶周围水肿较淋巴瘤明显,rCBV 通常为高灌注,MRS 通常 Cho 峰升高,无 NAA 峰,增强扫描转移瘤无淋巴瘤特征性强化表现。

3. **脱髓鞘假瘤** 以中年女性多见,T_2WI 呈高信号,ADC 值大于 PCNSL 的 ADC 值,信号混杂,周围水肿不明显,增强扫描多呈现典型开环征,缺口多位于病灶内侧缘或侧脑室旁。

诊断启示 PCNSL 是一种少见的颅内恶性肿瘤,临床症状不典型,CT 表现为等稍高密度,MRI 呈等 T_1 等 T_2,明显均匀强化呈特征的尖角征、握拳征、脐凹征,MRS 出现 Lip 峰,灌注表现为低灌注,在诊断时要倾向于淋巴瘤的可能。

部分参考文献

[1] 耿磊,孙毅,汪秀玲,等.常规 MRI 及 DWI 诊断非典型性原发性中枢神经系统淋巴瘤[J].中国医学影像技术,2018,34(10):1455-1459.

[2] 罗国栋,孙新海,翟宁,等.原发性中枢神经系统淋巴瘤 MRI 表现分析[J].医学影像学杂志,2020,30(3):354-357.

[3] 陆方晓,刘璐璐,杨建涛.原发性中枢神经系统淋巴瘤的 MRI 表现与病理对照研究[J].医学影像学杂志,2019,29(1):15-19.

[4] Mansour A,Qandeel M,Abdel-Razeq H,et al. MR imaging features of intracranial primary CNS lymphoma in immune competent patients[J].Cancer Imaging,2014,14(1):1-9.

[5] Plow M,Finlayson M,Motl RW,et al. Randomized controlled trial of a teleconference fatigue management plus physical activity intervention in adults with multiple sclerosis:rationale and research protocol[J].BMC Neurology,2012,12(1):122.

病例 5　胚胎发育不良性神经上皮瘤

临床资料 男性,47 岁。患者 2 天前工作中突感头痛、头晕,休息后恶心呕吐 1 次,为胃内容物,自觉右侧肢体无力,无意识丧失,无肢体抽搐。1 天前患者睡眠增多,症状无好转。专科检查:嗜睡,言语流利,应答切题,查体合作,右侧肢体肌力 4 级,左侧肢体肌力 5 级;躯干及四肢深浅感觉未见异常。实验室检查:纤维蛋白原(FIB)4.17g/L(参考值 2~4g/L)。脑脊液常规:白细胞计数 $600×10^6/L$[参考值$(0~10)×10^6/L$],脑脊液生化:氯 104.9mmol/L(参考值 120~132mmol/L),脑脊液蛋白 0.84g/L(参考值 0.15~0.45g/L)。

影像学检查

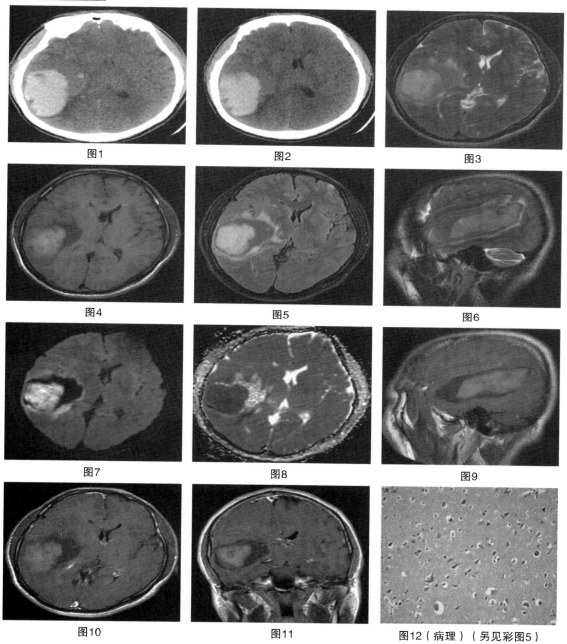

图1

图2

图3

图4

图5

图6

图7

图8

图9

图10

图11

图12（病理）（另见彩图5）

　　图例说明　　图 1 和图 2 为颅脑 CT,右侧颞叶见一不规则形混杂密度病灶,大小为 8.5cm×6.1cm,高密度区 CT 值约 74Hu,等密度区 CT 值约 36Hu,病灶周围见片状水肿区。图 3 至图 11 为颅脑 MRI 平扫+增强扫描,右侧颞叶见一不规则形混杂信号肿块,呈囊实性。中央实性部分在 T_1WI 上呈稍高信号,在 T_2WI 呈稍高信号,DWI 序列呈高信号,ADC 图呈低信号,增强扫描未见强化。周围囊性部分 T_1WI 上呈低信号,T_2WI 呈稍高信号,DWI 序列呈低信号,增强扫描未见强化,肿块周围见少许长 T_1 长 T_2 水肿带。图 12 为病理(HE×100),

部分神经元细胞核增大,呈空泡样,部分区域可见成片的少突样胶质细胞增生,未见明显异型,可见嗜酸性小体(PAS 染色呈阳性)。

病理结果 右颞叶灰白略灰红组织 3 块,共大 6cm×5cm×2cm,切面灰白,局灶灰红,实性质软。镜下:部分神经元细胞核增大,呈空泡样,部分区域可见成片的少突样胶质细胞增生,未见明显异型,可见嗜酸性小体。免疫组化:p53(−),CD99(局灶弱＋),EMA(−),Ki-67(＋约 2%),Olig-2(少突样胶质细胞＋),IDH-1(−),S-100(＋),GFAP(部分＋),EGFR(−),VEGF(−),Syn(＋),CD34(血管＋),Calretinin(部分＋),NF(＋)。特殊染色结果:PAS(＋)。诊断:胚胎发育不良性神经上皮肿瘤(DNET,WHO Ⅰ级)。

病例分析 胚胎发育不良性神经上皮瘤(dysembryoplastic neuroepithelial tumor,DNET)是在胚胎发育过程中形成的一种多发生于幕上的混合性神经胶质-神经元肿瘤,属于 WHO Ⅰ级。在 1988 年首次报道,目前发病机制仍不明确,大多数假说认为该肿瘤起源于中间生发层,主要发生在大脑皮质及灰白质交界处,多生长缓慢。DNET 多发生在儿童和青年,多为 20 岁以下,发病率为 0.03/10 万,男性多于女性。临床多表现为顽固性癫痫,不伴有神经功能障碍。

临床病理 DNET 的病理学特征为混合性神经胶质-神经元结节增生,轴突束垂直于皮质方向,结节周边为少突胶质样细胞呈线样排列,神经元细胞散在分布于丰富的黏液样基质中。按照组织形态变化,可分为简单型、复杂型和非特异型。简单型含有胶质神经元成分,黏液样基质中有分化成熟的神经元漂浮。复杂型除上述成分外,还包括星形细胞、少突胶质细胞等成分。非特异型缺乏典型特征,形态上和低级别胶质瘤鉴别困难,需结合临床特点及影像学表现。部分文献报道 DNET 可出现自发性出血,病理上是肿瘤内有扩张毛细血管,直接穿越黏液基质,无星形细胞支撑,容易引起自发性出血。

影像学表现 肿瘤常位于表浅部位幕上脑皮质,相邻白质可受累,病灶的好发部位依次为颞叶、额叶、顶叶、枕叶、基底节区及小脑。CT 表现病变边界清楚,密度尚均匀,内呈低密度,类似囊性病灶,部分肿瘤相邻颅骨压迫性骨质吸收,局部变薄,钙化少见。MRI 表现病变形态多呈扇形或倒置三角形,大脑表面为基底,尖端指向大脑深部,倒置三角征与神经胶质纤维呈放射状走行有关,占位效应轻,水肿少见。T_1WI 局部脑回皂泡样隆起,可见典型的小囊状低信号;T_2WI 为明显高信号;T_2 FLAIR 序列呈高信号较具特征,病灶边缘见高信号环,病理上是周围疏松的神经胶质构成;DWI 序列呈等低信号;增强扫描无强化或仅见轻度强化,少部分见结节状强化,邻近皮质可见发育不良;MRS 表现为 NAA 峰减低,缺乏 Cho 或 Cho/Cr,该特征有助于将其与其他低级别胶质瘤鉴别。

鉴别诊断 DNET 需要与以下疾病进行鉴别。

1. **节细胞胶质瘤** 症状与 DNET 相似,钙化多见,病灶囊实性,但一般实性部分强化较明显,而 DNET 一般不强化或轻度强化。

2. **低级别星形细胞瘤** 多发生在深部白质,好发年龄 20−40 岁,很少累及灰质,病灶信号多均匀。DNET 病灶周围 T_2 FLAIR 序列环形高信号,而该病不出现,DNET 多发生在表浅部位,相邻皮质见发育不良。

3. **少突胶质细胞瘤** 多见于成年人,病变好发于额叶、颞叶,但多发生在白质区域,钙化多见。很少出现 DNET 多结节脑回状或多囊状改变,病变多见强化,水肿较 DNET 明显。多会破坏神经纤维束,而 DNET 不会出现。

4. **多形性黄色星形细胞瘤(PXA)** 幕上囊实性肿块,与 DNET 不同为该病灶多出现相邻脑膜尾征及实性壁结节明显强化。

诊断启示　有顽固性癫痫病史,青少年,若脑实质病灶位于皮质,三角形,多囊且有分隔。DWI 序列呈低信号,T₂ FLAIR 序列见环形高信号,增强扫描不强化或轻度强化,应考虑到 DNET 的可能性。

部分参考文献

［1］　占传家,朱文珍,王承缘.2007 年世界卫生组织对于中枢神经系统肿瘤的分类［J］.放射学实践,2008,23(z1):29-35.

［2］　Tonetti D,Ares W,Richardson R,et al. Long-term recurrence of dysembryoplastic neuroepithelial tumor:clinical case report［J］.Surgical Neurology International,2017,8(1):140.

［3］　Luzzi S,Elia A,Del Maestro M. Dysembryoplastic neuroepithelial tumors:what you need to know［J］.World Neurosurg,2019,127:255-265.

［4］　武春雪,高陪毅.脑内胚胎发育不良性神经上皮瘤与低级别星形胶质瘤的 MRI 比较研究［J］.放射学实践,2012,27(3):279-283.

［5］　Sontowska1 I,Matyja E,Malejczyk J. Dysembryoplastic neuroepithelial tumour:insight into the pathology and pathogenesis［J］.Folia Neuropathol,2017,55(1):1-13.

病例 6　克-雅病

临床资料　女性,65 岁。患者记忆力进行性减退 2 个月,行动缓慢,间断胡言乱语,症状逐渐加重。近 1 周患者出现步态不稳,不能与他人正常交流。患者既往有高血压病史 4 年余,最高血压达 180/110mmHg。神经系统检查:意识状态清醒,精神状态差,不能配合,言语不清,有构音障碍,脑膜刺激征阴性,感觉检查正常,运动系统正常。脑神经检查:粗测双眼视力减退。脑电图显示:全脑各导联 4～6Hz 慢波,偶见右侧全导联尖慢复合波。实验室检查:同型半胱氨酸(Hcy):34.6μmol/L(参考值 0～10μmol/L),糖化血红蛋白(HbA1c):5.62%(参考值 3.8%～5.8%),血氨(—),乙肝、丙肝、梅毒特异性抗体、HIV 抗体(—)。

影像学检查

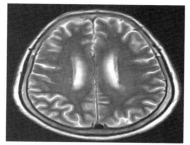 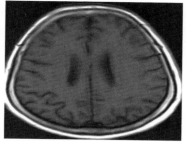 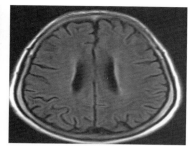

图1（T₂WI）　　　　　图2（T₁WI）　　　　　图3（T₂ FLAIR）

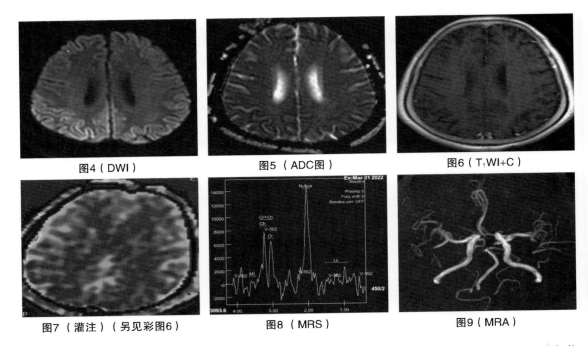

图4（DWI）　　　　　图5（ADC图）　　　　　图6（T₁WI+C）

图7（灌注）（另见彩图6）　　　图8（MRS）　　　　　图9（MRA）

图例说明　图1至图5为颅脑MRI平扫，双侧顶枕叶皮质见条带状等 T_1 长 T_2 稍高信号，T_2 FLAIR序列呈稍高信号，DWI序列呈高信号，ADC图呈稍低信号，见"皮质飘带"征。图6为颅脑增强图像，上述病灶未见明显强化。图7和图8为颅脑灌注＋MRS，示病变区为低灌注，MRS未见明确异常。图9为MRA图像，颅内动脉轻度硬化性改变。

临床诊断　克-雅病临床诊断一般采用更新后的诊断标准。①临床症状：在2年内发生进行性痴呆、肌阵挛、视力障碍、小脑症状和无动性缄默。②辅助检查：脑电图显示周期性同步放电的特征性改变，脑脊液中14-3-3蛋白阳性，MRI中DWI和（或）FLAIR序列中尾状核、丘脑和至少2个皮质高信号。患者具备临床症状中的2项和辅助诊断中1项即诊断为可能；脑活检发现海绵状态和朊蛋白可确诊CJD。本例患者临床表现（迅速进展性痴呆＋视觉损害）＋脑电图改变＋MRI表现，诊断患者为CJD。

病例分析　克-雅病（Creutzfeldt-Jakob disease，CJD）又称为皮质-纹状体-脊髓变性，是人类朊蛋白感染所致的具有可传染性、致命性、进展迅速的神经退行性病变。CJD具体发病机制仍不很清楚，目前大多数学者认为本病的病原体为传染性朊蛋白，可能是朊蛋白作为一种具有可调控的物质强制性地代替核酸，错误地指挥神经细胞合成新的传染性朊蛋白，导致神经细胞死亡。CJD依据病因学分为散发型、遗传型、医源型及变异型，其中以散发型多见，占发病人群的 $85\%\sim95\%$。全世界每年散发性CJD发病率约1/100万，发病年龄以 $50-70$ 岁的中老年人居多，男女均可发病。CJD起病隐匿，早期症状不明显，主要表现为：注意力降低、记忆减退、易疲劳、失眠等。进展期以进行性痴呆、肌阵挛、精神异常、锥体束征症状、视觉症状为最常见，肌阵挛常被认为是此期特征性表现。晚期多表现为无动性缄默、共济失调、意识障碍、大小便失禁。

临床病理　CJD病理改变为神经元丢失、海绵样变性、伴随广泛反应性星形细胞增生、淀粉样斑块形成。朊蛋白免疫组合可见朊蛋白蓄积，以多种形式分布，如空泡周围分布、弥散性突触分布或存在于斑块中。发病部位主要为大脑皮质、基底节区、丘脑等部位。

影像学表现 MRI 对 CJD 具有重要的诊断价值,DWI 及 T_2 FLAIR 序列出现大脑皮质花边样对称或不对称高信号为最典型表现,其中散发型 CJD 上述表现最为常见,变异型及遗传型 CJD 主要表现为内侧和背侧丘脑选择性受累,呈"曲棍球棒"征,医源型主要表现为纹状体受累。CJD 患者细胞内水分子由于受到限制而扩散相对较慢,其机制可能是在神经元细胞海绵状变性的过程中细胞空隙减少,造成水分子在空泡中发生了细胞内隔室化而扩散受到限制,也可能是由于疏水性朊蛋白的淀粉样沉积限制水分子的自由扩散,在 DWI 序列上表现为高信号。CJD 还可出现中央前回回避现象,晚期可出现非特异性脑萎缩、侧脑室扩大,MRS 上DWI 高信号区常为大致正常谱线,灌注图像 rCBF、rCBV 为低灌注。

鉴别诊断 克-雅病在 DWI 序列呈高信号表现,需要与以下疾病进行鉴别。

1. 线粒体脑肌病 出现发作性头痛、脑卒中样发作(失语、偏瘫、偏盲、偏身感觉障碍等)、癫痫发作,身体矮小等临床症状,影像表现呈游走性、多发性,MRS 出现乳酸双峰,PWI 发病3～8 小时为高灌注,上述表现可与 CJD 鉴别。

2. 高血氨脑病 患者有致血氨升高的基础疾病(如急性肝衰竭、骨髓移植等),出现弥漫性皮质,尤其是双侧岛叶、扣带回皮质及丘脑长 T_2 信号,DWI 序列高信号,根据病史及实验室检查可排除。

3. 低血糖脑病 患者血糖减低,出现晕厥及意识丧失,可出现大脑皮质病变,类似弥漫性缺血缺氧改变,累及大脑皮质、皮质下白质及海马,双侧多不完全对称。

4. 中毒 患者也可出现皮质及皮质下病变,需要详细询问病史鉴别。

5. 神经元核内包涵体病(NIID) 一种以中枢和周围神经系统神经元细胞核内嗜酸性透明包涵体形成为特征的慢性进展性神经退行性疾病,少年及中年起病,家族性多见,MRI 在DWI 序列上表现为皮髓质交界区高信号,又称"尿布"征、"绸带"征。

6. 可逆性脑病综合征(PRES) 是一种可逆性的血管源性水肿,病因多为感染、肾功能不全、妊娠、高血压等,表现为对称性顶枕叶白质损害为著,出现血管源性水肿,DWI 序列呈高信号,ADC 图上也呈高信号,根据病因、ADC 图及复查病灶可消失与 CJD 相鉴别。

诊断启示 患者出现进行性神经精神症状,DWI 显示大脑皮质较对称分布的带状高信号影、中央前回回避现象、曲棍球棒征等表现,增强扫描病变区无强化时,要考虑克-雅病的可能。

部分参考文献

[1] 李惠明,曹慧芳,黄琛,等.散发型克雅氏病的 MRI 诊断价值[J].海南医学,2015,26(07):992-994.

[2] 高长泰,陈国华,夏爽,等.克雅氏病的综合影像学表现及影像学特征文献复习[J].中国临床医学影像杂志,2019,30(11):817-820.

[3] 曹笃,魏有东,李琦,等.磁共振弥散加权对克-雅氏病早期诊断的意义[J].中风与神经疾病杂志,2012,29(08):726-728.

[4] Carswell C,Thompson A,Lukic A,et al. MRI findings are often missed in the diagnosis of Creutzfeldt-Jakob disease[J]. BMC Neurol,2012,5;12;153.

病例 7　抗 LGI1 抗体自身免疫性脑炎

临床资料　女性,34 岁。8 小时前无明显诱因出现四肢抽搐,双眼上翻,牙关紧闭,意识丧失,伴舌咬伤,无大小便失禁,无发热等症状,入院后该症状发作 2 次,每次持续时间约15 分钟。实验室检查:血系列(五分类):白细胞 $11.17 \times 10^9/L$,中性粒细胞比率 84.20%,中性粒细胞数 $9.40 \times 10^9/L$。血脂四项示三酰甘油 1.82mmol/L。低密度脂蛋白胆固醇3.21mmol/L。微量元素、肝肾功能、红细胞沉降率大致正常,新型隐球菌(—),抗酸杆菌(—),抗核抗体谱(—),女性肿瘤标志物(—)。自身免疫性脑炎相关抗体检查,LGI1-AB(+)1:10,其他为阴性。

影像学检查

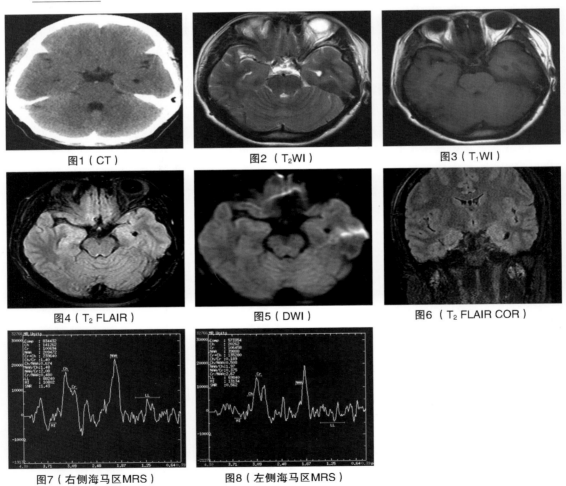

图1(CT)　　　图2(T$_2$WI)　　　图3(T$_1$WI)

图4(T$_2$FLAIR)　　　图5(DWI)　　　图6(T$_2$FLAIR COR)

图7(右侧海马区MRS)　　　图8(左侧海马区MRS)

图例说明　图 1 为 CT 平扫,右侧侧脑室颞角变窄。图 2 至图 8 为 MRI 图像,右侧海马肿胀,呈稍长 T_1 信号,稍长 T_2 信号,T_2 FLAIR 序列呈稍高信号,DWI 序列呈稍高信号,T_2 FLAIR COR 双侧侧脑室颞角不对称,右侧变窄,MRS 右侧海马区见 Lip、Lac 峰升高。

临床诊断　抗 LGI1 抗体自身免疫性脑炎(anti-leucine-rich glioma-inactivated 1 antibody autoimmune encephalitis,ALGI1AE)诊断要点:①急性或者亚急性起病,进行性加重;②临床符合边缘性脑炎,或者表现为面-臂肌张力障碍发作;③脑脊液白细胞正常或者轻度淋巴细胞性炎症;④头颅 MRI 显示双侧或者单侧的颞叶内侧异常信号;⑤脑电图异常;⑥血清和(或)脑脊液抗 LGI1 抗体阳性。故该患者诊断为抗 LGI1 抗体自身免疫性脑炎。

病例分析　自身免疫性脑炎(autoimmune encephalitis,AE)是临床中罕见的一种疾病,好累及边缘系统结构,也称为自身免疫性边缘性脑炎,常与体内的细胞膜上、细胞内或合成蛋白抗体有关。抗 LGI1 自身免疫性脑炎是抗富亮氨酸胶质瘤灭活蛋白 1 抗体相关脑炎,是一种潜在可治疗的较为常见的自身免疫性脑炎。抗 LGI1 抗体是一种跨突触蛋白黏附分子,主要表达在海马和颞叶皮质,参与大脑发育、神经元兴奋和突触传递,伴发肿瘤少见(若伴发,一般以小细胞肺癌或胸腺瘤常见)。发病机制主要是抗 LGI1 抗体与突触复合体结合并破坏其结构,导致突触前递质减少,进而影响神经元兴奋性的传递。研究报道,*HLA* 基因与抗 LGI1 抗体的产生有关,因此认为,遗传因素在该病的发生中也起重要作用。该病发病年龄广泛,从儿童到老年人均可见于临床,中年人多见,男性多于女性。临床可以为急性或亚急性发病,表现为记忆力减退、癫痫和认知障碍等,癫痫发作是抗 LGI1 脑炎最常见的首发症状,面-臂肌张力障碍样发作是抗 LGI1 脑炎患者的特征性表现,也有患者存在过度运动发作,表现为一组不连续、非定型、痉挛性或扭转运动。由于下丘脑及肾也表达 LGI1,因此约 67% 患者亦伴有低钠血症。

临床病理　病理改变为大脑区域的连接通路发生变化和微结构的广泛完整性损害,主要累及颞叶和额叶,还侵犯基底节与边缘系统,慢性期海马出现萎缩。抗 LGI1-IgG 抗体破坏突触间信号传递,脑电图由快波开始,波幅逐渐增高、频率增快,然后逐渐出现连续棘慢复合波和慢波。

影像学表现　抗 LGI1 自身免疫性脑炎在疾病早期可表现正常,进一步发展通常累及颞叶内侧、海马和杏仁核在内的边缘系统与基底节区。T_1WI 呈稍低信号,T_2WI/FLAIR 呈稍高信号,DWI 序列呈稍高信号,ADC 值减低,一般 CBF 值较对侧升高,增强扫描多数病变不强化,部分病变区见点线样、片状轻-中度强化,累及脑膜者可见软脑膜及脑沟内强化血管影,长期随访 MRI 可显示海马萎缩。[18]F-FDG-PET 病灶检出率较 MRI 敏感,疾病发作期基底节和颞叶内侧显示为高代谢,恢复期高代谢逐渐减弱到正常状态。

鉴别诊断　抗 LGI1 自身免疫性脑炎需要与以下疾病进行鉴别。

1. 单纯疱疹病毒性脑炎(HSE)　年轻人或老年人多见,其发热症状更高,临床多在 1 周左右达到高峰,典型表现为单侧不对称性内侧颞叶异常信号,常累及扣带回和岛叶,病变与豆状核分界清楚,凸面向外,DWI 扩散受限,增强可有线状脑回样强化。自身免疫性脑炎常表现为双侧或单侧颞叶内侧异常信号,病灶多无强化,DWI 扩散几乎不受限。

2. 神经梅毒　影像表现多样,与自身免疫性脑炎不易鉴别,但其早期即可出现与年龄不相称的脑萎缩,神经梅毒需结合血清学结果、CSF 检查及神经系统症状和体征。

3. 桥本脑炎(HE)　多见于中年女性,MRI 表现为单侧或双侧颞叶内侧异常信号,与自身免疫性脑炎相混淆或合并存在,确诊需要依赖于血清和脑脊液中抗甲状腺过氧化酶抗体和抗甲状腺球蛋白抗体的检测。

诊断启示 对于急性或亚急性起病,出现近期记忆力减退或面-臂肌张力障碍发作的患者,结合 T_2WI 和 FLAIR 成像单侧或双侧颞叶海马高信号,以及脑脊液和血清抗 LGI1 抗体阳性,即可明确诊断该病。

部分参考文献

[1] 王宇新,高培毅.抗 LGI1 抗体相关脑炎的 MR 影像特征分析[J].影像诊断与介入放射学,2019,28(4):273-276.

[2] 唐佳茜,徐丽,于之瑶,等.抗 LGI1 抗体相关边缘性脑炎临床分析[J].中国现代神经疾病杂志,2019,19(4):271-276.

[3] 李曼,刘玉莹,张黎明.抗 LGI-1 自身免疫性脑炎的研究现状[J].西南国防医药,2020,30(11):1038-1041.

[4] Baumgartner A,Rauer S,Mader I,et al.Cerebral FDG-PET and MRI findings in autoimmune limbic encephalitis:correlation with autoantibody types[J].Neurol,2013,260(11):2744-2753.

病例8 系统性红斑狼疮性脑病

临床资料 女性,56 岁。主因"发作性四肢无力 3 天"入院。患者于 3 天前无明显诱因出现四肢无力,每次发作时不能抬腿迈步,每次持续几秒钟后恢复正常。近 3 天每日发作 1～2 次,发作时有头晕、走路不稳症状,持续几秒钟完全缓解。患者平素口干,需频频饮水,有牙齿块状脱落。查体未见明显异常。实验室检查:白细胞 $2.04 \times 10^9/L$,红细胞 $3.59 \times 10^{12}/L$,血红蛋白 118g/L,血小板 $57.00 \times 10^9/L$,中性粒细胞数 $1.20 \times 10^9/L$,淋巴细胞数 $0.66 \times 10^9/L$;糖化血红蛋白 6.07%;红细胞沉降率(ESR)32mm/1h,补体 C3 及 C4 下降,免疫球蛋白 G 增高,抗核抗体阳性。抗核抗体谱:抗核小体抗体弱阳性,抗 SS-A/Ro52kd 抗体阳性,狼疮抗凝物确认试验 2(LA2)42.9 秒(参考值 30～38 秒)。

影像学检查

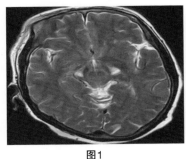

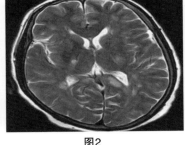

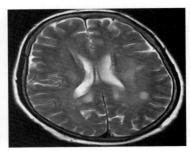

图1　　　　　　　　　图2　　　　　　　　　图3

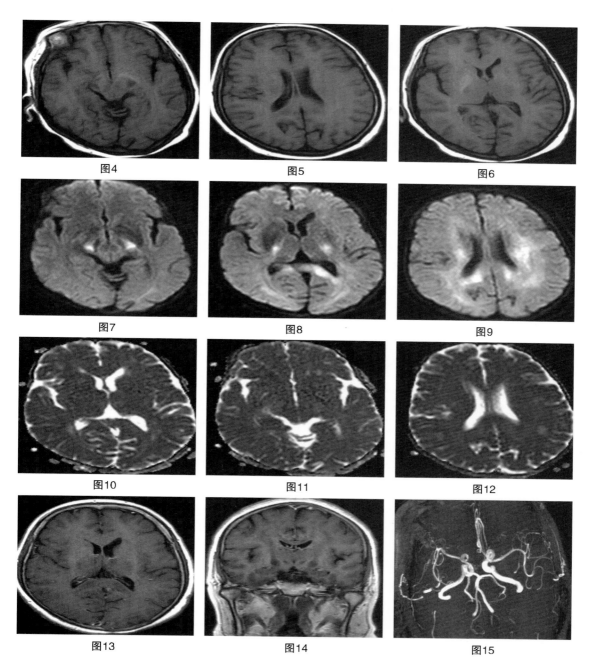

图4 图5 图6

图7 图8 图9

图10 图11 图12

图13 图14 图15

图例说明 图1至图3为 T_2WI,图4至图6为 T_1WI,图7至图9为 DWI,图10至图12为 ADC图,图13和图14为增强图像,图15为 MRA。双侧内囊后肢见对称分布斑片状长 T_1 低信号,长 T_2 高信号,DWI序列高信号,ADC图呈稍高信号病灶。胼胝体压部及双侧额顶叶白质见多发斑片状长 T_1 低信号,长 T_2 高信号,DWI序列高信号,ADC图呈稍高信号病灶,双侧大脑半球见"蝶翼"征改变。上述病灶增强扫描均未见强化,MRA动脉血管未见明确狭窄。

临床诊断 SLEE的诊断标准为SLE患者,同时符合以下3项标准中的1项:①中枢神经系统症状(癫痫发作、头痛、嗜睡、眩晕、视物模糊等)伴脑电图(EEG)、脑脊液(CSF)及头部CT、MRI中1项以上异常;②中枢神经系统体征(脑神经损害、舞蹈样动作、震颤、昏迷、偏瘫、失语、脑膜刺激征、视盘水肿);③急性器质性脑病综合征(OBS:急性意识障碍、认知功能障碍和行为异常)。

病例分析 系统性红斑狼疮(systemic lupusery erythematosus,SLE)是一种累及全身多脏器和组织的自身免疫性疾病,多累及血管、皮肤、浆膜、肾,以女性多见。系统性红斑狼疮侵犯中枢神经系统时出现相应的临床症状被称为系统性红斑狼疮性脑病(systemic lupus erythematosus encephalopathy,SLEE),SLEE是SLE的严重并发症,是活动期死亡的主要原因。SLEE发病率较高,仅次于狼疮性肾病和继发感染,有50%~75%的SLE患者会出现狼疮脑病。SLEE病因和发病机制较复杂,病因可能与遗传、雌激素等有关。发病机制与免疫损伤有关,患者体内多种自身抗体,如抗神经元抗体、抗心磷脂抗体等,不仅对神经元有直接损伤作用,另外能与相应抗原相结合,在补体参与下形成免疫复合物,沉积在脑内小动脉、小静脉、毛细血管,导致血管周围炎或管腔狭窄、闭塞。也有文献认为继发于感染、高血压等神经功能紊乱患者,血小板与血管壁相互作用导致的血栓形成是狼疮性脑病的重要发病机制之一。SLEE的临床表现复杂多样,常表现为头晕、头痛、癫痫及异常精神症状,部分患者表现为偏瘫、偏侧性感觉障碍等。

临床病理 SLEE主要的病理表现为弥漫性血管炎或局灶性血栓形成、血管玻璃样变性、内皮细胞增生,血管闭塞,血管周围胶质增生和渗出,因而在脑内以出现微缺血灶、微梗死、脑出血、脱髓鞘改变、脑萎缩等为主要表现。

影像学表现 SLEE的影像学检查方法主要是MRI,依据病理学的变化,MRI主要表现如下。①脱髓鞘改变,表现为大脑、小脑半球深部白质、基底节区或脑干内长T_1、长T_2异常信号,病灶常多发,呈斑片状或条状,其中双侧基底节区见对称性蝶翼状长T_1、长T_2异常信号为典型表现,此种表现与钙化和脱髓鞘有关。②脑梗死,脑实质多灶性斑片状、斑点状长T_1、长T_2及T_2FLAIR异常高信号,主要分布于大脑皮质、基底节等灰质区,病灶大小不等,单发或多发,边界不清,无周围水肿及明显占位效应。③脑出血改变,MRI上因出血时间不同而表现不同,多数呈短T_1、长T_2异常信号。④脑炎样改变,脑实质内片状略长T_1、长T_2异常信号,邻近脑组织肿胀。⑤脑萎缩改变,可能与激素治疗及慢性病程有关。主要累及额颞叶,脑回结构分散,脑沟增宽,脑室系统扩张。⑥SLE累及脊髓时表现为脊髓肿胀增粗,病变呈长T_1长T_2,边界不清,横断面可呈"鹰眼"征。⑦特殊检查表现,MRS显示病变区代谢减低,PWI显示灌注程度减低,考虑可能与血管炎引起血流减低相关。⑧增强扫描后,病灶表现为斑片状、点状或脑回状强化。除此之外,MRI的DWI序列出现的混杂信号,表现为中心信号低,边缘信号高。混杂信号反映细胞毒性水肿向血管源性水肿的转化,此为活动性狼疮性脑病的MRI特征性表现。部分SLEE患者,随着临床症状的减轻,MRI复查病灶范围变小或消失。

鉴别诊断 SLEE的影像学表现复杂多样,需要与下列疾病进行鉴别。

1. 多发性硬化 异常信号主要见于室管膜下区、侧脑室和第三脑室周围。病变长轴多垂直于脑室,活动期时有占位效应,周边可有强化。

2. 单纯疱疹性脑炎 多见于双侧颞叶,往往累及脑岛和扣带回,不侵犯豆状核。

3. 脑梗死 多见于中老年人,有高血压史,病变部位符合动脉的供血区域,皮髓质均可受累,呈楔形。

4. 皮质下动脉硬化性脑病 多见于老年人,有高血压及反复脑血管意外病史,MRI表现为双侧脑室周围白质区斑片状长 T_1 长 T_2 信号,合并多发腔隙性梗死灶及脑室系统扩大。

诊断启示　年轻女性患者,临床有 SLE 病史时,出现神经精神症状,MRI 表现双侧大脑、小脑半球深部白质、基底节区或脑干对称性分布蝶翼状长 T_1、长 T_2 异常信号时,要考虑系统性红斑狼疮性脑病。

部分参考文献

[1]　柏玉涵,张东友,彭红芬.初次发病狼疮脑病的 MRI 表现及临床分析[J].中国医疗设备,2014,29(12): 155-157.

[2]　史红媛,卢光明,田迎.狼疮脑病初次发病的 MRI 表现与诊断[J].临床放射学杂志,2012,31(02): 171-174.

[3]　辛德友.系统性红斑狼疮脑病的磁共振成像诊断及鉴别诊断[J].实用医学影像杂志,2012,13(04): 245-247.

[4]　Hu B,Wu P,Zhou Y,et al. A case of neuropsychiatric lupus erythematosus characterized by the Owl's eye sign:a case report[J].BMC Neurol,2017,17(1):123.

[5]　Li Y,Ge Z,Zhang Z,et al. Broad learning enhanced 1H-MRS for early diagnosis of neuropsychiatric systemic lupus erythematosus[J].Comput Math Methods Med,2020:8874521.

病例 9　脑脂肪栓塞综合征

临床资料　男性,64 岁。主因"外伤致右大腿、双踝关节疼痛、活动受限 3 小时"入院,诊断右股骨下段骨折,右踝骨折,行右股骨远端粉碎性骨折切开复位内固定＋取髂骨植骨术＋右踝关节开放骨折清创、骨折复位内固定术。术后 15 小时后患者出现嗜睡,烦躁,呼叫可睁眼,双上肢、双下肢不能活动。查体双足巴氏征(＋),床旁监测末梢血氧(不吸氧状态下)94％,血压 108/79mmHg。急查血气提示:pH 7.427,pCO_2 27.8mmHg,pO_2 59.2mmHg,钾 3.8mmol/L,钠 142mmol/L,氯 112mmol/L,血浆碳酸氢盐 18.3mmol/L,实际碱剩余 －5mmol/L,乳酸 1.0mmol/L,血红蛋白 10.2g/dl,提示存在Ⅰ型呼吸衰竭,呼吸性碱中毒合并代谢性酸中毒。

影像学检查

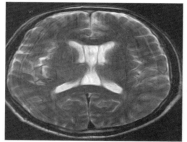 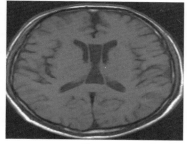 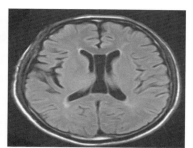

图1　　　　　　　　　图2　　　　　　　　　图3

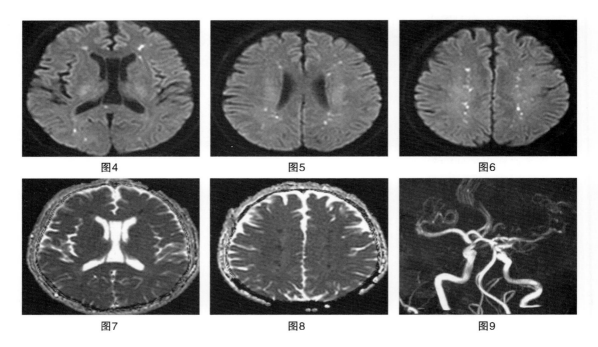

图4　图5　图6

图7　图8　图9

图例说明　图1至图3分别为T_2WI、T_1WI、T_2 FLAIR像，图4至图6为DWI，图7和图8为ADC图像，T_1WI和T_2WI上脑实质内未见明显异常信号，T_2 FLAIR序列双侧半卵圆中心可见点状稍高信号。DWI序列双侧额顶枕叶白质区见多发对称点状弥散受限区域，ADC呈低信号。图9为MRA，颅内大血管未见明确狭窄。

临床诊断　病史＋多器官表现＋神经影像（弥漫多发微小高信号），诊断为脂肪栓塞综合征。

病例分析　脂肪栓塞综合征（fat embolism syndrome，FES）是指脂肪或脂类物质进入血液循环阻塞血管、器官和组织，引起呼吸困难，皮肤瘀斑、神经功能障碍为主要表现的综合征。脂肪栓塞的部位常见于肺、脑、皮肤，也可见于肾和心脏。发生率为2％～5％，发病高峰年龄为20－40岁，平均为30岁，男性略多于女性。脑脂肪栓塞综合征（cerebral fat embolism syndrome，CFES）是FES的一种较为罕见的类型，仅占FES的0.4％～1.3％，临床表现凶险，如不及时抢救，常危及生命。脂肪栓塞综合征的病因常见于开放性长骨-骨盆骨折和骨科术后、未固定的多发闭合性骨折，少见的非创伤的病因有糖尿病、急性胰腺炎、镰状细胞贫血等。

FES的确切病理生理学机制尚不清楚，发病机制主要有以下两种学说。①机械学说：骨髓的直接外伤使脂肪滴形成脂肪栓子进入受损的小血管。较大的脂肪滴通过肺动脉阻塞肺毛细血管，造成肺栓塞，较小的脂肪滴在心脏通过体循环到达脑部，造成脑缺血、梗死。②生化学说：正常情况下，血液中脂肪颗粒主要是以乳糜微粒和极低密度脂蛋白的形式进行运输，当处于应激状态时，儿茶酚胺大量分泌，造成脂肪在毛细血管内大量积聚，在脂蛋白酯酶的水解作用下产生甘油、三酰甘油、游离脂肪酸，而血液中的纤溶酶可以使游离脂酸中的乳糜微粒、低密度脂蛋白及脂质体凝集力增强，导致脂肪栓塞。

FES的临床症状通常发生在长骨骨折或骨科手术后24～48小时内，出现进行性呼吸功能不全、精神状态恶化、皮疹等，具体表现为呼吸困难、呼吸急促和低氧血症，精神错乱、偏瘫、失语症、失用症、肌张力障碍,结膜、腋窝和胸部的上 1/3 出现瘀点。

临床病理 脂肪栓塞的病理学表现主要与栓塞的器官有关。脂肪栓子经静脉系统回流和右心循环,进入肺动脉,导致肺动脉远端血管发生栓塞,部分栓子可自行溶解消失,部分栓子由于远端血流缓慢和血管内皮损伤的原因形成树状分支的血栓,影响肺循环的血流动力学。脂肪栓子经体循环到达颅内的血管,主要累及终末小血管,微血管闭塞导致内皮和血脑屏障破坏,引起血管源性水肿和不同大小的梗死及出血灶,随病变进展最终可演变为软化灶和脑萎缩。镜下血管内可见脂肪颗粒。

影像学表现 CT 颅脑扫描一般无阳性发现,有时表现为边界不清的小片状低密度影,伴或不伴轻度脑水肿。MRI 是目前诊断该病最为准确和敏感的检查方法,早期即可显示病变,病灶主要位于基底节区、放射冠、半卵圆中心、丘脑及额顶叶皮质及皮质下区白质,呈对称、多发性分布,大小可从几毫米到几厘米,部分病灶有融合趋势。T_2WI 和 T_2 FLAIR 序列显示为点片状高信号,边界欠清,T_1 序列相对不敏感,对于较小的病灶通常难以显示,呈低或等信号。由于栓塞灶的水分子弥散受限,DWI 序列表现为多发、点片状、弥漫性分布的明显高信号,在灰黑色脑组织的背景衬托下,好似夜幕中点点繁星闪烁,称为"星空"征,对于急性和亚急性期的脑脂肪栓塞的敏感性远高于 T_2WI。SWI 序列可见多发对称分布的点状、斑点状低信号影,与 CFES 引起脑组织的微出血有关。DWI 的高信号随着临床症状的减轻可吸收消失,但 SWI 的低信号在随访中没有变化。

鉴别诊断 CFES 主要需与弥漫性轴索损伤鉴别。弥漫性轴索损伤是临床常见的严重脑损伤,创伤发生后即刻就有明显的神经系统症状和体征,病理基础为神经轴索的肿胀、断裂伴有小血管的破裂出血和血管源性脑水肿,病变以脑白质损伤为主,易发生在脑干、脑灰白质交界处和胼胝体等部位,很少累及皮质,常有微出血灶。

诊断启示 临床中患者有长骨-骨盆骨折和骨科手术病史,进行性出现呼吸功能不全、精神状态异常、皮疹等表现,DWI 序列显示的"星空"征和 SWI 序列显示的点状、斑点状低信号,高度提示临床患者可能已发生脂肪栓塞。

部分参考文献

[1] Godoy DA,Di Napoli M,Rabinstein AA. Cerebral fat embolism:recognition,complications,and prognosis [J]. Neurocrit Care,2018,29(3):358-365.

[2] Huang CH,Hsieh MH. Isolated cerebral fat embolism syndrome:an extremely rare complication in orthopaedic patients[J]. ANZ Journal of Surgery,2021,91(10):2211-2213.

[3] Saran JS,Hussain AH,Papadakos PJ,et al. Cerebral fat embolism syndrome[J]. J Emerg Med,2020,58 (2):e95-e96.

[4] Davis T,Weintraub A,Makley M,et al. The intersection of cerebral fat embolism syndrome and traumatic brain injury:a literature review and case series[J]. Brain Inj,2020,34(8):1127-1134.

[5] 吕淑缅、黄清海、陈请水,等.3.0T 磁共振成像表现对脑脂肪栓塞的诊断价值[J]. 中国医药指南,2020,18(32):13-15.

病例 10　中枢神经系统表面含铁血黄素沉积症

临床资料　男性,75 岁。主因"活动后气短,纳差 10 天,加重 5 天"入院,患者有脑出血病史 15 年,现双下肢无力,水肿且走路不稳。神经系统查体:浅感觉:痛觉、温觉未及异常,触觉未及异常,位置觉未及异常。运动:肌张力正常,无肢体偏瘫,肌力 4 级。反射:浅反射,腹壁反射正常。深反射,肱二头肌反射正常,肱三头肌反射正常,膝腱反射正常,跟腱反射正常。病理反射:Hoffmann 征(一),Babinski 征(一),Kernig 征(一)。实验室检查:红细胞 $3.29 \times 10^{12}/L$[参考值$(4.3 \sim 5.8) \times 10^{12}/L$],血红蛋白 118g/L(参考值 130~175g/L),血细胞比容 34.7%(参考值 40%~50%),单核细胞比率(MONO%)12.1%(参考值 3%~10%),总蛋白(TP)55.4g/L(参考值 65~85g/L),白蛋白(ALB)34.3g/L(参考值 40~55g/L),直接胆红素(DBIL)9.2μmol/L(0~6.8μmol/L),肝功能、肾功能基本正常。

影像学检查

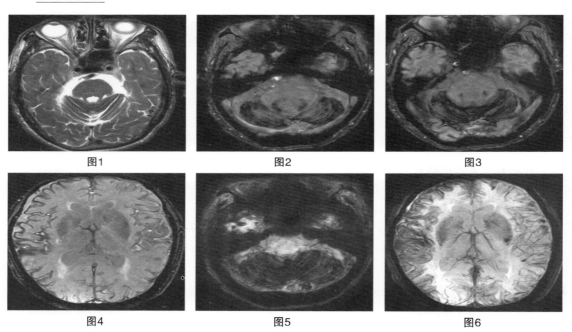

图1　　　　　　　　　　　图2　　　　　　　　　　　图3

图4　　　　　　　　　　　图5　　　　　　　　　　　图6

图例说明　图 1 为 T_2WI,双侧小脑半球表面见线性 T_2 低信号。图 2 至图 6 为 SWI 与 MIP,双侧小脑半球、右侧额颞叶脑表面见明显线状低信号,提示为顺磁性物质沉积。

病例分析　中枢神经系统表面含铁血黄素沉积症(superficial siderosis of the central nervous system,SSCNS)是一种长期反复少量蛛网膜下腔出血,血液降解产物特别是含铁血黄素沉积在脑、脑神经和脊髓表面,引起神经系统不可逆损伤的罕见疾病。SSCNS 发病机制尚未完全阐明,但现有文献资料显示该病的发生与蛛网膜下腔出血或漏血有关。蛛网膜下腔的出血常见病因为:动脉瘤、动静脉畸形、肿瘤出血、手术或外伤所致的脑脊膜撕裂等,仍有 35% 的 SS 患者找不出蛛网膜下腔出血的原因称为特发性 SSCNS。血红蛋白被血红素加氧酶分解成有毒的亚铁和胆红素,亚铁与铁蛋白结合(在伯格曼胶质细胞中完成),产生稳定的化合物含铁血黄素,有细胞毒性的含铁血黄素沉积在大脑、小脑、脑干、脊髓、部分脑神经表面,导致神经元损害和神经胶质增生,引起相应的临床症状。含铁血黄色沉积可能也与中枢神经系统本身对抗血红蛋白自由铁损伤的保护机制薄弱或缺失有关。Hamill 于 1908 年发表了第 1 例关于中枢神经系统浅表铁血黄素沉积症的组织病理学报道后,随后多为个案报道,缺乏疾病的流行病学资料。有文献报道该病的发病年龄为 14－77 岁,男女比例约为 3∶1,随着年龄的增加,发病率会逐渐升高,在 55 岁以上人群中的发病率为 0.21%～1.43%。临床症状出现的时间早晚主要与病史、出血量的多少和个体对血红蛋白游离体等脑脊液中有害物质清除能力有关,时间跨度大(8～37 年)。典型的临床表现:进行性加重的感音性神经性聋、小脑性共济调、锥体束阳性征,90% 有症状的患者会发生小脑性共济失调和耳聋。其他较少见的表现包括构音障碍、痴呆、腰背痛、嗅觉丧失等。部分患者生前并无明显症状,为尸解或行脑部 MRI 扫描时偶然发现该病。

临床病理 中枢神经系统表面含铁血黄素沉积症在软脑膜和邻近的脑实质、脑室壁的表面上可以观察到一个棕色的变色,局部脑组织和脊髓出现萎缩改变。显微镜下病理改变可见含铁血黄素沉积于软脑膜、软脑膜下层、室管膜、脑神经和脊髓表面,沉积部位软脑膜和(或)脊膜增厚,受累范围内见不同程度的神经元缺失、软脑膜纤维化、神经胶质细胞增生、脱髓鞘改变、细胞外巨噬细胞聚集等。含铁血黄素沉积的部位取决于是否易于脑脊液的集聚、脑脊液容量多少和局部的组织结构,常见的受累部位包括小脑蚓部、小脑半球、额叶、颞叶、脑干、脊髓和第Ⅷ对脑神经,因最早且持续接触血性脑脊液且小胶质细胞和伯格曼胶质细胞的含量丰富,特别是小脑和前庭耳蜗神经是最常见的受累部位。脑脊液检查:红细胞含量升高,铁和铁蛋白浓度升高,以及 Tau 蛋白、淀粉样蛋白(Ab42)和胶质纤维酸性蛋白(GFAP)水平升高。

影像学表现 中枢神经系统表面含铁血黄素沉积在 MRI 出现之前,主要是依靠尸检和手术诊断。MRI 对于 SSCNS 诊断有较高的敏感性和特异性。蛛网膜下腔出血后血的分解代谢终产物为含铁血黄素,含铁血黄素是一种超顺磁性物质,能引起局部磁场不均匀,导致质子失相位加速,在 T_2WI 或 T_2^*WI 序列上含铁血黄素呈低信号,在 T_1WI 序列上信号变化不明显,可呈轻微高信号,但严重者表现为低信号。MRI 常用的检查序列为 T_2WI、T_2^*WI 及 SWI 加权成像,其中 SWI 是检查本病最敏感的序列。MRI 敏感序列上表现为与脑脊液相接触的脑膜、脊髓和脑神经表面的特征性线样、条带样低信号带,对称性分布,在 SWI 序列上较 T_2WI 显示更加清晰和广泛,而在 T_1 加权像上则呈线样等、低或高信号。同时伴有邻近脑组织和脊髓出现不同程度的萎缩改变。根据不同的影像学特征、临床表现和病因,SSCNS 有两种主要分布模式:皮质表面含铁血黄素沉积和幕下表面含铁血黄素沉积。幕下表面含铁血黄素好发于脑干和小脑上蚓部,主要原因可能是脑干和小脑蚓部蛛网膜下腔间隙较大,CSF 含量较多,蛛网膜下腔出血容易积聚于此,从而导致脑干和小脑上蚓部损伤。幕下前庭耳蜗神经也是容易累及的部位,主要是前庭耳蜗神经脑池段长且被中枢神经系统髓鞘广泛包绕,髓鞘内含有对含铁血黄素敏感的小胶质细胞,造成第Ⅷ对脑神经损伤,引起感音性神经性聋。

鉴别诊断 SSCNS 需与脑表面小静脉血管扩张相鉴别。脑表面小静脉血管扩张在 SWI 序列呈低信号,但与脑组织分界清楚,有血管走行的形态特点,增强扫描后强化,容易鉴别。

诊断启示 SSCNS 是一种由慢性蛛网膜下腔出血引起含铁血黄素沉积在脑、脊髓和脑神经表面的中枢神经系统疾病，MRI 检查中 T_2WI、T_2^*WI 和 SWI 序列的表现具有特征性低信号，对本病的确定性诊断和指导治疗有重要意义。

部分参考文献

[1] Chan E，Sammaraiee Y，Banerjee G，et al. Neuropsychological and neuroimaging characteristics of classical superficial siderosis[J]. J Neurol，2021，268(11)：4238-4247.

[2] Chen H，Raza HK，Jing J，et al. Superficial siderosis of central nervous system with unknown cause：report of 2 cases and review of the literature[J]. Br J Neurosurg，2019，33(3)：305-308.

[3] Wagner F，Buchwalder M，Wiest R，et al. Superficial siderosis of the central nervous system：neurotological findings related to magnetic resonance imaging[J]. Otol Neurotol，2019，40(1)：31-37.

[4] Stabile A，Di Lazzaro V，Colosimo C，et al. Idiopathic infratentorial superficial siderosis of the central nervous system：case report and review of literature [J]. Neurol Neurochir Pol，2018，52(1)：102-106.

[5] 徐健，高继勇，高军，等. 儿童中枢神经系统表面含铁血黄素沉积症 5 例分析[J]. 医学影像学杂志，2018，28(02)：313-317.

病例 11 白血病合并颅内出血

临床资料 女性，50 岁。主因"阴道出血 10 天，头晕、心慌、气短"入院。10 天前开始出现阴道出血，量多，色暗红，夹血块，无腹痛。4 天前开始出现头晕、心慌、气短。查体：神志清楚，查体合作，重度贫血貌，双侧睑结膜及甲床苍白；全身皮肤散在出血点及瘀斑；口腔内牙龈少量渗血；心肺未见异常，腹软，无压痛及反跳痛；双下肢未见可凹性水肿。实验室检查：白细胞 $8.08 \times 10^9/L$，红细胞 $1.41 \times 10^{12}/L$，血红蛋白 49g/L，血细胞比容 14.2%，血小板 $24.00 \times 10^9/L$。外周血形态检查：中性粒细胞%（NEUT%）2.00%（参考值 50%～70%），早幼粒细胞 73.00%。妇科超声：子宫肌瘤，左侧附件囊肿，盆腔积液。

影像学检查

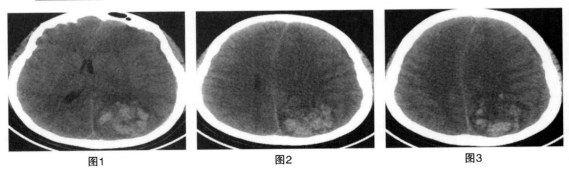

图1　　　　　　　　　　图2　　　　　　　　　　图3

图例说明　图1至图3为CT图像,左侧顶枕叶、左侧半卵圆中心见多发片状、斑点状、团状高密度出血灶,形态多样,呈高密度或稍高密度,左侧额顶叶见大片状低密度水肿,左侧侧脑室受压,中线结构向右侧偏移。

临床诊断　骨髓象:骨髓增生明显-极度活跃,G=93.2%,E=4.8%,G/E=19.4:1;粒系增生以颗粒增多的异常早幼粒细胞为主,其余阶段偶见。异常早幼粒细胞核型不规则,核仁可见,可见内外浆、柴捆样 Auer 小体。红系增生受抑,可见少量中、晚幼红细胞。成熟红细胞少量偏大。淋巴细胞比例降低、形态未见明显异常。全片共见无产板巨核细胞1个,血小板少见。原幼细胞过氧化物酶染色:100%(强阳性)。意见:①异常早幼粒细胞增多骨髓象。②形态学考虑 AML-M3 骨髓象。免疫分型:在 CD45/SSC 点图上设门分析,CD45弱阳且SSC较大分布区域可见异常细胞群体,约占有核细胞的90.8%,表达 CD13、CD33、CD38、CD64、MPO,部分表达 CD15、CD117,不表达 HLA-DR、CD34。白血病融合基因筛查定性检测:检测出 PML-RARA(L型)融合基因阳性。结论:考虑为急性早幼粒细胞白血病。

病例分析　颅内出血是白血病最严重并发症之一,发生率低,但病死率高。白血病引起颅内出血的发病机制主要为:①凝血机制障碍,血小板减少,并发弥散性血管内凝血,以早幼粒细胞白血病为多见;②白血病细胞在毛细血管或小静脉淤滞,血管狭窄受阻,发生血管破裂出血;③白血病细胞的急骤增多,浸润血管壁,血液淤滞,组织缺氧,使血管通透性增加。

白血病脑出血诊断标准:①中枢神经系统症状和体征;②骨髓涂片发现白血病细胞;③经手术病理或影像检查证实为颅内出血并排除其他原因所致。

白血病合并颅内出血的临床症状表现为:突然高热,意识不清或眩晕,呕吐,部分患者伴有颈项强直等。

临床病理　白血病可以导致全身各个系统不同程度出血,尤其是急性早幼粒白血病,出血部位以皮肤、黏膜最常见,如皮肤出血点、瘀斑、鼻出血、牙龈渗血、口腔舌面血疱等,严重者可有各种内脏出血,如消化道、呼吸道和泌尿道出血,表现为呕血、便血、黑粪、咯血、血尿等。颅内出血比例并不高,出血可为脑实质出血、蛛网膜下腔出血、硬膜下出血和硬膜外出血,以脑实质出血占绝大多数。出血灶分布可为脑实质内任何部位,灰白质交界处、皮质、白质、小脑半球、基底节、丘脑及脑干,以灰白质交界最为多见,而基底节区及丘脑较少。

影像学表现　白血病合并颅内出血 CT 表现为多部位,多形态,大小不等的高密度影,血肿可破溃入脑室形成铸形高密度影,累及蛛网膜下隙表现为沿脑沟的线条状高密度影。部分颅内出血仅表现为低密度水肿区,可能与亚急性、慢性出血或与患者严重贫血血红蛋白含量明显减低有关。MRI 检查中 T_1WI 可呈低信号、高信号或高低混杂信号,T_2WI 及 DWI 呈不均匀高信号,病灶周围可见环状极低信号及不同程度水肿带,增强扫描无强化。SWI 序列对于小及微出血灶有较高的显示能力,表现为多发点状或结节状边界清楚的低信号影。

鉴别诊断　白血病合并颅内出血需要与其他病因引起的血肿进行鉴别。

1. 高血压引起的颅内出血　患者多有高血压病史,突然发病症状重,血肿多发生于基底节和丘脑。

2. 颅内转移瘤并瘤卒中　有原发肿瘤病史,肿瘤转移到脑部引起脑出血,占位效应明显,结合平扫及增强扫描有助于诊断。

3. 抗凝药过量致脑出血　需结合患者用药史。

4. 多发血管炎　有免疫系统疾病史,血管内膜损害导致血管破裂出血。

诊断启示 临床上对于年龄较轻且无高血压病史，伴有发热或贫血、皮肤瘀点瘀斑，外周血象异常，影像学表现为颅内大小不一，形态多样的血肿患者，要考虑白血病合并脑出血的可能。

部分参考文献

[1] 张晓锦，祝安惠，胡智军.白血病合并颅内低密度出血的影像学诊断[J].中国临床医学影像杂志，2008 (8)：591-593.

[2] 向永华，金科，陈桦，等.儿童白血病并发脑出血的特征及磁敏感成像的应用价值[J].中国临床医学影像杂志，2015，26(02)：125-128.

[3] 陈贵杰，钟东，唐文渊，等.急性髓细胞性白血病M2型(缓解期)合并小脑出血1例[J].第三军医大学学报，2013，35(16)：1755-1772.

[4] Wang T，Zhang J，Zou D，et al. Sudden death due to cerebral leukemic hemorrhage in a 32-year-old woman who had a short-term benzene exposure history[J]. Am J Forensic Med Pathol，2016，37(2)：60-63.

病例 12　颅内硬脑膜动静脉瘘

临床资料 女性，67岁。1年前无明显诱因出现耳鸣，为右耳间断性，无头晕，无听力下降，无恶心、呕吐，未予重视。1天前出现头晕，有头部昏沉感，与体位无关，伴步态不稳，足踩棉花感，伴耳鸣，无听力下降，伴恶心、呕吐，呕吐物为胃内容物，伴头痛，部位不定，呈搏动性，无视物旋转，无意识障碍，无言语不清，无复视，无饮水呛咳、吞咽困难，无口角歪斜、流涎，无肢体抽搐，无肢体麻木无力。查体：未发现明显阳性体征。实验室检查：血常规（—），尿葡萄糖（GLU）＋＋，尿白细胞（WBC）：＋＋，γ-谷氨酰转肽酶（GGT）54.3U/L（参考值7~45U/L），葡萄糖（GLU）7.65mmol/L（参考值3.9~6.1mmol/L），同型半胱氨酸（Hcy）11.0μmol/L（参考值0~10μmol/L），部分凝血活酶时间（APTT）18.8秒（参考值21~35秒）。

影像学检查

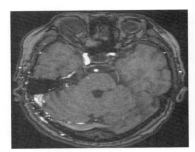
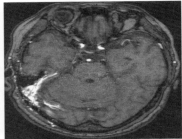
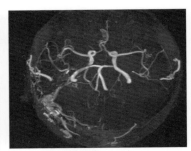

图1（3D-TOF）　　　　　图2（3D-TOF）　　　　　图3（MIP）

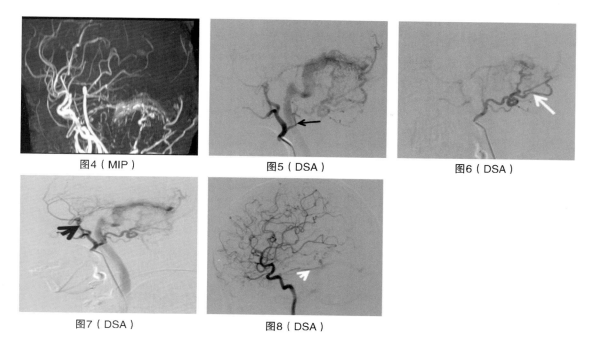

图4（MIP）　　　　图5（DSA）　　　　图6（DSA）

图7（DSA）　　　　图8（DSA）

图例说明　图1至图4为颅脑 MRA 图像及后处理,右侧颞枕部、横窦及乙状窦走行区周围见多发纤曲扩张血管,在 3D-TOF 图像上呈高信号,颞部乙状窦周围小静脉提前显影。图5至图8为 DSA,右侧横窦、乙状窦及岩骨区硬脑膜动静脉瘘,瘘口位置分别位于右侧横窦乙状窦汇合部和右侧乙状窦枕骨大孔区,供血动脉来自颈外动脉分支耳后动脉(黑长箭)、枕动脉分支(白长箭)、颞浅动脉分支(黑短箭)及颈内动脉分支脑膜垂体干(白短箭),未见皮质引流静脉。

病例分析　硬脑膜动静脉瘘(dural arteriovenous fistula,DAVF)是指发生于硬脑膜供血动脉与硬脑膜引流静脉、静脉窦及皮质静脉间的异常动静脉吻合,是脑动脉畸形的一种罕见亚型,占所有颅内血管畸形的 10%～15%,可发生于硬脑膜的任何部位,如横窦、乙状窦、海绵窦、小脑幕、上矢状窦、窦汇等,其中以横窦-乙状窦多见。病因及发病机制:DAVF 病因复杂,可能是多因素,目前有先天性和获得性两种学说。先天性学说认为硬脑膜存在极其丰富的血管网,动脉吻合尤为发达,当血管发育不良时,极易导致 DAVF 发生。获得性学说认为创伤、手术、炎症等所致的静脉窦闭塞、静脉压升高,促使血管内皮生长因子表达,进而引起毛细血管增生,形成动静脉瘘。DAVF 的发病率为 0.16/10 万,年龄多在 40—60 岁,以单发为主,也可多发。临床表现与静脉引流的方向、流速、流量及瘘口所处的位置有关,患者常表现为头痛、搏动性耳鸣、颅内出血、颅内压增高和癫痫等,部分患者可出现突眼、复视、视力减退等临床症状。

临床病理　病理性的动静脉瘘可以导致颅内静脉窦或皮质静脉的血流增加,静脉压力增高,引起静脉的扩张纤曲。根据供血血管和引流静脉的多少分为单纯性硬脑膜动静脉瘘和混合性硬脑膜动静脉瘘。依据静脉引流的不同,临床上最常用的是 Cognard 分类法:Ⅰ型 DAVF 位于主要静脉窦内且血流是顺行的;Ⅱ型 DAVF 位于主要静脉窦内,血流逆行入窦(Ⅱa)、血流逆行入皮质静脉(Ⅱb)或是两者皆有(Ⅱa+b);Ⅲ型直接由皮质静脉引流,不伴有静脉扩张;Ⅳ型直接由皮质静脉引流,伴有静脉扩张;Ⅴ型由脊髓静脉引流。

影像学表现 不同的影像检查技术,DAVF 的表现不同。①头颅 CT 平扫表现为 DAVF 的继发性改变,如蛛网膜下腔出血、脑实质血肿及硬膜下血肿,静脉窦血栓形成和脑积水等。②CTA 表现为硬脑膜区异常紊乱增粗的点状、条索状血管影,MPR 重建可显示供血的动脉、瘘口的位置和引流静脉。③MRI 平扫,T_2WI 能显示增粗扩张的血管流空信号,严重时可见大脑皮质静脉蚯蚓状广泛纡曲,增强后出现条索状的血管增强影,同时能显示颅内出血、脑组织水肿、脑积水、脑组织萎缩等并发症。④MRA 能清楚显示 DAVF 中异常增粗的供血动脉和引流静脉,确定瘘口的部位,供血动脉数量及来源,MRV 有助于静脉窦血栓形成的诊断。⑤DSA 是诊断 DAVF 的金标准,能清晰地显示瘘口的部位,多发瘘口血供的特点,静脉引流方式,甚至可以间接地了解瘘口血流量的大小及颅内血流动力学特征。

鉴别诊断 DAVF 需要与脑实质内动静脉畸形进行鉴别。脑内动静脉畸形的供血动脉多来自颈内动脉或椎基底动脉。而 DAVF 供血动脉多来自颈外动脉,脑内动静脉畸形病灶多位于脑内,而 DAVF 畸形血管位于硬脑膜及周围。

诊断启示 当临床有一些不能解释的神经系统主诉和功能缺损,MRA 发现硬脑膜周围存在紊乱的血管影时要考虑硬脑膜动静脉畸形的可能,需要进行 DSA 检查明确瘘口的部位、供血动脉和静脉的引流方式。

部分参考文献

[1] 刘晓明,叶静,兰云.颅内硬脑膜动静脉瘘的病变部位与 MRI 的诊断价值分析[J].实用临床医药杂志,2017,21(07):12-15.

[2] 周新华,王金岸,康江河.硬脑膜动静脉瘘的 CT、MRI、DSA 影像学特点[J].中外医疗,2020,39(17):192-195.

[3] 宋子豪,马永杰,叶明,等.硬脑膜动静脉瘘影像学诊断研究进展[J].中国脑血管病杂志,2021,18(04):267-270+282.

[4] Ronald AA,Yao B,Winkelman RD,et al. Spinal dural arteriovenous fistula:diagnosis,outcomes,and prognostic factors[J]. World Neurosurg,2020,144:e306-e315.

[5] Bhogal P,Yeo LL,Söderman M. Dural arteriovenous fistula presenting as tentorial subdural hemorrhage:case report and review of the literature[J]. Clin Neuroradiol,2019,29(3):555-561.

病例 13　非酮症高血糖性偏侧舞蹈症

临床资料 男性,60 岁。主因"发现血糖高 25 年,咳嗽、乏力 10 余天,腹泻、气短 7 小时"入院。患者 25 年前体检发现血糖高,空腹血糖达 28mmol/L,伴多尿、口干、多饮及体重下降,无心悸、手抖、大便次数增多,无眼干、皮疹、畏光,无牙齿脱落及关节疼痛。患者入院后诉左下肢乏力,头晕,肢体及面部不自主运动。神经系统查体:浅感觉,双足压力觉及震动觉减弱,温度觉及痛觉减弱;运动,肌张力正常,无肢体偏瘫,肌力 4 级;浅反射,腹壁反射正常;深反射,肱二头肌反射正常,肱三头肌反射正常,膝腱反射正常,跟腱反射正常。病理反射,Hoffmann 征（－），Babinski 征（－），Kernig 征（－）。实验室检查：糖化血红蛋白（HbA1c）13.72%（参考值 3.8%～5.8%），尿葡萄糖（GLU）卌，尿酮体（－），尿蛋白质 卄，空腹血糖 9.71mmol/L（参考值 3.9～6.1mmol/L），总胆固醇（Cho）5.76mmol/L（0～5.18mmol/L），三酰甘油 7.1mmol/L（参考值 0～1.7mmol/L），尿微量白蛋白/肌酐（Ualb/Cr）2884mg/g（参考值 2.1～22.1mg/g），尿微量白蛋白（Ualb）1124mg/L（参考值 0～30mg/L）。

影像学检查

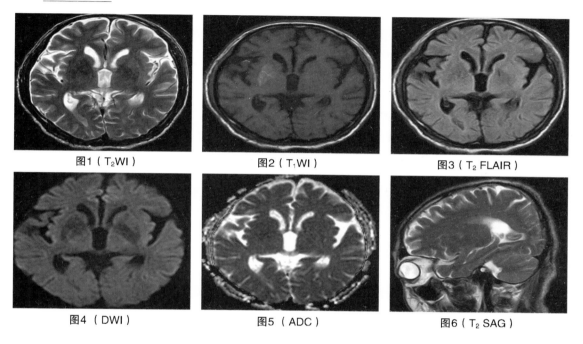

图1（T₂WI）　　　　　图2（T₁WI）　　　　　图3（T₂ FLAIR）

图4（DWI）　　　　　图5（ADC）　　　　　图6（T₂ SAG）

图例说明　图 1 至图 6 为颅脑 MRI 平扫，右侧豆状核见斑片状短 T_1 稍短 T_2 信号，DWI 序列呈低信号，ADC 图呈等信号。

病例分析　临床上舞蹈症是以肢体远端的不自主、连续无节律运动为特征的一组锥体外系运动障碍，可单侧也可双侧，常见于亨廷顿舞蹈症、小脑舞蹈症等，少见病因有脑血管病、中毒等累及基底节区等部位。但还有一种极少见情况为糖尿病患者出现高血糖，不合并酮症酸中毒及脑血管病的情况下发生偏侧肢体舞蹈样症状，于 1960 年首次报道，称为非酮症高血糖性偏侧舞蹈症（hemichorea associated with non-ketotic hyperglycemia，HC-NH）。发病机制目前尚无定论。多数学者认为高血糖后，血液黏度增加，局部脑血流量下降，三羧酸循环抑制，脑细胞代谢转向为 γ-氨基丁酸代谢途径，非酮症高血糖患者不能通过乙酰乙酸合成 γ-氨基丁酸，导致细胞内 γ-氨基丁酸含量减少，抑制基底节区神经过度活动功能减弱，从而出现舞蹈样动作。有学者认为：高血糖导致外周血红细胞代谢紊乱从而形成棘红细胞和纹状体的抗原发生交叉反应，参与舞蹈症的病理过程。还有学者认为雌激素、自身免疫疾病、中枢神经系统炎症和变性可能参与了此病发展。该病患病率不到 1/100 000，多见于血糖控制不佳的老年糖尿病患者，女性多见，男女比例约为 1:3。大多数发生于一侧纹状体区，表现偏侧肢体及（或）面部、颈部突发不规则的舞蹈样不自主运动，挤眉弄眼、乱伸舌等面部异常动作，症状在清醒时出现，睡眠时消失。

临床诊断标准为：非酮症性高血糖、肢体或面颈部偏侧舞蹈症或双侧出现症状，症状对侧基底节 MRIT$_1$WI 呈高信号或 CT 平扫呈高密度影。

临床病理 病变部位局部血流量减低,病理改变为选择性神经元丢失、神经胶质细胞增生和星形胶质细胞增加。也有学者认为是慢性缺血后星形胶质细胞内发生可逆性的锰沉积和微出血。

影像学表现 CT 平扫基底节深部神经元核团,尾状核、壳核、苍白球和丘脑底核等呈稍高密度,CT 值 40～50Hu。MRI 上相应部位 T$_1$WI 呈高信号,具有特征性,产生的原因与脑缺血伴星形胶质细胞反应性肥大及锰矿物质沉积有关。有学者尸检发现含铁血黄素沉积,认为存在微出血。MRIT$_2$WI 及 FLAIR 序列病灶多呈低信号,少数呈稍高或混杂信号,DWI 呈稍高或等信号,灌注扫描提示病变部位血流减低,MRS 检查提示 NAA 峰及 NAA/Cr 比值降低,反映神经元代谢减低,Cho/Cr 比值增高,存在明显胶质细胞增生。增强扫描未见明显异常强化。CT 和 MRI 都具有的共同影像表现:病灶边缘清晰,无明显周边水肿及占位效应。血糖控制后临床症状及异常影像改变会缓解或消失。

鉴别诊断 非酮症高血糖性偏侧舞蹈症的影像学表现需要与以下疾病进行鉴别。

1. 出血性脑卒中 多单侧发生,常表现为球形或类圆形,CT 值在 55～70 Hu,周边大多有低密度水肿带及占位效应,血肿不同时期 MRI 有典型的演变过程,慢性期周围见低信号含铁血黄素环,且常累及丘脑和内外囊等周围组织。

2. 基底节生理性钙化 一般无临床症状,多为偶然发现,钙化灶多双侧对称,主要位于双侧苍白球。

3. 特发性甲状旁腺功能减退 实验室检查低血钙、高血磷,典型影像学表现为双侧基底节区出现对称性钙化,随后累及丘脑、齿状核、半卵圆中心,甚至大脑皮质等部位。MRI 表现为 T$_1$WI 高信号,T$_2$WI 稍高或低信号。

4. 肝性脑病 多见于长期胃肠外营养和肝硬化伴门腔静脉分流患者,多发生于双侧苍白球,MRI 上 T$_1$WI 呈高信号,T$_2$WI 和 CT 则无异常表现。

5. 肝豆状核变性(Wilson 病) 常染色体隐性遗传疾病,好发于青少年,因铜代谢异常引起血清铜蓝蛋白减少,导致血清游离铜增加并沉积于肝、脑、肾、角膜等多个部位。角膜色素环(K-F环)为重要体征。双侧豆状核 CT 呈低密度,MRI 上 T$_1$WI 呈高信号,T$_2$WI 呈高信号,容易鉴别。

诊断启示 对于老年女性患者,突发一侧(或双侧)肢体不自主舞蹈的患者,影像学上病变对侧基底节区特征性高密度或信号,应该考虑到非酮症性高血糖性偏侧舞蹈症可能,再结合糖尿病史及实验室检查,可提高该病的诊断,为临床治疗方案的制定提供依据。

部分参考文献

[1] Zheng W,Chen L,Chen JH,et al. Hemichorea associated with non-ketotic hyperglycemia:A case report and literature review[J]. Front Neurol,2020,11:96.

[2] Zaitout Z. CT and MRI findings in the basal ganglia in non-ketotic hyperglycaemia associated hemichorea and hemi-ballismus (HC-HB) [J]. Neuroradiology,2012,54(10):1119-1120.

[3] 理欣然,李筠,刘亚洲.非酮症高血糖性偏侧舞蹈症的 MRI 诊断与鉴别诊断[J].中国中西医结合影像学杂志,2019,17(4):404-405.

[4] 刘冰芳,欧阳红,樊凤仙,等.非酮症高血糖性偏侧舞蹈症的临床及影像学特征[J].磁共振成像,2020,11(9):790-792.

病例 14　　嗅神经母细胞瘤

临床资料　男性,41 岁。2 个月前偶有右侧鼻腔出血,尤其用力搓鼻时明显,自行鼻腔填塞出血停止,无流脓,无鼻腔阻塞,偶有打喷嚏、流清涕。7 天前自觉右侧鼻腔阻塞,回吸时涕中带血。自发病以来,无头痛,无头闷,无面部麻木。专科检查:右侧鼻腔下鼻甲肥大,收缩鼻甲后可见鼻道内有红色肿物填充,表面不平,触之质韧、出血,中鼻甲、上鼻甲窥不清。左侧鼻腔下鼻甲肥大,中鼻甲无异常,鼻道内无新生物,各鼻窦区压之无疼痛。实验室检查:血小板平均宽度(PDW)8.5fl(参考值 10～18fl),中性粒细胞比率 77.7%(参考值 40%～75%),中性粒细胞数 6.86×10^9/L[参考值(1.8～6.3)×10^9/L],ALT 86.2U/L(参考值 9～50U/L),AST 42.3U/L(参考值 15～40U/L),GGT 144.9U/L(参考值 10～60U/L)。

影像学检查

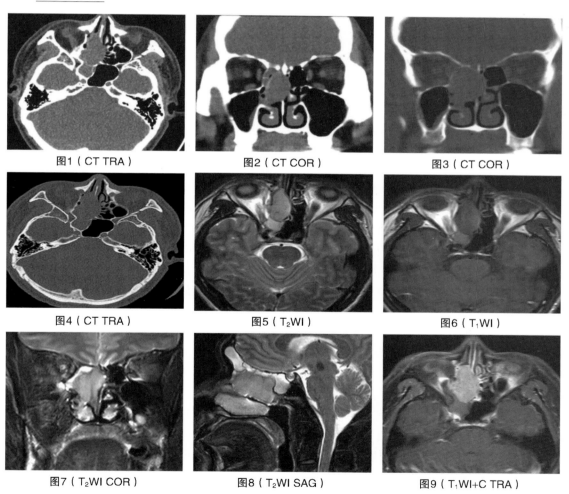

图1（CT TRA）　　　　图2（CT COR）　　　　图3（CT COR）

图4（CT TRA）　　　　图5（T₂WI）　　　　图6（T₁WI）

图7（T₂WI COR）　　　　图8（T₂WI SAG）　　　　图9（T₁WI+C TRA）

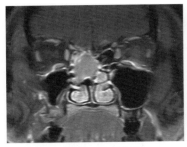
图10（T₁WI+C COR）

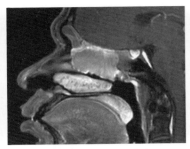
图11（T₁WI+C SAG）

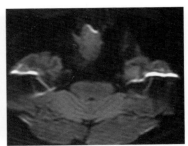
图12（DWI）

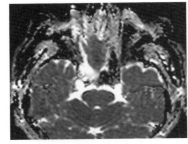
图13（ADC）

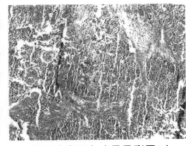
图14（病理）（另见彩图7）

图例说明　图1至图4为CT平扫图像，右侧鼻腔内见软组织密度，CT值34Hu，中上鼻甲、筛窦骨质破坏。图5至图13为MR平扫＋增强图像，右侧鼻腔可见不规则肿物，T₁WI呈稍低信号，T₂WI呈稍高信号，病灶内见稍短T₁信号，DWI序列呈稍高信号，ADC图呈稍低信号，鼻中隔左偏，MR增强扫描病灶呈中度均匀持续强化。双侧上颌窦、右侧蝶窦及右侧额窦可见液性长-短T₁、长T₂信号。图14为病理（HE×40），肿瘤细胞呈团状、巢状分布，周围围绕富血管的纤维基质。

手术记录与病理结果　术中肿物位于中鼻甲内侧，其表面充血，沿中鼻甲根部及肿物边界切除直达后筛位置，再向下切除，可见筛窦内肿瘤及脓涕。完整切除后，将上颌窦开放，可见窦内黏膜光滑，未见分泌物及肿瘤残留，以上颌窦为界向后将前筛开放，残留后筛肿瘤切除开放，同时可见上鼻甲，以此为界将蝶窦开放，内侧后筛切除，再将额窦开放，内侧筛前动脉无肿瘤侵袭，右侧鼻中隔黏膜与肿瘤界限不清，黏膜完整切除，与对侧鼻腔相通，可见前颅底已破坏。（右侧鼻腔）灰红不整组织多块，共2.5cm×2.5cm×0.6cm。镜下见肿瘤细胞被富血管的纤维间质分隔成巢、片状，瘤细胞大小一致，小而圆，核浆比例大，胞质少，核染色质细腻，核仁不明显。免疫组化结果：Syn（＋），CD56（＋），CK（＋），CK（－），S-100支持细胞（＋），HMB45（－），p40（－），p63（－），Ki-67（＋）约40％。病理结果：（右侧鼻腔）结合HE及免疫组化结果符合嗅神经母细胞瘤。

病例分析　嗅神经母细胞瘤（olfactory neuro blastoma，ONB）是起源于嗅神经感觉上皮的鼻腔内少见恶性肿瘤，此病最早在1924年由Berger报道，其发病率仅为0.4/100万，占所有鼻腔肿瘤的3％～5％。肿瘤的发病部位与嗅黏膜分布区一致，典型部位为鼻腔顶部的筛板区，少数位于眼眶、蝶窦、上颌窦等部位。发病年龄为40－70岁，男性稍多于女性，男女比为1.2:1。临床症状缺乏特征性，由于肿瘤多在鼻腔单侧生长，早期临床症状较隐匿，多表现为单侧无痛性鼻塞、鼻出血，患者多以鼻炎或鼻窦炎就诊，随病变发展可逐渐出现嗅觉减退或丧失等,肿瘤进一步生长,破坏眼眶和颅前窝,可出现眼外突、视力下降、眼球运动障碍和头痛、颅压增高等症状。极少数病例会伴随内分泌异常,如抗利尿激素分泌异常和 Cushing 综合征。

临床病理　嗅神经母细胞瘤大体表现为息肉样肿物,表面有光泽、质软,切面呈灰褐色至粉红色,触之易出血。镜下特点:肿瘤由原始神经母细胞瘤样细胞组成,呈分叶状、巢状或片状分布,呈菊形团或假菊形团样结构。细胞巢由血管丰富的纤维间质分隔,血管有时增生明显,可呈血管瘤样。肿瘤细胞小而均匀,呈圆形,核小、核浆比高,核染色质粗细不等,呈胡椒盐状散在分布,核仁少见。免疫组化:Syn(+)、CD56(+)、NSE(+)及 CgA(+)。ONB 生物学行为具有多样性,从缓慢生长的惰性生长方式到具有区域和远处转移潜能的高侵袭性行为,一般以局部侵犯为主,远处转移较少见。最常见转移部位依次为颈部淋巴结、肺、胸膜、中枢神经系统、骨、肝等。

影像学表现

1. CT 扫描　平扫肿瘤呈软组织密度,较小时密度多均匀,肿瘤较大时中央常有点、片状坏死,肿瘤内可有钙化及残存骨质,肿瘤颅内侵犯时边缘可见囊变,累及骨壁时骨质增生并形成长短不一的放射状骨针,类似骨肉瘤。由于肿瘤血供丰富,增强扫描后肿块强化明显,CT值平均升高 45Hu。病变可向不同方向累及多处周围结构,向外浸润双侧眼眶内侧壁入眶,可致突眼;向上破坏前颅底入颅,压迫或浸润脑实质,肿瘤表现为哑铃状软组织肿块。当病变侵入鼻旁窦时,常引起相应黏膜增厚及窦腔内积液。

2. MRI　肿瘤较小时信号多均匀,T_1WI 呈稍低或等低混杂信号,在 T_2WI 以稍高信号为主,较大肿瘤因坏死、出血、钙化,T_2WI 像信号更不均匀,可见斑片状更高信号或点状、条状低信号。肿瘤内血供多较丰富,增强扫描实性病灶呈非均匀中度甚至明显强化,部分病例可见环状及花环状强化,可有囊变及钙化,增强扫描可有脑膜侵犯;肿瘤体积较大时往往会累及脑组织,肿瘤周围脑实质多有明显的水肿。

1993 年修改后的 Kadish 分期标准将嗅神经母细胞瘤分为 4 期:A 期,肿瘤局限于鼻腔内;B 期,肿瘤位于鼻腔和鼻窦;C 期,肿瘤超出鼻腔或鼻窦范围,包括侵袭眼眶、颅内等;D 期,肿瘤转移至颈部淋巴结或远处转移。因 ONB 以周围侵犯为主,Kadish 分期标准是目前临床应用最广泛的分期系统,分期越晚临床预后越差。

鉴别诊断　嗅神经母细胞瘤需要与鼻腔常见的肿瘤鉴别。

1. 内翻性乳头状瘤　好发于 50−70 岁男性,最常起源于鼻腔外侧壁,常侵入筛窦和上颌窦,眼眶受侵相对少见。主要是以膨胀性生长为主,对周围的骨质破坏以压迫吸收为主,病灶内亦可见钙化。肿瘤增强扫描可见卷曲脑回状、栅栏状强化。

2. 鼻咽纤维血管瘤　多见于 15−30 岁的男性青壮年,多见于鼻咽、上颌窦、翼腭窝等,对周围的骨质破坏以膨胀性骨质吸收为主,其肿瘤密度均匀,少有坏死,MRI T_2WI 呈不均匀高信号,内可见流空血管影,肿瘤血供丰富,强化非常明显,呈"胡椒盐"征。

3. 鼻腔、鼻窦癌　尤其是鼻腔后部或筛窦癌,可以广泛浸润邻近鼻窦、眼眶,侵入颅内,与嗅神经母细胞瘤类似,两者难以鉴别。但前者多见于老年人,肿瘤坏死更明显,因此肿瘤的密度、信号更为不均匀和混杂,强化不如嗅神经母细胞瘤明显,侵犯眼眶的程度更重,多无嗅觉功能改变。

4. 鼻腔淋巴瘤　瘤体明显均匀强化,但一般累及鼻背部及面颊部软组织,骨质破坏轻且局限。

5. 鼻腔恶性黑色素瘤　以鼻中隔前下部最常见,其次是中、下鼻甲,其信号具有特征性,

T_1WI 上为高信号，T_2WI 上为低信号。

诊断启示　ONB临床表现及实验室检查不典型，影像学发现鼻腔顶部肿瘤并向上累及筛板，特别是侵入颅内形成"蘑菇"状改变，诊断时要考虑嗅神经母细胞瘤可能。

部分参考文献

[1]　吴林林,刘红刚.嗅神经母细胞瘤临床病理特征与治疗的研究进展[J].诊断病理学杂志,2021,28(2):124-127.

[2]　赖伟,单慧明,刘建新,等.嗅神经母细胞瘤的 MRI、MSCT 征象分析[J].医学影像学杂志,2016,26(8):1357-1361.

[3]　孙姗姗,汪剑,尹伟,等.嗅神经母细胞瘤的 CT 和 MRI 影像表现[J].实用癌症杂志,2020,35(3):517-519.

[4]　Pacino GA,Salvatore C,Antonino M,et al. Advanced olfactory neuroblastoma in a teenager:a clinical case and short review of literature[J]. Childs Nerv Syst,2020,36(3):485-489.

[5]　Yu K,Roncaroli F,Kearney T,et al. Ectopic Cushing's syndrome secondary to olfactory neuroblastoma[J]. Acta Neurochir (Wien),2018,160(5):1023-1026.

病例 15　垂体柄阻断综合征

临床资料　男性,8 岁。2 年前家属发现患儿身材矮小,生长速度迟缓。智力正常,无食欲低下、呕吐,无头晕、头痛,无消瘦、多饮、多尿,无心慌、多汗。查体:身高 109cm,体重 18kg,神清,无皮疹,口唇淡红,甲状腺未触及增大,咽部无充血,双肺呼吸音清,未闻及干湿啰音,心音有力,律齐,心前区未闻及病理性杂音,腹软,未触及包块及肿物,肠鸣音正常(3～5 次/分),睾丸未触及,四肢肌力、肌张力正常,神经系统查体未见异常。实验室检查:甲状腺功能三项(一),25-羟维生素 D 测定(一),血清促肾上腺皮质激素(ACTH)(一),皮质醇(一),胰岛素样生长因子 39.81ng/ml(8 岁 64～358ng/ml),血清生长激素 0.607ng/ml,30 分钟生长激素 0.250ng/ml,60 分钟生长激素 0.489ng/ml,90 分钟生长激素 0.507ng/ml,120 分钟生长激素 0.388ng/ml。

影像学检查

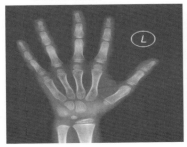 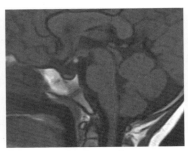 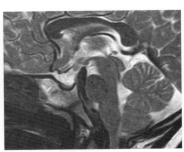

图1（X线）　　　　图2（T_1WI）　　　　图3（T_2WI）

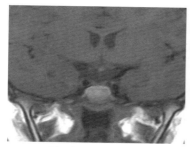 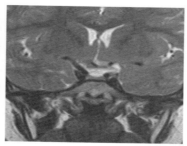

图4（T₁WI COR） 图5（T₂WI COR）

图例说明 图1为左腕关节X线片，左腕有4个骨化中心，符合5—6岁骨龄。图2至图5为垂体MRI，垂体后叶T₁WI高信号移位至漏斗后方，垂体柄未见明确显示，垂体前叶变扁，上下径约0.22cm，垂体内信号未见明显异常。

临床诊断 该患者骨龄延迟，垂体后叶异位，垂体柄缺如，垂体前叶体积变小，符合垂体柄阻断综合征三联征表现，故诊断为垂体柄阻断综合征。

病例分析 垂体柄阻断综合征（pituitary stalk interruption syndrome，PSIS），又称为垂体柄横断综合征，是指由于各种原因导致垂体柄缺如或细小并腺垂体发育不良和垂体后叶异位的一种综合征。PSIS的发病机制目前有以下两种假说。①外界环境因素，与围产期异常和外伤有关。异常因素包括：臀位产、足先露，生后窒息，黄疸和分娩损伤等。胎儿臀位产或足先露时，头颅易受到损伤，可引起垂体柄损伤或断裂；胎儿宫内窘迫和生后窒息所致低氧血症或低灌注也可引起垂体柄及垂体受损。②遗传因素，一部分患者没有围产期异常和外伤病史，垂体柄及垂体发育异常可能与基因突变有关。目前的研究数据表明，PSIS属于与前脑无裂畸形相关的缺陷。PSIS常合并脑中线结构异常，包括Chiaris畸形、透明隔发育不良、胼胝体发育不良、视隔发育不良等。PSIS在新生儿中的发病率为1/10 000～1/4000，男女比例为3:1。临床表现与患者体内垂体分泌激素缺乏的种类有关：生长激素缺乏表现为身材矮小，生长发育迟缓；性激素缺乏表现为第二性征不发育或迟缓，小阴茎，隐睾症，低血糖和黄疸等。尽管PSIS存在神经垂体异位征象，但尿崩症在临床上少见。

临床病理 PSIS主要是因为垂体柄的缺如使得正常下丘脑与垂体前后叶的联系中断，下丘脑分泌的激素调节因子不能通过垂体柄输送至正常垂体前后叶，垂体也缺乏门脉系统的供血，导致腺垂体分泌的激素减少，其中以生长激素减少最为常见。临床上表现为身材矮小，生长发育迟缓。其他腺垂体激素的缺乏可以是一种也可以有多种，在疾病始发时伴发或在疾病的进展中发生，如促甲状腺素低下、促性腺激素低下、促肾上腺皮质激素低下等。垂体后叶异位多位于第三脑室漏斗隐窝底部、正中隆起及视交叉，可能由垂体柄断端上方神经组织代偿增大形成，抗利尿激素聚集垂体柄残端上方而形成高信号，故临床中尿崩症发生率较低。

影像学表现 PSIS首选的影像学检查方法是MRI，具体表现如下。①垂体柄缺如或变细，正常的垂体柄宽度为2～3mm，因上下垂体动脉不能经过垂体漏斗部形成垂体门脉系统，增强扫描有利于发现不连续细线状垂体柄。②垂体后叶异位，垂体窝内垂体后叶T₁WI高信号消失，异位至垂体柄或第三脑室漏斗隐窝底部的正中隆起，垂体后叶异位是PSIS的特征性的标志。③垂体前叶发育不良或缺如，由于腺垂体缺乏门脉系统供血和下丘脑激素的刺激，导致垂体前叶发育不良，表现为腺垂体体积变小，上缘凹陷，上下径变短，腺垂体在T₁WI、T₂WI

像上均表现为等信号。

鉴别诊断 PSIS需与空泡蝶鞍或部分空泡蝶鞍鉴别，该病可发生于各年龄段，一般无激素缺乏及临床表现，MRI显示垂体窝正常或扩大，内见明显脑脊液信号，垂体体积减小或无垂体，无垂体柄缺如和后叶异位。

诊断启示 儿童或青少年出现身材矮小，生长发育迟缓，第二性征发育不良等表现，有围产期异常、头部外伤等因素时，MRI检查发现神经垂体异位，垂体柄缺如、变细或中断，结合患者症状和实验室检查，可对PSIS做出明确诊断。

部分参考文献

[1] Voutetakis A，Sertedaki A，Dacou-Voutetakis C. Pituitary stalk interruption syndrome：cause，clinical manifestations，diagnosis，and management[J]. Curr Opin Pediatr，2016，28(4)：545-550.

[2] Wang Q，Hu Y，Li G，et al. Pituitary stalk interruption syndrome in 59 children：the value of MRI in assessment of pituitary functions[J]. European Journal of Pediatrics，2014，173(5)：589-595.

[3] 吴伯栋，郭俊，程晓光. 垂体柄阻断综合征72例的MRI特征及临床表现[J]. 中国优生与遗传杂志，2019，27(07)：855-856＋895＋898.

[4] 王微微，田诗云，伍建林，等. 垂体柄阻断综合征MR检查方法及其表现[J]. 中国医学影像技术，2020，36(12)：1900-1902.

病例 16　颅内混合性生殖细胞瘤

临床资料 男性，24岁。5个月前无明显诱因感头痛、头晕，无视物不清，无肢体无力。7天前感头痛明显加重伴双眼视物不清、恶心，无大、小便失禁。查体：GCS15分，神清、语利，双眼粗测视力眼前指数，视野右侧偏盲，双侧瞳孔等大等圆约3.0mm，对光反射明显迟钝，双眼球活动自如，双眼睑无下垂。实验室检查：垂体激素系列，促黄体生成素(LH)0.10U/L(参考值1.24～8.62U/L)，促卵泡生成素(FSH)0.03U/L(参考值1.27～19.26U/L)，血清泌乳素(PRL)0.94μg/L(参考值2.64～13.13μg/L)。甲状腺功能：血清游离甲状腺素(FRT4)19.98pmol/L(参考值7.98～16.02pmol/L)，超敏促甲状腺激素(TSH)0.10mU/L(参考值0.56～5.91mU/L)。

影像学检查

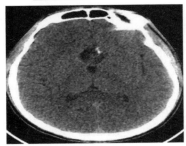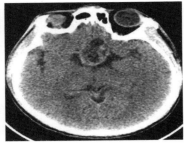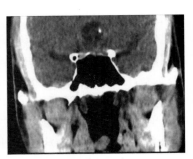

图1（TRA）　　　　　图2（TRA）　　　　　图3（COR）

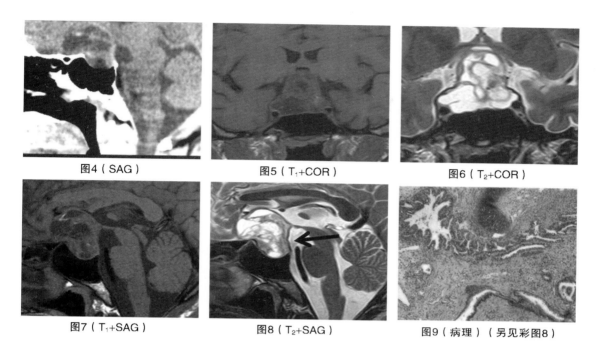

图4（SAG）　　　　　图5（T₁+COR）　　　　　图6（T₂+COR）

图7（T₁+SAG）　　　　　图8（T₂+SAG）　　　　　图9（病理）（另见彩图8）

图例说明　图1至图4为CT图像，图5至图8为MR图像，蝶鞍区见一不规则形囊实性肿物，囊性部分CT值约5Hu，MRI上呈明显液性长T_1长T_2信号，呈"小泡"征改变，实性部分CT值约37Hu，MRI上呈等T_1等T_2信号。病灶内见低密度脂肪和高密度钙化，垂体后叶未见明确显示。图9为病理（HE×40），大部分区域为分化成熟的鳞状上皮、皮肤附属器。

病理结果　大体可见灰白灰红组织一块，大小为3.5cm×2.5cm×2.0cm，切面呈多房、囊性，内为灰白黏液物质，另见灰白灰红组织多块。镜下特点：大部分区域为分化成熟的鳞状上皮、皮肤附属器、消化道上皮、呼吸道上皮、骨、软骨、平滑肌及少量脂肪组织，少部分区域见成团的多角形细胞，核大呈空泡状，核仁明显，细胞团被纤维血管分割，内见淋巴细胞浸润，核分裂象可见。免疫组化结果：CK（−），CD56（−），Syn（−），CD30（−），CD117（+），LCA（−），PLAP（3+），hCG（部分+），Ki-67（+约70%）。考虑为（鞍区）混合性生殖细胞瘤，成熟性囊性畸胎瘤约占85%，生殖细胞瘤约占15%。

病例分析　原发性中枢神经系统生殖细胞肿瘤多见于青少年男性，且有较明显的地域差异，在亚洲国家的发病率高于西方国家，在欧美等西方国家占原发性颅内肿瘤的0.3%～0.5%，而在亚洲约占2%以上，主要发生在颅脑中线部位，最常见于松果体区、鞍上和下丘脑。分类包括生殖细胞瘤，畸胎瘤（成熟型或未成熟型），胚胎性癌，卵黄囊瘤，绒毛膜癌和混合性生殖细胞瘤（mixed germ cell tumor，MGCT）。MGCT是由两种或两种以上生殖细胞肿瘤成分构成的肿瘤，病理成分复杂，最常见为生殖细胞瘤混合畸胎瘤，其次为生殖细胞瘤混合胚胎性癌。临床表现与肿瘤的部位和大小有关，鞍区MGCT常侵犯视交叉、视神经，引起视觉缺失、视力下降甚至失明等，病灶还可破坏下丘脑-垂体轴，引起性早熟、性特征发育迟缓、尿崩症及垂体功能衰竭。

临床病理 发生在颅内的生殖细胞瘤与发生在生殖系统的生殖细胞瘤在病理学上有惊人的相似之处。颅内生殖细胞瘤根据组织学上的发病机制不同分为生殖细胞瘤和非生殖细胞瘤，后者包括畸胎瘤、胚胎性癌、卵黄囊瘤、绒毛膜癌和混合性生殖细胞瘤。混合性生殖细胞瘤一般是由2种或2种以上生殖细胞瘤成分构成的肿瘤，病理成分复杂。常见混合性生殖细胞瘤的病理学改变如下。①生殖细胞瘤混合畸胎瘤，生殖细胞瘤病理上主要表现为黄白色、均质状、较软，肿瘤常见灶性坏死，但出血较少，瘤细胞由单一性细胞构成，排列呈巢状，有纤细的纤维组织间隔，间质中有淋巴细胞浸润。畸胎瘤主要是2～3个胚层分化的肿瘤，良性畸胎瘤表现为单个大囊，囊内充满皮脂样物质，其中混有毛发，囊壁常有一个或多个结节，切面可见皮肤、脂肪、软骨、骨等结构。恶性主要表现为实性，其中可见大小不等的囊，常有出血、坏死。②生殖细胞瘤混合胚胎性癌，胚胎性癌呈灰白色，常有灶性出血和坏死，无包膜。肿瘤是由胚胎性未分化上皮细胞和间质成分构成，呈不同的腺泡状、管状排列，其间有不规则的裂隙和腔隙。

影像学表现 混合性生殖细胞瘤依据构成成分及比例的不同，影像学表现复杂多样。①生殖细胞瘤：CT多表现为等或稍高密度肿块，密度不均，常伴小囊变坏死区，少有钙化和出血；MR平扫肿瘤呈短或稍长T_1、等或长T_2信号，囊变区呈长T_1长T_2信号，增强后肿瘤明显强化。②畸胎瘤：CT平扫显示肿物形态不规则，呈结节状或明显分叶状，密度多不均匀，表现为低、等、高混杂密度肿块，病灶低密度区为脂肪组织，等密度区为肿瘤的软组织成分，高密度为瘤内钙化及骨骼成分；MRI平扫时，由于肿瘤由多种成分构成，故T_1WI和T_2WI的信号极为混杂，T_1WI、T_2WI上高信号区为脂肪组织，脂肪抑制序列可加以鉴别出血。T_1WI、T_2WI上低信号区为瘤内的钙化成分。增强扫描实质部分不均匀强化，囊性部分不强化。颅内畸胎瘤可发生自发性破裂现象，包块内容物溢出后引起急性、慢性化学性脑膜炎，导致脑膜肉芽组织增生、血管痉挛、脑积水等。脂肪滴可进入脑室及蛛网膜下隙，CT表现为脑室、脑沟的斑点状脂肪低密度，并随体位变化而变化；MRI表现为脑沟、脑室内的异常信号，表现为脑室内或蛛网膜下隙脂肪-液体平面。③胚胎性癌：CT为等密度或稍高密度，其内可见高密度出血灶和低密度坏死区；MRI表现为T_1WI呈等高混杂信号，T_2WI与FLAIR序列呈混杂高信号，囊变区呈长T_1信号、长T_2信号，FLAIR序列呈低信号，增强后呈不规则明显强化。对于松果体区、鞍上区、下丘脑和基底节区的肿瘤，不能用单一的影像学表现解释的病灶要考虑为混合性生殖细胞瘤的可能。

鉴别诊断 原发性中枢神经系统生殖细胞瘤主要发生在颅内的中线结构，如松果体区、鞍上区、下丘脑和基底节区，需要与以下疾病进行鉴别。

1. 颅咽管瘤 主要发生于5—15岁儿童和50—60岁成年人，以囊实性成分为主，CT多见蛋壳样、斑片状钙化，增强扫描多为不规则环形明显强化。

2. 垂体瘤 病灶位于垂体窝，呈圆形或不规则形，如增大向鞍上突入，可见"束腰"征。MRI表现为T_1WI和T_2WI多呈等信号，强化程度不如生殖细胞肿瘤。

3. 松果体细胞瘤和松果体母细胞瘤 病灶位于松果体区，松果体细胞瘤CT呈实性等密度影；MRI T_1WI上表现为等-高信号，T_2WI表现为高信号，肿瘤内可出现钙化。松果体母细胞瘤CT密度不均匀，常有坏死和周围组织侵犯；MRI表现为T_1WI低信号及T_2WI高信号，增强扫描实性病灶可见明显强化。

诊断启示 对于松果体区、鞍上区、下丘脑和基底节区的肿瘤，其内含脂肪或钙化成分，不能单一用畸胎瘤解释的病灶要考虑为混合性生殖细胞瘤的可能,同时需结合 AFP 和 β-HCG 的实验室检查结果,有利于颅内生殖细胞瘤的诊断。

部分参考文献

[1] Phi JH,Wang KC,Kim SK. Intracranial germ cell tumor in the molecular era[J]. J Korean Neurosurg Soc,2018,61(3):333-342.

[2] Balmaceda C,Finlay J. Current advances in the diagnosis and management of intracranial germ cell tumors[J]. Curr Neurol Neurosci Rep,2004,4(3):253-262.

[3] Sano,K. Pathogenesis of intracranial germ cell tumors reconsidered[J]. J Neurosurg,1999,90(2): 258-264.

[4] Echevarria ME,Fangusaro J,Goldman S. Pediatric central nervous system germ cell tumors:a review[J]. Oncologist,2008,13(6):690-699.

[5] 李俊荣,赵建洪,周俊林,等.鞍区生殖细胞肿瘤的 MRI 诊断[J].实用放射学杂志,2014,30(12):1971-1973,2009.

病例 17　巨细胞肉芽肿性垂体炎

临床资料　女性,26 岁。患者 8 个月前无明显诱因出现头痛,以头顶部为主,并伴泌乳,无恶心呕吐症状,3 个月前患者停经,近 2 个月患者出现左眼视物模糊,遂来我院就诊。查体:双侧瞳孔等大等圆,直径约 2.5mm,对光反射灵敏,左眼视物模糊,泌乳,双侧腹壁反射未引出,无肢端肥大,无饮水呛咳,双侧巴氏征阴性,颈软无抵抗。甲状腺功能:血清游离甲状腺素(FRT4)5.8pmol/L(参考值 7.64～16.03pmol/L)。垂体激素系列:血清泌乳素 47μg/L(参考值 26.72μg/L),血清生长激素(—),超敏促甲状腺激素(—),促黄体生成素(—),促卵泡生成素(—),血清促肾上腺皮质激素(—)。

影像学检查

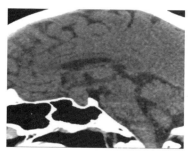
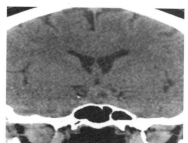
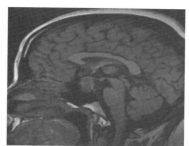

图1(CT SAG)　　图2(CT COR)　　图3(T₁WI SAG)

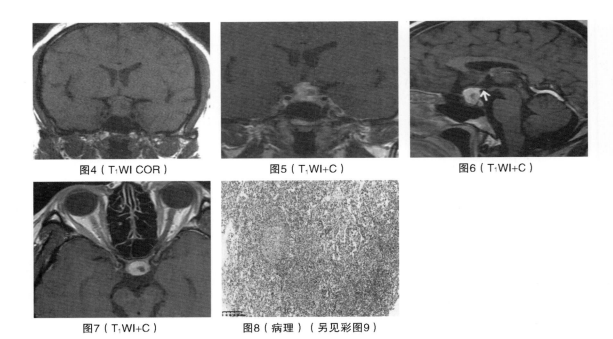

图4（T₁WI COR）　　　　图5（T₁WI+C）　　　　图6（T₁WI+C）

图7（T₁WI+C）　　　　图8（病理）（另见彩图9）

图例说明　图1和图2为蝶鞍区CT图像,蝶鞍区见一不规则形肿物,CT值约42Hu,密度不均匀,相邻骨质未见破坏。图3至图7为蝶鞍区MRI平扫+增强图像,垂体窝内见不规则形稍长T₁信号,其内见更长T₁信号,增强扫描病灶呈明显不均匀强化,内见未强化区,垂体柄增粗且明显强化(图6白色箭),视交叉受压上抬,双侧海绵窦未见受累。图8病理(HE×40),类上皮细胞及多核巨细胞构成的肉芽肿结节,未见坏死,结节周围明显淋巴细胞浸润。

病理结果　大体标本呈灰白色,质韧。镜下垂体组织内见多灶分布的肉芽肿结构,可见类上皮细胞及多核巨细胞构成的肉芽肿结节,未见坏死,结节周围明显淋巴细胞浸润。免疫组化:CK(−),TSH(−),FSH(−),GH(−),LH(−),PRL(−),LCA(+),CD10(淋巴细胞+),抗酸染色(−),考虑巨细胞肉芽肿性垂体炎。

病例分析　巨细胞肉芽肿性垂体炎(giant-cell granulomatous hypophysitis,GGH)属于垂体炎性疾病中的一种,垂体炎性病变主要分为以下5种类型:淋巴细胞性、肉芽肿性、黄瘤性、黄色肉芽肿性和坏死性,其中肉芽肿性和淋巴细胞性相对多见,肉芽肿性垂体炎占蝶鞍病变不超过1%。巨细胞肉芽肿性垂体炎更为罕见,发病率目前未有统计数据。巨细胞肉芽肿性垂体炎的发病机制不明,推测可能与自身免疫和感染有关。发病年龄为32−67岁,以青壮年为主。巨细胞肉芽肿性垂体炎一般临床表现为头痛、视物模糊、闭经,垂体功能减退及尿崩症表现,也可能是导致高泌乳血症的极为罕见的原因。

临床病理　巨细胞肉芽肿性垂体炎几乎累及所有的腺体,垂体体积增大向上突入鞍上池。病理显示为非干酪样肉芽肿,主要为朗格汉斯细胞和非朗格汉斯细胞型的多核巨细胞,有大量慢性炎性细胞浸润,而淋巴细胞浸润为其另一个特征,PAS染色无真菌,抗酸染色无分枝杆菌,组织学显示肉芽肿内存在间质纤维化。

影像学表现　垂体增大,向上沿垂体柄呈舌状向鞍上生长,视交叉受压。CT上呈稍高密度,内可见点状钙化。MRI 图像 T_1WI 上呈同脑实质信号一致的等信号,T_2WI 呈不均匀高信号,增强扫描病灶呈环形明显强化,无法区分正常垂体组织与病变组织,相邻垂体柄增粗,颅底硬脑膜明显线样强化,表现为"脑膜尾"征,为鉴别垂体炎性病变与垂体腺瘤较为特征性表现,一般无相邻骨质破坏。

鉴别诊断　肉芽肿性垂体炎需要与垂体常见疾病进行鉴别。

1. 垂体腺瘤　垂体不对称增大,鞍底下陷,信号不均匀,不累及垂体后叶,垂体柄偏移,一般不增粗,相邻硬脑膜不强化。

2. 垂体增生　垂体对称性增大,信号均匀,垂体柄增粗,均匀强化,多见于甲状腺功能低下者。

3. 淋巴细胞性垂体炎　是一种少见的自身免疫性内分泌疾病,多见于妊娠晚期和产后,一般会出现腺垂体功能障碍及尿崩症,75% 患者 T_1WI 神经垂体高信号消失,垂体柄增粗,增强扫描较均匀强化,可累及邻近硬脑膜,与巨细胞肉芽肿性垂体炎鉴别困难,一般靠病理诊断。

诊断启示　尽管巨细胞肉芽肿性垂体炎在临床上罕见,当遇到年轻患者,尤其是妊娠期或产褥期,头痛,泌乳,中枢性尿崩,垂体柄增粗强化,相邻脑膜增厚强化,考虑垂体炎性病变的可能性,排除常见继发性肉芽肿性垂体炎后可以考虑巨细胞肉芽肿性垂体炎。

部分参考文献

[1]　胡春华,王丽宏.巨细胞肉芽肿性垂体炎 1 例[J].哈尔滨医科大学学报,2013,47(3):235-236.

[2]　Elgamal ME,Mohamed RMH,Fiad T,et al. Granulomatous hypophysitis:rare disease with challenging diagnosis[J]. Clin Case Rep,2017,5(7):1147-1151.

[3]　Chung CH,Song MS,Cho HD,et al. A case of idiopathic granulomatous hypophysitis[J]. Korean J Intern Med,2012,27(3):346-349.

[4]　Pamir MN,Zirh TA,Ozek MM,et al. Magnetic resonance imaging in the diagnosis of idiopathic giant-cell granulomatoushypophysitis:a rare cause of hyperprolactinaemia[J]. Neurochirurgia (Stuttg),1993,36(1):20-25.

病例 18　脊髓神经节细胞瘤

临床资料　男性,15 岁。1 年前无明显诱因开始出现左手指麻木,以示指、中指、环指为著,伴有活动不利,无颈部疼痛及活动障碍。8 个月前开始出现左手萎缩,仍未诊治。1 个月前家属发现其左手萎缩明显,右手活动稍笨拙。查体:四肢肌张力(一),左手萎缩,左上肢远端肌力 4 级、近端 5 级,余肢体肌力 5 级。感觉系统:双手感觉减退,左手指显著,双手精细运动差。共济运动:指鼻试验左侧差,轮替试验左侧差,跟膝试验正常。实验室检查基本正常。

影像学检查

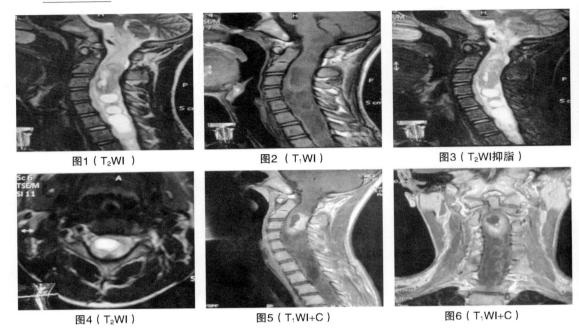

图1（T$_2$WI） 　　　　　图2（T$_1$WI） 　　　　　图3（T$_2$WI抑脂）

图4（T$_2$WI） 　　　　　图5（T$_1$WI+C） 　　　　　图6（T$_1$WI+C）

图例说明　图1至图4分别为颈椎MRI平扫，延髓-T$_4$水平脊髓肿胀增粗，其内可见团块状不均匀长T$_1$、长T$_2$信号，内可见囊性明显长T$_1$、长T$_2$信号，C$_5$-T$_4$水平脊髓空洞症。图5和图6为MRI增强扫描，C$_2$-C$_4$水平脊髓内见不均匀明显强化肿块，大小为3.2cm×1.6cm，边界清楚，囊性区域未见强化。

手术记录及病理结果　术中沿颈部后正中切开硬脊膜，硬膜局部与蛛网膜粘连紧密，脊髓肿胀明显，无明显搏动，表面可见粗大畸形血管。切开蛛网膜及脊髓，可见肿瘤位于C$_2$-C$_4$椎节段髓内，色灰红，质地软韧不均，边界不清，浸润性生长深达脊髓腹侧，血供较丰富，沿肿瘤周边分离，肿瘤大小为3.0cm×1.5cm×1.5cm。免疫组化：GFAP基质（+），Olig-2（偶见+），NeuN神经元（+），NF（+），SYN（散在+），CgA（散在+）、Nestin（+），MAP-2（+），Ki-67标记指数1%～2%。病理诊断：神经节细胞瘤（WHO Ⅰ级）。

病例分析　神经节细胞瘤（gangliocytoma）是一种罕见的神经源性肿瘤，在所有中枢神经系统肿瘤中，神经节细胞瘤的发生率为0.1%～0.5%，主要发生在颞叶、额顶叶或第三脑室底，外周神经系统常见的部位包括肾上腺髓质和颈部、纵隔的交感神经系统和腹膜后。脊髓神经节细胞瘤更为少见，占所有神经节细胞瘤的不到10%，此病主要发生在儿童和年轻人，男女比例约为3:2。脊髓神经节细胞瘤（spinal gangliocytoma）的临床表现为肢体疼痛、麻木、无力、感觉减退等。

临床病理　神经节细胞瘤为分化成熟的良性肿瘤（WHO Ⅰ级），大体上肿瘤实质呈灰红、灰白，质地软韧不均，与脊髓分界清或不清。镜下主要含有间隔相对均匀、成熟、形状不规则的肿瘤性神经节细胞，常有非典型性细胞，表现为双核，呈簇状，缺乏肿瘤性神经胶质成分，缺乏有丝分裂象、肿瘤坏死和微血管增生。微钙化和罕见淋巴细胞主要分布在血管周围。免疫组化：Syn（+），NSE（+），CgA（+），GFAP（-）。

影像学表现 脊髓神经节细胞瘤多表现为非特异性髓内肿块,常累及多个脊髓节段。CT显示病灶从等密度到高密度不等,见多发囊变,可以观察到点状钙化。在MRI上,神经节细胞瘤的表现通常与其他肿瘤一样,长节段肿块,呈囊实性,T_1WI像呈低信号,T_2WI像呈高信号,可见广泛囊肿形成,囊肿形态可变。增强扫描呈中等程度不均匀强化,囊肿不强化,少部分病例可以无强化。

鉴别诊断 脊髓神经节细胞瘤需要与髓内常见肿瘤鉴别。

1. 室管膜瘤 脊髓对称性增粗,肿瘤多位于脊髓中央,边界清楚。病灶T_1WI上多为等或低信号,T_2WI呈高信号,病灶内可见囊变、坏死、出血,有时病灶两端可见含铁血黄素沉积呈"帽征",瘤体上下邻近脊髓可见不同程度水肿,增强扫描多呈明显均匀强化,少数为不均匀强化。

2. 星形细胞瘤 好发于颈胸段,累及范围较广,多个脊髓节段受累,病灶多位于脊髓一侧,边界不清,T_1WI呈低信号,T_2WI呈高信号,囊变常见,增强后病灶呈不均匀强化,一般无"帽征"改变。

3. 脊髓血管网状细胞瘤 多位于脊髓背侧,胸段较颈段多见,部分病例周围可见滋养血管,实性或囊实性,实性部分T_1WI呈等或低信号,T_2WI呈高信号,增强扫描明显强化,部分呈大囊小结节表现,肿瘤周围可见水肿。

诊断启示 脊髓神经节细胞瘤非常罕见,对于年轻患者脊髓内囊实性肿块,病灶明显强化,在诊断和鉴别诊断时也应考虑该病的可能性。

部分参考文献

[1] Komotar RJ,O'Toole JE,Mocco J,et al. Gangliocytoma of the spinal cord[J]. Neurosurgery,2007,60(5):895-900.

[2] Furie DM,Felsberg GJ,Tien RD,et al. MRI of gangliocytoma of cerebellum and spinal cord[J]. J Comput Assist Tomogr,1993,17(3):488-491.

[3] Coca S,Moreno M,Martos JA,et al. Neurocytoma of spinal cord[J]. Acta Neuropathologica,1994,87(5):537-540.

[4] Choi YH,Kim IO,Cheon JE,et al. Gangliocytoma of the spinal cord:a case report[J]. Pediatr Radiol,2001,31(5):377-380.

[5] Jacob JT,Cohen-Gadol AA,Scheithauer BW,et al. Intramedullary spinal cord gangliocytoma:case report and a review of the literature[J]. Neurosurg Rev,2005,28(4):326-329.

病例 19 上颌窦腺样囊性癌

临床资料 男性,46岁。以右侧鼻腔阻塞1年余加重2月余入院。患者1年前出现右侧鼻腔阻塞,伴头痛、头闷,无鼻出血,无嗅觉减退,无脓涕,自行服用药物,鼻腔喷药,阻塞症状缓解。2个月前自觉右侧鼻腔阻塞加重,伴间断鼻出血。近1个月右侧面部麻木,右眼憋胀。

查体:右侧鼻腔不规则新生物,表面不光滑,质地脆,触之出血。肿物累及右侧下鼻甲,鼻中隔黏膜正常无粘连。实验室检查:红细胞(RBC)4.11×10^{12}/L[参考值(4.3~5.8)×10^{12}/L],血细胞比容(HCT)39.9%(参考值40%~50%),丙氨酸氨基转移酶(ALT)8.9U/L(参考值9~50U/L),纤维蛋白原(FIB)1.92g/L(参考值2~4g/L),D-二聚体(D-DIMER):1.73mg/L(0~0.55mg/L FEU),离子钙(iCa)1.09mmol/L(参考值1.1~1.34mmol/L),钙(Ca^{2+})2.18mmol/L(2.2~2.7mmol/L)。

影像学检查

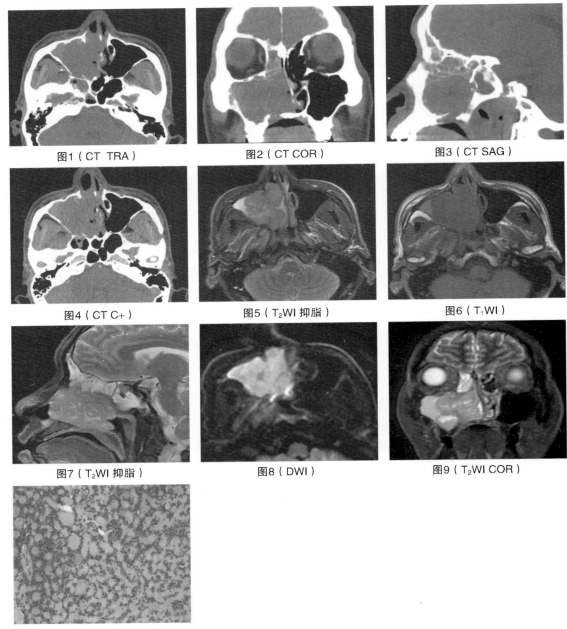

图1(CT TRA)　　图2(CT COR)　　图3(CT SAG)

图4(CT C+)　　图5(T$_2$WI 抑脂)　　图6(T$_1$WI)

图7(T$_2$WI 抑脂)　　图8(DWI)　　图9(T$_2$WI COR)

图10(病理)(另见彩图10)

图例说明　图 1 至图 4 为 CT 平扫＋增强，双侧鼻腔、右侧上颌窦、筛窦、额窦及蝶窦窦腔内见软组织密度影填塞，CT 值约 40Hu，右侧上颌窦内后侧壁及筛窦骨质破坏，增强扫描病灶呈轻度不均匀强化。图 5 至图 9 为 MRI 图像，右侧上颌窦及鼻腔、筛窦见不规则形 T_1WI 稍低信号，T_2WI 稍高信号，DWI 序列呈稍高信号，相邻骨质破坏，病灶信号不均匀。图 10 为病理（HE×40），基底细胞样的瘤细胞呈条索状排列，间质为玻璃样变性的纤维结缔组织，浸润性生长，包膜不明显。

手术记录及病理结果　以低温等离子切除鼻腔肿物，至上颌窦窦口复合体区，上颌窦半月裂解剖结构消失，肿物填塞，切除右侧下鼻甲，见下鼻甲后端组织及鼻底软组织均被瘤体侵犯。自右侧上颌窦窦口区入路，扩大切除右侧上颌窦内侧壁，见右侧上颌窦内壁、内后壁、内下壁肿物侵犯，切除肿物，翼内板骨质吸收，腭鞘管骨质破坏吸收，瘤体与周围神经粘连。大体标本：灰白、灰红色组织多块，切面呈灰白、灰红色，实性，质软，易碎。镜下：基底细胞样的瘤细胞呈条索状或不规则实性巢状排列，细胞质少，细胞核圆形或成角，核分裂象少见，间质为增生的纤维结缔组织，部分区域见黏液样或玻璃样变性。免疫组化结果：CK7（上皮细胞＋），CK8/18（2＋），CK（3＋），CD56（灶＋），Syn（－），S-100（少量＋），HMB45（－），p63（肌上皮细胞＋），p40（肌上皮细胞＋），CD117（上皮细胞＋），Ki-67（热点区＋约 30％）。考虑为腺样囊性癌。

病例分析　腺样囊性癌（adenoid cystic carcinomas，ACC）是好发于涎腺上皮的一种低度恶性肿瘤，占涎腺肿瘤的 4％～8％。累及鼻腔鼻窦的 ACC 较为罕见，多起源于黏膜的小涎腺，但在鼻腔鼻窦恶性肿瘤中仅次于鳞癌，居于第二位。好发于 30－60 岁患者，20 岁以下少见，男女发病率大致相仿，女性可能略多于男性。ACC 生长缓慢，而鼻腔鼻窦位置比较隐蔽，早期诊断比较困难，常因肿物突破骨壁，侵袭口、鼻、眼、面等周围组织，引起相应症状时始引起重视。易沿神经侵袭，临床主要表现为鼻出血、鼻塞、流涕和面颊肿胀，严重者则有头痛、面部麻木、视力下降、鼻腔肿物及牙痛等。

临床病理　大体上肿瘤呈圆形或椭圆形，也可呈斑片状，无包膜或包膜不完整，切面灰白、灰红，实性，质软，易碎。镜下主要表现为恶性上皮细胞围绕所形成的多发形态不一的间隙，间隙内充满黏液，假囊性结构是其特征表现。依据病理学特点将 ACC 分为 3 种亚型。①管状型：由两层细胞组成的管状结构，内层为上皮细胞，外层为肌上皮细胞，肿瘤细胞分化好，预后佳。②筛孔型：最常见的类型，基底样瘤细胞排列成不规则的上皮条索，其间见圆形或椭圆形的腔隙，呈筛孔状，筛网内含黏液样物或透明样物。③实体型：肿瘤细胞排列成实性团块，其内常见灶状瘤细胞和筛孔样腔隙形成，分化差，预后不好。ACC 肿瘤恶性度低，生长较缓慢，常呈浸润性生长侵犯周围软组织和骨，具有沿神经蔓延和经血管远处转移的特点。免疫组化：Vimentin、pan-cytokeratin、C-kit、p53 常为阳性表达。

影像学表现　鼻腔及鼻窦内腺样囊性癌发生于上颌窦者最多，额窦及筛窦次之，肿瘤以不规则的软组织肿块为主要征象，表现为鼻腔鼻窦内不规则软组织肿块，也可呈息肉样或斑片状改变。解剖和生长特点决定了肿瘤特征性表现呈"生姜样"软组织肿块。肿瘤内往往无钙化，极少见出血及脂肪密度。

CT 表现：①肿瘤一般较大，多数肿瘤最大径＞5cm，呈缓慢膨胀破坏性改变，可有窦腔膨胀性扩大，邻近骨质受压变薄，严重时骨壁消失或呈虚线状；②肿块增强后密度欠均匀，可见多个小囊性低密度区，增强以中度或显著强化为主；③肿瘤有沿着神经和血管生长的特征，也可呈跳跃样不规则条束生长,沿着三叉神经3条分支经翼腭窝、圆孔及卵圆孔侵犯鼻腔鼻窦外组织及颅内,也可侵犯翼腭窝,累及上颌神经、蝶腭神经,侵犯眶下裂,累及眶下神经;④区域性淋巴结转移少见,可以带瘤长期生存。

MRI表现:ACC在组织病理学上具有多发形态不一的囊性间隙,中央为黏液,所以肿瘤信号多不均匀。在 T_1WI 序列上病灶表现为低或稍低信号,病灶内偶可见短 T_1 信号,可能为出血或黏液,T_2WI 序列上表现为等至高信号不等,DWI序列有时呈高信号,病变中间可见囊变,增强后病变中等至明显不均匀强化,时间信号曲线为速升-平台型。MRI能够清楚显示病变的形态、信号特征、轮廓及周围关系,还可直接显示神经增粗,提示肿瘤已侵及神经。

鉴别诊断　鼻腔及鼻窦内腺样囊性癌需要与以下疾病进行鉴别。

1. **乳头状瘤**　是鼻腔和鼻旁窦常见的良性上皮性肿瘤,一般累及鼻腔及多个鼻窦。CT表现为鼻腔和鼻窦内充满较高密度的软组织影,边界清楚,呈不规则结节状,可以使鼻甲及上颌窦内壁骨质吸收变薄,增强后肿块有中度均匀强化,严重者也可引起窦腔扩大,上颌窦骨质及筛窦间隔吸收破坏,无周围软组织的侵犯转移征象。

2. **血管瘤**　发生于鼻腔和鼻窦的血管瘤较少见。临床检查可见鼻腔内暗红色或褐色肿块。CT表现为软组织肿块,密度不均,边缘光滑锐利,增强扫描病灶强化较明显,血管瘤对骨质常表现为压迫性骨质吸收,病灶较大时局部骨质受压变形,甚至破坏吸收。

3. **鼻窦黏膜炎性息肉**　常为窦壁增厚硬化,骨质多无破坏,不累及血管、神经等周围结构。

4. **鼻腔鼻旁窦鳞癌**　最常见的恶性肿瘤,呈团块状或不规则分叶状,密度中等,明显强化,可有钙化影,窦腔扩张不大,骨壁呈广泛溶骨性破坏,引起颅底结构破坏较ACC严重。

5. **淋巴瘤**　临床多有发热,血象异常,颈淋巴结增大,密度/信号较为均匀,囊变少见,多侵犯Waldeyer淋巴环,形态不规则,周围骨质破坏较轻。

6. **鼻窦横纹肌肉瘤**　发病年龄一般呈现青少年或老年人两个高峰,多涕中带血,病灶有出血坏死,可有囊变,但囊变数量较少,呈长 T_1 长 T_2 信号。

诊断启示　ACC影像学表现为鼻腔鼻窦不规则软组织肿块,密度/信号不均匀,其内见多发囊状改变,增强呈中度或显著不均匀强化,伴邻近骨质溶骨性、侵袭性、压迫性或膨胀性破坏,并可沿神经蔓延,常提示为ACC的诊断。

部分参考文献

[1] 邵长征,李洋. MRI及动态增强扫描对鼻腔、硬腭、副鼻窦腺样囊性癌的诊断价值[J]. 中国中西医结合影像学杂志,2016,14(2):186-189.

[2] Kato H,Kanematsu M,Sakurai K,et al. Adenoid cystic carcinoma of the maxillary sinus:CT and MR imaging findings[J]. Jpn J Radiol,2013,31(11):744-749.

[3] Li Y,Hao D,Song X,et al. Computed tomography and magnetic resonance imaging of adenoid cystic carcinoma in the maxillary sinus:a retrospective study with radiologic-histopathologic correlations[J]. Oral Surg Oral Med Oral Pathol Oral Radiol,2021,131(1):111-121.

[4] Koorosh R,Shokouh T Z,Mohammad B Y,et al. Aggressive Adenoid Cystic Carcinoma of Maxillary Sinus in a 43-Year-Old Male:Rare Case Report and Review of Literature[J]. Case Rep Med,2017,2017:1-5.

病例 20　成人颌面部横纹肌肉瘤

临床资料　男性,28岁。患者半年前出现张口困难,到当地医院诊治,给予拔除左侧上、下颌智齿并行抗生素治疗,无明显好转,拔牙窝不能痊愈,左侧颊部出现白色肿物逐渐增大伴疼痛,遂来我院就诊。实验室检查:白细胞(WBC)3.32×10⁹/L,红细胞(RBC)4.12×10¹²/L,血红蛋白(HGB)117g/L,血细胞比容(HCT):35.9%,中性粒细胞比率(NEUT%)79.51%,淋巴细胞(LYMPH)0.58×10⁹/L,单核细胞数(MONO)0.05×10⁹/L,肝功能、肾功能(一)。

影像学检查

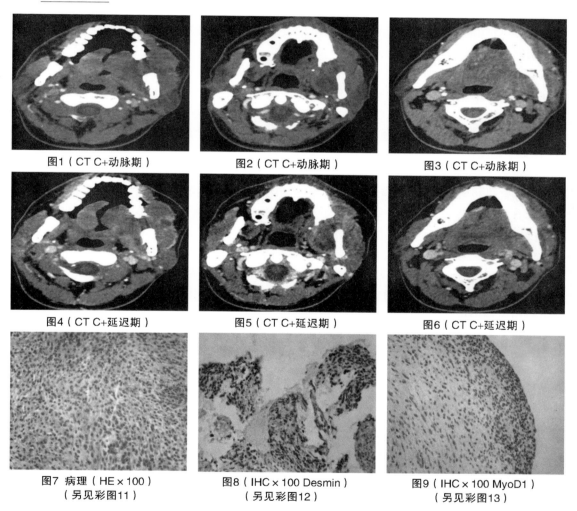

图1(CT C+动脉期)　　图2(CT C+动脉期)　　图3(CT C+动脉期)

图4(CT C+延迟期)　　图5(CT C+延迟期)　　图6(CT C+延迟期)

图7 病理(HE×100)　　图8(IHC×100 Desmin)　　图9(IHC×100 MyoD1)
(另见彩图11)　　　　(另见彩图12)　　　　　(另见彩图13)

图例说明　图1至图6为颌面部CT增强图像,左侧颞下窝及下颌骨升支区域见一不规则形肿块,增强扫描明显不均匀强化,呈浸润性生长,与相邻肌肉分界不清。向前累及上颌窦外侧壁及后壁呈压迫性骨质吸收,向外侧生长包绕左侧下颌支,向内与翼外肌分界不清,沿上牙槽凸向口腔,咽旁间隙变窄,向下侵犯下颌骨体水平。动脉期及延迟期实性区域CT值分别约54Hu、76Hu,部分线样分隔呈明显延迟强化,病灶内及病灶周围见增粗强化血管。图7病理(HE×100),镜下边缘可见片状分布的圆形或卵圆形细胞,胞质量少,细胞核中-重度异型,核仁不明显,核分裂象可见,个别细胞核偏位。图8和图9为免疫组化,Desmin(+),MyoD1(+)。

手术记录与病理结果 患者在全麻下行左侧颊部、颞下窝、颅底、面部深区肿物探查切除术,左侧下颌骨、颧骨颧弓、上颌骨部分截除术,局部瓣切取转移修复术,牙拔除术等,将上颌骨后份、下颌骨升支部、颧弓、部分颧骨、翼内肌、翼外肌、颞下窝的肿瘤一并切除,转移颌下腺组织瓣关闭口内切口。镜下:HE染色边缘可见片状分布的圆形或卵圆形细胞,胞质量少,细胞核中-重度异型,核仁不明显,核分裂象可见,个别细胞核偏位。免疫组化结果:CK(-),LCA(-),S-100(-),HMB45(-),Desmin(+),MG(+),MyoD1(+),SMA(+),NF(-),GFAP(-),Vimentin(+),Ki-67染色分析显示瘤细胞增殖指数43%。病理诊断:结合形态学考虑横纹肌肉瘤。

病例分析 横纹肌肉瘤(rhabdomyosarcoma,RMS)是起源于横纹肌细胞或向横纹肌细胞分化的间叶细胞的一种结缔组织恶性肿瘤,是儿童常见的软组织肿瘤之一。不同组织学类型的横纹肌肉瘤发病年龄和部位不同,胚胎型最常见,多见于婴幼儿和儿童,占总数的50%~60%,好发于泌尿生殖道及头颈部;腺泡型多见于青少年,好发于四肢和躯干;多形型见于中老年,好发于四肢。临床表现:颌面部的器官较多,根据发生的部位、肿瘤的性质不同,临床症状也不尽相同,多表现为迅速增大的肿块,界限不清,压迫及侵犯相邻组织或器官引起相应症状,累及眼球可导致视物不清,累及牙龈可表现为牙齿脱落,侵犯神经可引起麻木,晚期肿瘤伴全身转移时可出现咳嗽、咯血、食欲缺乏、头晕、头痛等。RMS恶性程度高,除累及相邻软组织外,可发生淋巴结转移,远处转移到肺部的概率最高。

临床病理 横纹肌肉瘤大体上呈灰白、灰红色,实性,质韧,形态不规则,呈浸润性生长,边界不清,常伴出血、坏死。横纹肌肉瘤由不同分化阶段的横纹肌母细胞构成,胞质少且核分裂多见。依据临床、病理和分子遗传学表现不同将RMS分为胚胎型、葡萄簇样、梭形细胞型、腺泡型和多形型横纹肌肉瘤。胚胎型RMS的典型结构是在疏松黏液间质中分布小圆形或梭形未分化细胞,掺杂有少量圆形、带状或蝌蚪状横纹肌母细胞,部分胞质内见横纹结构。葡萄簇样特征为紧靠黏膜下方出现密集排列的宽带状区域,间质疏松充满大量黏液基质。梭形细胞型瘤细胞呈长梭形,见席纹状、交织状排列。腺泡型主要由圆形、大的未分化梭形细胞组成,掺杂部分嗜酸性横纹肌母细胞和多核巨细胞,沿纤维结缔组织和血管排列成腺泡状结构。多形型由体积较大、奇异的横纹肌母细胞构成,排列不规则。胚胎型发生概率最高,腺泡型恶性程度高,容易发生转移,预后不佳。免疫组化:MyoD1蛋白阳性,Myoglobin抗体阳性,而Myogenin表达一般提示为腺泡型。

影像学表现 不同病理类型影像表现有所差异,胚胎型可见环形或葡萄样强化,腺泡型多呈线环状或菊花瓣样强化。

1. CT 与肌肉相比,平扫肿块一般表现为均匀软组织密度,部分呈稍低密度,较大者有液化坏死区,钙化少见,肿块内若出血则见斑片状高密度区,邻近骨骼可见破坏,有时可以见到肿块内残留未吸收的高密度骨质;增强扫描呈轻-中度不均匀强化,个别情况可见到假包膜。

2. MRI T_1WI呈等或稍低信号,常伴有更低信号区,T_2WI呈不均匀高信号,内部由疏松的黏液间质成分或液化坏死灶形成点状、条状或片状更高信号区，可见散在条状高信号分隔，DWI 序列呈高信号。肿瘤内出血因出血时间长短呈不同信号，增强后病灶呈明显不均匀强化，可见散在大小不等未强化区，边缘及分隔强化更明显。

鉴别诊断 颌面部横纹肌肉瘤需要与以下疾病进行鉴别。

1. 骨肉瘤 颌骨骨肉瘤较为少见，部分继发于放疗后，30 岁左右为高发年龄，表现为骨质破坏，破坏可呈溶骨性、成骨性及混合性，病变区可见溶骨性低密度，高低混杂密度或成骨性高密度影，偶可见骨膜反应。MRI 可显示骨皮质被等信号的肿瘤组织取代，病变的成骨样瘤组织在 T_1WI 和 T_2WI 上均呈低信号，非成骨样瘤组织在 T_1WI 呈中低信号，T_2WI 呈高信号，增强扫描呈明显强化，强化不均匀。

2. 软骨肉瘤 好发于躯干及四肢，颌面部发生率很低，肿瘤常侵出骨外形成分叶状软组织肿块，边界不清。CT 上呈低密度肿块，在骨质破坏区或软组织肿块内出现软骨钙化或骨化是此病重要影像特征，钙化多呈绒毛状、绵团状、环形或无定形，骨膜反应可有可无。MRI 上 T_1WI 呈不均匀的低信号或等信号，T_2WI 呈不均匀的高信号，增强扫描肿瘤呈环形或分隔样强化，中心无强化或轻度强化。

3. 腺样囊性癌 多发生于涎腺组织，侵袭性强，有嗜神经生长的生物学特点，病灶形态不规则，边缘呈分叶状，常伴囊变及坏死。CT 平扫一般表现为等低混杂密度，多数病灶无明显钙化，增强扫描病灶呈中等或明显不均匀强化，有学者认为筛孔样强化是其特征性强化。MRI 病灶信号不均匀，T_1WI 呈等信号，与周围肌肉组织信号相仿，T_2 压脂序列呈等、稍高混杂信号，内部常见低信号间隔影，肿瘤无明显包膜，沿组织间隙生长使周围组织受累，有"见缝就钻"的特点。

4. 淋巴瘤 多发生于鼻腔、鼻窦内，肿块信号均匀，一般无液化坏死，也无钙化，呈弥漫性浸润周围组织，T_1WI 低信号，T_2WI 呈稍高信号，DWI 序列呈高信号，增强扫描呈轻度强化，强化程度低于 RMS。

诊断启示 儿童和青少年颌面部出现软组织肿块，影像学表现为密度/信号不均匀，形态不规则，增强后中等或明显强化，侵犯周围结构时，横纹肌肉瘤诊断不能除外。

部分参考文献

［1］ 黎继昕，赖朝奇，杨绮华.儿童颌面部横纹肌肉瘤的 MRI 表现［J］.岭南现代临床外科，2019，19（04）：420-425.

［2］ 师瑶瑶，肖蕊，彭士雄，等.儿童颌面部腺泡型横纹肌肉瘤 1 例及文献回顾［J］.北京口腔医学，2021，29（04）：256-258.

［3］ Iatrou I，Theologie-Lygidakis N，Schoinohoriti O，et al. Rhabdomyosarcoma of the maxillofacial region in children and adolescents：report of 9 cases and literature review［J］. J Craniomaxillofac Surg，2017，45(6)：831-838.

［4］ Goto TK，Yoshiura K，Tanaka T，et al. A follow-up of rhabdomyosarcoma of the infratemporal fossa region in adults based on the magnetic resonance imaging findings：case reports［J］. Oral Surg Oral Med Oral Pathol Oral Radiol Endod，1998，86(5)：616-25.

<table>
<tr><td>病例 21</td><td>颈部 Castleman 病</td></tr>
</table>

临床资料　男性,45 岁。患者于 5 年前发现左侧颈部肿物,约枣核大小,无疼痛,无皮肤红肿、破溃,无颈部活动受限,因未影响生活未予诊治。现肿物进行性增大,直径约 6cm。专科检查:左侧颈前区见一隆起型肿物,大小为 6cm×5cm,不伴皮肤红肿,质韧,活动度可,无触痛。实验室检查:钙(Ca^{2+}) 2.04mmol/L(参考值 2.2～2.7mmol/L),葡萄糖(GLU) 6.15mmol/L(参考值 3.9～6.1mmol/L),肝肾功能(一)。

影像学检查

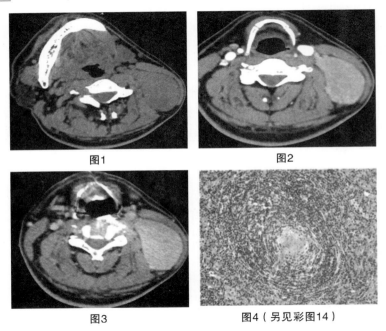

图1　　　　　　　　　　图2

图3　　　　　　图4（另见彩图14）

图例说明　图 1 至图 3 分别为颈部轴位平扫、动脉期和静脉期,左侧颈动脉鞘外后方、胸锁乳突肌内侧见一类椭圆形大小 6.0cm×3.4cm 肿物,密度均匀,CT 值约 51Hu。增强扫描明显均匀强化,动脉期 CT 值约 90Hu,静脉期约 117Hu,边界清楚,周围组织受压移位。图 4 为病理(HE×40),淋巴滤泡生发中心萎缩,套区明显增生,呈葱皮样改变,副皮质区可见增生的血管,部分管壁伴透明变。

病理结果　大体标本(颈部)灰红色肿物 1 个,大小为 6.3cm×6cm×3.8cm,包膜完整,切面灰白灰红色、实性、质软。镜下淋巴结正常结构尚存,滤泡数量增多,滤泡中心血管增生,部分滤泡生发中心萎缩,套区明显增生,滤泡周围可见增生的血管,部分管壁伴透明变。免疫组化:CD20(B 细胞＋),CD3(T 细胞＋),CD21(FDC＋),CD10(生发中心＋),Bcl-2(生发中心＋),Bcl-6(生发中心＋),Cyclin D1(一),Ki-67(生发中心高表达)。结合 HE 形态及免疫组化结果,符合 Castleman 病,透明血管型。

病例分析　Castleman 病(Castleman disease,CD)又称血管滤泡型淋巴组织增生或巨大淋巴结增生症,是一种少见、原因不明的慢性淋巴组织增生性疾病。CD 的病因及发病机制尚不清楚,可能与病毒感染有关,因为在病变内可见多种炎性细胞浸润和小血管增生,感染病毒主要为 EB 病毒和人疱疹病毒 8 型。Castleman 病可发生在全身各处淋巴结或无淋巴结的软组织内,多发生于纵隔、腹盆部和腹膜后区域,发生于颈部者少见,占 10%~14%。CD 可发生于任何年龄,男性略多。临床表现:发病部位隐匿,病程长,临床表现复杂且缺乏特异性,多数以肿块压迫症状而就诊。部分患者可出现全身症状,如体重减轻、发热、乏力、肝脾增大、贫血、肝肾功能异常、周围神经病变等。

临床病理 肿瘤体积一般为 2~10cm,最大者可达 21cm,包膜完整,切面呈灰白、灰红色,实性,质地软。依据病理学特点将 CD 分为透明血管型、浆细胞型和混合型。①透明血管型:占 80%~90%,多为局限性病灶,主要特点是除淋巴滤泡增多外,淋巴滤泡内见大量管壁玻璃样变性的小血管,生发中心消失,部分淋巴细胞环绕中心呈同心圆样排列,套内细胞呈环状排列如"洋葱皮"样。②浆细胞型:占 10%~20%,多为弥漫性病灶,可以恶变,也显示滤泡性增生,但透明变性血管及滤泡周围的淋巴细胞增生远不及透明血管型明显,一般无典型的"洋葱皮样"结构,滤泡间各级浆细胞成片增生,可见 Russell 小体,而血管增生较少。③混合型:具有上述两型的特点,发病率低,常见于淋巴结以外的部位。

影像学表现 临床按病变的范围将 CD 分为局限型和弥漫型。局限型 CD 病理多为透明血管型,影像表现为单发类圆形或椭圆形软组织肿块,边缘光滑锐利,轮廓清晰,与周围结构分界清楚,密度多均匀,极少有出血、坏死灶,可能与肿瘤血供丰富且侧支循环好有关。病灶内可见多发点状或分支状钙化,病理上为增生钙化的小血管及其分支。增强扫描后病灶早期明显强化,延迟期持续中度强化,可能与透明血管型有较多的供养血管和病灶本身存在明显增生的毛细血管有关。弥漫型 Castleman 病,病理上多为浆细胞型,影像表现无明显特异性,主要表现为一组或多组软组织肿块,内部密度较均匀,边界清楚,颈部多发的软组织肿块多位于一侧。增强扫描多表现为均匀中度强化,可能与病理上以大滤泡和滤泡间浆细胞增生为主而毛细血管增生较少有关。MRI 上肿块表现为均匀等 T_1 稍长 T_2 信号,因 MRI 软组织分辨能力强,T_2WI 序列部分病灶内见条状低信号影,可能与血管周围存在纤维间隔或者放射状纤维有关,同时平扫能区分病变中央纤维瘢痕和液化、坏死。

鉴别诊断 颈部的 CD 主要与以下疾病进行鉴别。

1. **颈动脉体瘤** 位于颈总动脉分叉处,颈内外动脉分离移位,肿块有搏动感,病灶常包绕颈动脉明显强化,肿瘤血供丰富,MRI 显示"胡椒盐"征,颈动脉血管造影可明确诊断。

2. **神经鞘瘤** 多位于颈动脉鞘内及周围,长轴与神经走行一致,表现为纵行生长,内部密度多不均匀,易囊变、坏死,实性成分不均匀明显强化。

3. **淋巴瘤** 表现为双侧多发淋巴结增大,有融合倾向,密度多均匀,呈轻-中度均匀强化,血管被包绕呈漂浮征。

4. **淋巴结转移瘤** 常见的转移部位为颈静脉链周围淋巴结,多伴囊变,明显强化,且有原发肿瘤病史。

诊断启示 临床上中青年患者,出现颈部无痛性肿块,影像表现为病灶内密度信号均匀,增强扫描后病灶明显强化或周围有丰富的供血血管时,要考虑 Castleman 病可能。

部分参考文献

[1] 陈菲,张庆庆,陆东辉,等.4例面颈部Castleman病的临床病理分析[J].华西口腔医学杂志,2013,31(1):96-98.

[2] 王垚青,戴宇萍,徐长青.Castleman病的CT表现与相关性病理分析[J].影像诊断与介入放射学,2011,20(6):435-438.

[3] Zhao S,Wan Y,Huang Z,et al. Imaging and clinical features of Castleman disease[J]. Cancer Imaging,2019,19(1):53-61.

[4] Li J,Wang J,Yang Z,et al. Castleman disease versus lymphoma in neck lymph nodes:a comparative study using contrast-enhanced CT[J]. Cancer Imaging,2018,18(1):28-36.

[5] Haap M,Wiefels J,Horger M,et al. Clinical,laboratory and imaging findings in Castleman's disease-the subtype decides[J]. Blood Rev,2017,32(3):225-234.

病例 22　腮腺淋巴上皮囊肿

临床资料　女性,54岁。1个月前无意中发现耳前肿物,约枣样大小,无疼痛,无咳嗽、咳痰,无胸闷、气短,无畏寒、发热等不适。查体:左耳前触及一肿物,大小为4cm×3cm,质韧,无触痛,边界清,活动度可,皮肤无红肿、破溃。实验室检查:血系列、便常规、肝功能、肾功能、电解质未见明显异常。术前9项均阴性,凝血活酶时间23.80秒,纤维蛋白原2.20g/L,D-二聚体0.80mg/L(FEU)。腮腺彩超:左侧腮腺囊性占位,考虑潴留囊肿。

影像学检查

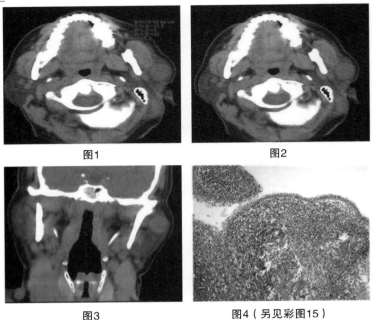

图1　　　　　　　　　　图2

图3　　　　　　　图4（另见彩图15）

图例说明　图 1 至图 3 为 CT 平扫轴位＋冠状位，左侧腮腺前上部见类椭圆形囊性结节，大小为 2.3cm×1.7cm，密度均匀，CT 值约 15.5Hu，囊壁厚薄均匀，边缘光滑，与周围腮腺组织分界清楚。图 4 为病理（HE×40），镜下囊壁由鳞状上皮、淋巴细胞和反应性淋巴滤泡构成。

病理结果　术中肿物位于腮腺上后外侧，大小为 4cm×3cm，囊性包块，边界尚清可见包膜，囊内含大量淡黄色液体伴少量肉芽组织，囊壁薄，大部分壁光滑，部分呈灰白颗粒状。镜下囊肿壁内衬复层鳞状上皮，上皮下见大量淋巴细胞浸润伴淋巴滤泡形成。病理诊断：（左侧腮腺）淋巴上皮囊肿。

病例分析　腮腺淋巴上皮囊肿（lymphoepithelial cyst of parotid gland，LCPG）是临床上一种较少见的腮腺良性囊性病变。淋巴上皮囊肿主要发生于腮腺，也可以发在涎腺（唾液腺）、口底、食管、甲状腺、胰腺、宫颈等部位。腮腺淋巴上皮囊肿的发病机制可能为胚胎期在腮腺始基迅速发展分化，同时颈部淋巴结也开始发生，腮腺的上皮组织迷走生长入淋巴结内形成淋巴上皮囊肿。HIV 感染也是腮腺淋巴上皮囊肿的一个重要病因，有文献报道在 HIV 阳性患者的腮腺淋巴上皮囊肿的滤泡中心细胞中存在 HIV p24 抗原，其囊液中存在大量的病毒。HIV 阳性患者中 3%～6% 存在腮腺淋巴上皮囊肿，多为双侧多发。腮腺淋巴上皮囊肿临床最常发生于青壮年，男性多于女性，比例约为 3:1。腮腺 HIV 相关性淋巴上皮囊肿可发生于儿童或成年人。临床主要症状表现为缓慢增长的无痛性肿块，继发感染则有急性炎症症状，囊肿位于下颌角后下的腮腺浅面，界限清楚并活动，质软或有波动感。发生于腮腺的淋巴上皮囊肿病变均为良性，未发现有恶变倾向。

临床病理　大体上肿物切面呈灰白或灰红色，内部呈囊性或囊实性，囊壁薄，部分囊内容物黏稠者，呈胶冻样。镜下表现为鳞状上皮衬里，淋巴组织增生，严重者可见淋巴滤泡形成，有时可见生发中心，可见由鳞状细胞和淋巴细胞及少量萎缩的腮腺腺泡组成的实性上皮岛。囊壁内偶尔可见多核巨细胞、无核鳞状细胞、泡沫状巨噬细胞、嗜酸性物质及少量浆细胞，还可见染色细胞及立方状、纤毛柱状、黏液表皮样或脂肪细胞，同时还可见到异物巨细胞和肉芽肿反应。

影像学检查　腮腺淋巴上皮囊肿的影像学特征表现如下。①腮腺内类圆形或椭圆形囊性病灶，可单发也可多发，囊壁薄且均匀，边缘清楚、光整，囊内有时可呈稍高密度，主要为囊内脱落上皮致囊内液体黏稠或病灶合并感染，周围腮腺密度增高与其密度接近，增强扫描囊内容物无强化，囊壁有轻到中度强化。②MRI 在 T_1WI 呈低信号，T_2WI 呈高信号，囊壁薄且均匀，边缘清楚、光整，囊内信号均匀，增强扫描示囊内未见强化，囊壁呈中度以上强化。

鉴别诊断　腮腺淋巴上皮囊肿需要与腮腺常见的良性占位性病变鉴别。

1. **鳃裂囊肿**　是一种先天发育异常性疾病，多见于 11－50 岁，囊壁较薄，囊内呈液体密度，以颈前外侧颌下腺区多见。若继发感染则囊壁较厚（＞3mm）且增强后可见强化。颈动脉及颈静脉向后内移位。

2. **淋巴管瘤**　先天性良性囊状错构瘤而非真性肿瘤，在胚胎发育过程中，由于原始淋巴囊与淋巴系统隔绝而产生，90% 以上在 2 岁以内发病，少数见于成年人。一般为多囊或单囊，有多个分隔，壁菲薄，扁圆形、囊袋状，形态多不规整，沿组织间隙"爬行性生长"是其最具特征性的表现。

3. **淋巴结结核**　多数结节呈边缘环状强化，环壁多较均匀，中央坏死，病变常为多个淋巴结相互融合形成。多见于年轻女性，有结核中毒症状。

诊断启示 腮腺淋巴上皮囊肿临床表现不典型,影像学上见腮腺内类圆形或椭圆形囊性病灶,囊壁薄且均匀,边缘清楚,如患者存在 HIV 感染相关病史时,要考虑腮腺淋巴上皮囊肿的可能性。

部分参考文献

[1] 潘永军,刘铁军,颜俏燕,等.腮腺淋巴上皮囊肿的影像学特征分析[J].中外医学研究,2021,19(5):95-97.

[2] 游云华,刘本艳,梁军,等.腮腺 HIV 相关性淋巴上皮囊肿临床病理分析及文献复习[J].中华临床医师杂志(电子版),2010,4(2):218-221.

[3] Kato H,Kawaguchi M,Ando T,et al. CT and MR imaging fndings of non-neoplastic cystic lesions of the parotid gland[J].Jpn Journal of Radiol,2019,37(9):627-635.

[4] Senn N,Bron L,Cavassin IM. Lymphoepithelial cyst of parotid gland:a pathology linked to HIV infection[J]. Rev Med Suisse,2006,2(66):1348-1350+1352.

[5] Pillai S,Agarwal AC,Mangalore AB,et al. Benign lymphoepithelial cyst of the parotid in HIV negative patient[J]. Journal of Clinical and Diagnostic Research,2016,10(4):MD05-MD06.

病例 23 表皮样囊肿癌变

临床资料 男性,60 岁。约 20 年前发现右颌下一肿物,约"红豆"样大小,无疼痛,无发热、寒战,无流涎,无头晕、头痛,无呼吸困难,未诊治,肿物大小无明显变化。约半年前发现肿物较前明显增大,现约"红枣样"大小,伴局部憋胀不适,无疼痛,无发热,无皮肤红肿。查体:颈动脉搏动正常,颈静脉无怒张,气管居中,右侧颌下腺体积增大,为 2cm×2.5cm,质地硬,位置固定,压痛阴性。双侧甲状腺无增大,无震颤,无血管杂音。实验室检查:血红蛋白(Hb)117g/L(参考值 130~175g/L),红细胞(RBC)3.74×10¹²/L[参考值(4.3~5.8)×10¹²/L],血细胞比容(HCT)35.1%(参考值 40%~50%),单核细胞数(MONO)0.70×10⁹/L[参考值(0.1~0.6)×10⁹/L],超敏 D 二聚体(D-DIMER HS)439.00ng/ml(参考值 0~243ng/ml)。

影像学检查

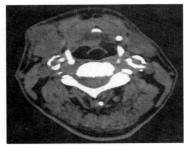 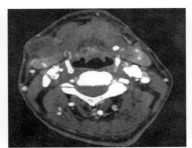 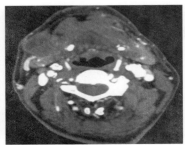

图1(轴位)　　　　　　图2(动脉期)　　　　　　图3(动脉期)

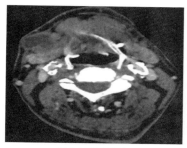
图4（静脉期）

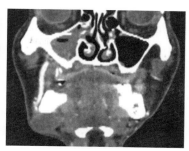
图5（冠状位）

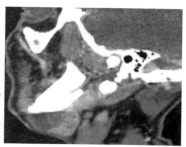
图6（矢状位）

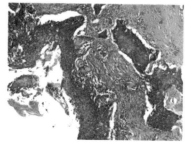
图7（病理）（另见彩图16）

图例说明 图1至图6为CT平扫＋增强，右侧颌下腺区前方见一类圆形低密度肿物，内密度不均匀，CT值30～63Hu，筋膜侵犯，颌下腺受压，与颌下腺分界不清。增强扫描囊性区域未强化，病灶后部呈轻-中度不均匀强化。图7病理（HE×40），囊肿局灶被覆重度不典型增生鳞状上皮伴癌变。

手术记录与病理结果 术中见右颌下腺大小及形态正常，质地软，肿物右侧缘紧邻颌下腺、上缘紧贴下颌骨，底部向口腔深部蔓延，呈囊实性，有包膜，打开包膜可见灰黄色黏稠浑浊分泌物，无异味。探查囊腔大小为1.5cm×1.5cm，与下颌骨粘连致密，沿肿物外侧包膜游离，完整切除肿物，结扎止血。大体标本：右颌下灰红色不规则组织一块，大小为3cm×2.5cm×1.5cm，切面灰白灰红，囊实性，囊壁厚0.3～0.8cm，囊内灰黄色黏稠膏样物。镜下：囊肿内衬鳞状上皮，重度不典型增生伴癌变，囊壁周围1枚淋巴结查见癌转移。免疫组化结果：p63（＋），CK14（＋），Ki-67（＋约35％）。病理结果：（右颌下）考虑表皮样囊肿伴鳞状细胞癌。

病例分析 表皮样囊肿（epidermoid cysts，EC）又称胆脂瘤，由单层无血管的复层鳞状上皮组成，囊肿内见脱落的上皮细胞和胆固醇结构组成。原发性表皮样肿瘤是胚胎发育时期外胚层细胞滞留于闭合不全的神经管裂隙和胚胎组织的残余。继发性表皮样囊肿多与创伤和慢性炎症有关，导致皮肤组织的机械引入而形成的。原发性表皮样囊肿是先天性良性病变，多发生于颅内，占颅内所有肿瘤的0.5％～1％。绝大多数表皮样囊肿在组织学上是良性的。起源于其囊壁上的恶性肿瘤主要包括：基底细胞癌、默克尔细胞癌和鳞状细胞癌，但以恶变为鳞状细胞癌（squamous cell carcinoma，SCC）较为常见。表皮样囊肿恶变的确切机制尚不清楚，有些学者认为是囊肿的反复破裂长期持续刺激和手术残留的慢性炎症反应有关。目前的数据显示，表皮样囊肿恶变好发年龄为40—50岁，恶变间期从6个月至33年，平均12年。临床表现往往与肿瘤发病部位、大小及对周围组织压迫有关，颅内病灶常累及三叉神经分支、幕上脑室扩张、高颅压；头颈部或躯干的病灶常表现为肿块、反复感染或溃疡形成。

临床病理 大体标本肿瘤呈灰红色不规则肿块,切面灰白、灰红色、囊实性,质中,囊内灰黄色黏稠浑浊分泌物。镜下囊壁为角化鳞状上皮排列,并且含有片状角质碎屑,结晶样、蜡块状或胆脂状物质。当发生鳞状细胞癌变时,囊肿旁发现新生细胞,并有良性到恶性转变的过渡带,肿瘤性鳞状细胞核深染,核仁明显,细胞质丰富。免疫组化:p63(+),CK14(+)。

影像学表现 表皮样囊肿形态不规则,界限清,CT 表现为低密度,MRI 表现为长 T_1 长 T_2 信号,DWI 序列呈高信号,T_2 FLAIR 序列表皮样囊肿较脑室和脑池中脑脊液信号增高,增强扫描部分囊壁轻度强化。当表皮样囊肿发生恶性时,存在明显的肿瘤细胞增殖形成的结节或囊壁局限性增厚,同时侵犯邻近结构,引起组织结构的破坏。增强扫描有更好的诊断价值,表现为明显强化的壁结节或局限增厚,邻近组织内出现强化病灶或远处转移。也有文献认为在 DWI 序列有特征性表现,表皮样囊肿的恶性部分表现出低信号,而良性区域表现出非常高的信号。

鉴别诊断 表皮样囊肿需要与以下疾病进行鉴别诊断。

1. **皮样囊肿** 常含有皮肤附属器官,如皮脂腺、毛发,往往有脂肪成分。

2. **表皮样囊肿感染** 囊肿壁增厚,囊肿周围见絮状改变,边缘模糊,患者局部皮肤有红、肿、热、痛症状。

诊断启示 表皮样囊肿临床症状不典型,MRI 上 DWI 序列病灶呈高信号是特征性表现,对于临床诊断或术后切除的 EC 患者建议定期影像学随访。当短期内病灶迅速增大,实性区域增多伴明显强化,周围水肿明显时,应警惕癌变可能性。

部分参考文献

[1] Vellutini EA, de Oliveira MF, Ribeiro AP, et al. Malignant transformation of intracranial epidermoid cyst [J]. British Journal of Neurosurgery, 2014, 28(4): 507-509.

[2] Morritt AN, Tiffin N, Brotherston TM. Squamous cell carcinoma arising in epidermoid cysts: Report of four cases and review of the literature[J]. Journal of Plastic Reconstructive & Aesthetic Surgery Jpras, 2012, 65(9): 1267-1269.

[3] Ding S, Jin Y, Jiang J. Malignant transformation of an epidermoid cyst in the temporal and prepontine region: report of a case and differential diagnosis[J]. Oncology Letters, 2016, 11(5): 3097-3100.

[4] 白杰,富春雨,张占普,等.颅内表皮样囊肿恶变鳞癌1例报告并文献复习[J].中国临床神经外科杂志,2016,21(04):236-237.

[5] 李春红,杨景震,刘继微,等.颅内表皮样囊肿恶变为鳞癌 MRI 表现 1 例[J].中国临床医学影像杂志,2020,31(12):906-907.

病例 24 猫抓病

临床资料 女性,53岁。1个月前无意间发现右腋下有一肿物,无疼痛,局部皮肤无红肿及破溃,无心悸、气短,无发热、咳嗽,无恶心呕吐。在当地医院予以输液抗感染治疗(具体用药不详),效果欠佳。专科情况:胸廓对称无畸形,肋间隙等距,胸骨无压痛,胸壁静脉无曲张,双乳对称,无皮疹及橘皮样改变。右侧腋下可触及一肿物,大小为 3cm×2cm×2cm,质硬,表面光滑,边界清楚,活动度好,无压痛,双侧腋下未触及增大淋巴结。实验室检查:单核细胞比率10.80%(参考值 3%～10%),血小板 76×10⁹/L[参考值(125～350)×10⁹/L],淋巴细胞比率17.9%(参考值 20%～50%),淋巴细胞数 1.05×10⁹/L[参考值(1.1～3.2)×10⁹/L],D-二聚体(一),红细胞沉降率(一)。

影像学检查

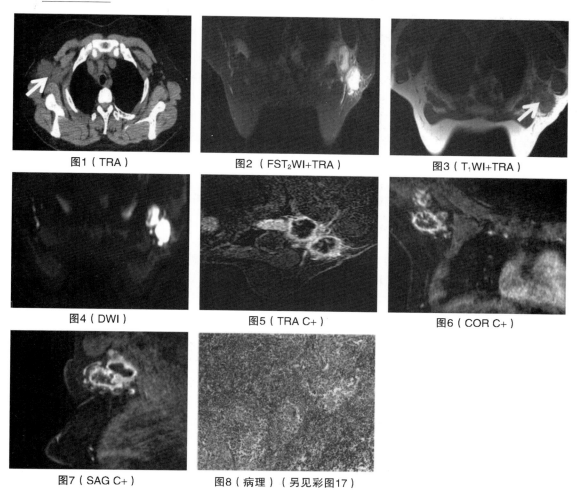

图1（TRA）　　图2（FST₂WI+TRA）　　图3（T₁WI+TRA）

图4（DWI）　　图5（TRA C+）　　图6（COR C+）

图7（SAG C+）　　图8（病理）（另见彩图17）

图例说明　　图 1 为 CT 图像,右侧腋窝见 2 个不规则形病灶(白色箭),CT 病灶呈稍低密度,CT 值 11～44Hu,边界不清。图 2 至图 7 为 MR 平扫＋增强,右侧腋窝病灶呈长 T_1 长 T_2 信号,DWI 序列病灶中央呈高信号,增强扫描病灶呈环形强化,中央 DWI 序列高信号区域未强化,病灶边缘模糊,且互相融合。图 8 为病理(HE×100),中性粒细胞聚集,脓肿形成。

病理结果　　右腋下送检淋巴结肉芽肿性炎,其内大量中性粒细胞聚集,伴坏死。特殊染色结果:抗酸染色(一),网织纤维染色(网织纤维减少)。结合病史,符合猫抓病。

病例分析　　猫抓病(cat scratch disease,CSD)是一种较少见的经猫抓、猫咬引起的急性、亚急性自限性传染性疾病。多发生于学龄前儿童及青少年,占 90%。此病是由巴尔通体(*Bar-*

tonella)菌属中的 *B. henselae* 感染引起。猫是健康携带者,由于养宠物的人越来越多,CSD 的发病率随之增高。其感染机制可能是由于病原体侵入人体破损的皮肤,经淋巴管到达区域淋巴结后引起炎症反应。CSD 的典型临床表现是患者慢性的单发或区域性淋巴结增大,淋巴结最易受累的部位为颈部、耳前、锁骨上、腋窝、肘部或上臂、腹股沟等。其他不典型的症状有不明原因的持续发热、周身不适、疲劳、肌痛和关节痛、皮肤红斑、厌食、体重下降、肝脾增大等症状。

临床病理 CSD 多引起浅表部位淋巴结的亚急性或慢性肉芽肿反应伴中央坏死淋巴结炎。镜下为增大的、部分被中心坏死性肉芽肿、栅栏状上皮细胞群、多核巨细胞、淋巴细胞碎屑所代替的淋巴结构成。

影像学表现 CSD 在临床上以累及浅表淋巴结,导致淋巴结的炎性增大伴坏死,淋巴结周围的炎性反应为主。CT 表现为浅表部位淋巴结增大,呈串样或团块状分布,部分有融合倾向,密度均匀或不均匀,边缘欠清晰,周围脂肪间隙内可见炎性浸润,周围皮下软组织水肿,增强扫描肿块均匀强化或不规则环形强化。MRI 上病灶与肌肉相比较,T_1WI 呈中等信号,T_2WI 呈高信号,DWI 病灶中央坏死区弥散受限呈高信号,边缘不清,邻近皮下可有不同程度水肿,增强后病灶见环形强化,中央无强化区域为脓肿。CSD 可累及多个系统,如肝、脾、泪腺、乳腺、中枢神经系统等,其影像学表现报道少见,缺乏研究。

鉴别诊断 CSD 主要与结核、转移瘤、淋巴瘤影像学表现相似,在诊断时要进行鉴别。

1. **结核** 临床上常见,多有低热、盗汗等症状,影像学上增大淋巴结多发,可有钙化,可出现分隔状强化。

2. **转移瘤** 多发生于中老年人,常多发,结合临床病史鉴别比较容易。

3. **淋巴瘤** 常表现为多发淋巴结增大,有融合倾向,内部密度和信号均匀,边界清楚,周围脂肪间隙清晰,对周围组织压迫或包绕,轻度强化。

诊断启示 对于有猫抓伤、咬伤史,相应区域淋巴结增大的患者,结合影像学表现为淋巴结增大、坏死,周围有炎性反应时,要考虑 CSD 病的可能。

部分参考文献

[1] Iannace C,Conte DL,Libero L D,et al. Cat scratch disease presenting as breast cancer:a report of an unusual case[J]. Case Reports in Oncological Medicine,2013,2013:507504.

[2] 黄儒婷,刘起勇.中国内地猫抓病流行病学研究分析[J].中华预防医学杂志,2009,43(5):442-444.

[3] 陈娇,刘超,王智涛.猫抓病性淋巴结炎的 CT 及 MRI 表现[J].医学影像学杂志,2020,30(2):300-302.

[4] 谷博,程强,全勇,等.猫抓病淋巴结炎的影像学表现及文献回顾[J].中国临床医学影像杂志,2020,31(5):372-374.

[5] 陆方,詹松华,杨烁慧.猫抓病的影像学进展[J].中国医学计算机成像杂志,2015,21(5):497-500.

病例 25 乳腺良性叶状肿瘤合并导管内原位癌

临床资料 女性,23 岁。患者于 2 年前无明显诱因发现右乳外侧有一枣核大小肿物,无疼痛及乳头溢液,后肿物逐渐增大,遂就诊于外院行乳腺彩超示:右乳肿物(BI-RADS 4B)。查体:双乳对称,右乳头无凹陷及溢液,无橘皮样改变,右乳 12 点－2 点位距乳头 1cm 处可触及一肿物,大小为 3.5cm×3.5cm×2.0cm,质韧,表面光滑,边界清,活动度佳,无压痛,乳头无回缩。左乳未触及肿物,双侧腋下未触及明显增大淋巴结。实验室检查:碱性磷酸酶(ALP) 31.5U/L(参考值 35～100U/L),D-二聚体(－),血常规(－)。

影像学检查

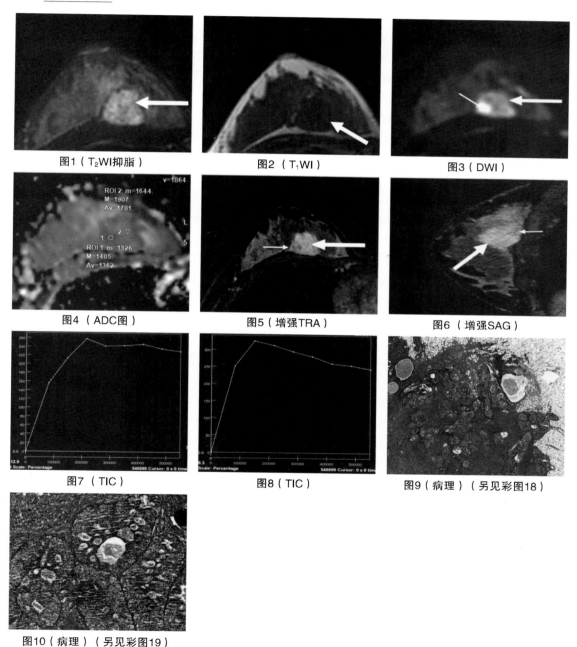

图1（T$_2$WI抑脂）　　图2（T$_1$WI）　　图3（DWI）

图4（ADC图）　　图5（增强TRA）　　图6（增强SAG）

图7（TIC）　　图8（TIC）　　图9（病理）（另见彩图18）

图10（病理）（另见彩图19）

图例说明 图1至图8为乳腺MR平扫+增强图,右乳内上象限约1点钟可见一卵圆形肿块样病变,大小为2.68cm×1.91cm,边缘微小分叶。T_1WI呈稍低信号,T_2WI呈高信号,DWI大部分区域呈稍高信号(粗箭),ADC值为$1.78×10^{-3}mm^2/s$,增强扫描明显均匀强化,时间信号曲线呈速升平台型(见图7)。该肿块内少部分区域DWI呈明显高信号(细箭),ADC值为$1.36×10^{-3}mm^2/s$,增强扫描时间信号曲线呈速升平台型(见图8)。图9病理(HE×40),结节界限清楚,部分导管上皮增生。图10病理(HE×100),增生的导管上皮呈实性或筛状,细胞较一致,核中度异型。

病理结果 右乳肿块大小为4cm×3.4cm×1.5cm,切面灰白色、灰红色,局灶灰黄色,实性,质中。镜下为纤维上皮性肿瘤背景,部分区域形成叶状结构,间质细胞不丰富,未见核分裂象,局部区域个别导管上皮增生,细胞轻-中度异型。免疫组化:ER(弥漫+),PR(弥漫+),p63(+),CK5/6(+),HER-2(2+),p53(野生型),Ki-67(+约10%)。病理诊断:考虑良性叶状肿瘤伴低级别导管内癌。

病例分析 乳腺叶状肿瘤(phyllodes tumours,PT)是一种少见的源于乳腺纤维上皮肿瘤,具有上皮和间质成分,组织学上分为良性、交界性和恶性。可以出现在任何年龄段的女性,但常发于中老年女性,平均年龄45岁左右,发病率相对较低,仅占所有乳腺肿瘤的0.3%~1.0%。乳腺导管内原位癌(ductal carcinoma in situ,DCIS)是指源于导管上皮细胞,可沿导管系统广泛延伸且未突破管壁基底膜和周围间质的非浸润癌,理论上不发生腋窝淋巴结转移。多发生于中老年女性,50—59岁,占新发乳腺癌的20%~25%。乳腺叶状肿瘤不论是良性还是恶性都可能并发乳腺癌,发生在PT中的乳腺癌,极为罕见,仅占所有叶状肿瘤的1%~2%。临床表现:PT多为单侧乳房无痛性肿块,一般不伴皮肤凹陷、乳头回缩、溢液等表现,起病隐匿,增长缓慢,肿块有短期内迅速增大的病史,对诊断恶性叶状肿瘤及叶状肿瘤合并DCIS或IDC有一定提示意义。

临床病理 PT是乳腺间质及上皮同时增生的双相性肿瘤,具有组织学多样化的特点。根据肿瘤间质成分的增生状态,将其分为良性(Ⅰ级)、交界性(Ⅱ级)和恶性(Ⅲ级)。恶性叶状肿瘤边界呈浸润性生长,间质显著过度增生,细胞呈显著多形性和异型性。叶状肿瘤内的恶性上皮成分可以进展为导管原位癌、浸润性导管癌等。叶状肿瘤并发乳腺癌的组织学形式有3种:两种成分混杂存在;叶状肿瘤与乳腺癌灶位于同侧乳腺的不同部位;叶状肿瘤与癌灶位于不同侧乳腺。后两种存在方式表现为乳腺多发病灶。免疫组化:ER(+),PR(+),AE1/AE3(+),Vimentin(-),SMA(-),p63(+)等。

影像学表现 乳腺钼靶和超声在区分良恶性叶状肿瘤上的价值有限,表现为边界光滑锐利的类圆形的肿块,周围可伴有晕征,钙化较少见,多为粗大钙化,肿瘤较大时可有浅分叶及深分叶。MRI上PT表现为边界清楚的类圆形或分叶融合状肿块,边缘较光滑,T_1WI呈低或者等信号,肿瘤可出血;T_2WI呈高信号,肿瘤内部可见低信号间隔和裂隙状或者小片状更高信号,更高信号考虑为囊性或者黏液成分;DWI上弥散受限呈等高信号,动态增强扫描早期肿瘤一般明显快速强化,中后期持续强化,TIC多呈平台型。叶状肿瘤合并乳腺癌,则除具有叶状肿瘤的影像学特征外,病灶内部分区域DWI明显增高,ADC明显降低,该区域TIC曲线多为平台型或流出型。

鉴别诊断 乳腺叶状肿瘤主要与以下疾病进行鉴别。

1. 乳腺纤维腺瘤 临床最常见的良性肿瘤,好发于年轻女性,病史长,肿瘤多小于3cm,

随访一般变化不大,没有短期内突然增大的表现。纤维腺瘤钙化常见,且无囊性变。叶状肿瘤好发于中老年女性,一般较大(>5cm)。

2. 乳腺浸润性导管癌 因肿瘤各个方向生长速度不一致,MRI平扫多表现为边缘不规则的毛刺状、星芒状或蟹足样肿块,平扫呈长 T_1、长 T_2 信号,病灶常伴液化、坏死等改变,内部信号多不均匀;增强扫描可呈均匀强化或环形强化,TIC多表现廓清型。恶性叶状肿瘤呈分叶状表现,增强扫描呈不均匀强化,TIC为Ⅱ形或者Ⅲ型,但通常缺乏邻近皮肤增厚、乳头回缩、周围结构扭曲等类似乳腺癌的恶性征象。

诊断启示 触诊分叶状肿块,短期内迅速增大,乳腺MRI显示DWI序列及内部强化不均匀,应仔细测量ADC值及TIC曲线,警惕恶性叶状肿瘤及叶状肿瘤合并癌的可能性。

部分参考文献

[1] Mai H,Mao Y,Dong T,et al. The utility of texture analysis based on breast magnetic resonance imaging in differentiating phyllodes tumors from fibroadenomas [J]. Front Oncol,2019,9:1021.

[2] 王肖寒,于理想,余之刚,等.乳腺导管原位癌浸润转化及预后的研究进展 [J].中国肿瘤外科杂志,2020,12(4):311-315.

[3] 陈慧芸,吕新玲.乳腺恶性叶状肿瘤伴导管原位癌病理特征并文献复习[J].新疆医学,2021,51(2):244-246,241.

[4] Luona Sun,Roger Zhu,Paula Ginter. Coexisting DCIS and phyllodes breast tumors in Young Chinese women:Case series[J]. International Journal of Surgery Case Reports,2019,56:13-16.

[5] Tan H,Zhang S,Liu H,et al. Imaging findings in phyllodes tumors of the breast[J]. European Journal of Radiology,2012,81(1):e62-e69.

病例 26 乳腺化生性癌

临床资料 女性,30岁。患者于9个月前无意中发现左乳肿物,约樱桃大小,无疼痛不适,局部皮肤无红肿及破溃,乳头无溢液。4个月前患者妊娠后左乳肿物开始逐渐增大,伴乳腺肿胀不适感。2个月前肿物增至鸡蛋大小,伴疼痛不适,乳头上方皮肤红肿,面积约硬币大小,乳头无溢液,无发热、寒战。遂行引产术后,于当地诊所行抗感染治疗(具体不详)及硫酸镁湿敷,症状未见缓解。现肿物约鹅蛋大小,皮肤红肿面积扩大。专科检查:双乳不对称,无皮疹及橘皮样改变,双侧乳头无回缩及溢液,左乳头上方约2cm可见一大小5cm×4cm的皮肤红肿,无波动感。左乳上象限可触及肿物,大小为8cm×5cm×4cm,质硬,边界欠清晰,活动度差,伴压痛。右乳未触及明显肿物,双侧腋下未触及增大淋巴结。实验室检查:CA125、CA15-3、CEA均为(-),铁蛋白(SF)5.33ng/ml(参考值11~306.8ng/ml),余血常规、肝功能、肾功能正常。

影像学检查

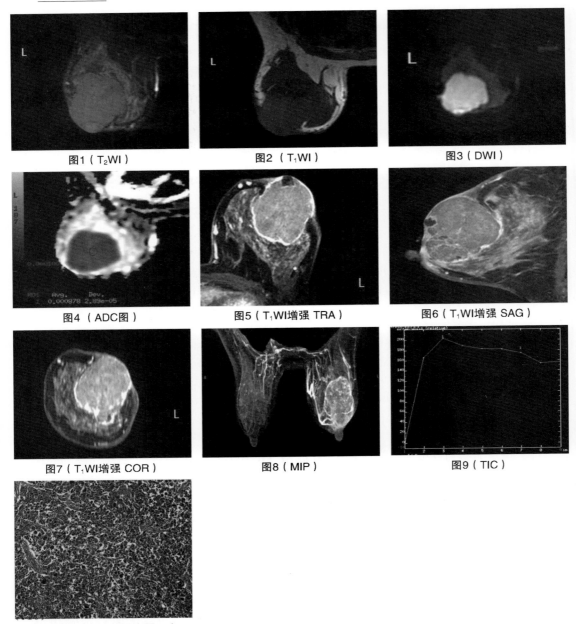

图1（T₂WI）　　　　图2（T₁WI）　　　　图3（DWI）

图4（ADC图）　　　图5（T₁WI增强 TRA）　　图6（T₁WI增强 SAG）

图7（T₁WI增强 COR）　　图8（MIP）　　　　图9（TIC）

图10（病理）（另见彩图20）

图例说明　图1至图9为乳腺平扫＋增强,左乳外上象限见一巨大不规则形稍长 T_1 稍长 T_2 信号肿块,DWI 序列呈高信号,ADC 图呈低信号,ADC 值约 $0.878×10^{-3}mm^2/s$。大小为 5.5cm(左右径)×6.3cm(前后径)×6.7cm(上下径),呈分叶状,边界清,囊性部分位于实性部分偏一侧,未见强化。动态增强扫描时间信号曲线呈速升廓清型,MIP 图像该病灶周围血管增多,左乳皮肤局限性增厚。图10为病理图(HE×200),肿瘤细胞弥漫分布,被纤细的纤维组织分割,肿瘤内混有大量瘤巨细胞。

病理结果　（左乳）单纯切除乳腺标本 1 个，大小 15cm×15cm×9cm，上附橘皮面积 10cm×8cm。距乳头 1.5cm 近外上象限处可见一灰红色隆起，大小 5.5cm×5cm，高出皮面 2.2cm。沿突起处剖开，可见一肿物，大小 6.5cm×6cm×6cm，切面灰白色，实性，质脆，与周围组织界限清。其余乳腺组织切面呈灰白、灰黄色，实性，质中，未见明显结节。镜下：肿瘤细胞弥漫分布，被纤细的纤维组织分割，部分区域瘤细胞呈圆形、卵圆形，核仁明显，部分区域瘤细胞呈短梭形，核异型明显，核分裂象易见，肿瘤内混有大量瘤巨细胞。免疫组化：ER（－）、PR（－）、HER-2（－）、EGFR（弱＋）、EMA（－）、SMA（－）、p63（－）、CK（＋）、Vimentin（＋）、Ki-67（＋＞90％）。病理诊断：左乳化生性癌（AJCC $pT_3N_0M_x$）。

病例分析　乳腺化生性癌（metaplastic breast carcinoma，MBC）是由腺上皮向非腺上皮间叶组织转化，部分或完全由非腺上皮细胞或间叶细胞组成的一类浸润性癌。MBC 起源未完全明了，是指癌性成分以外有其他上皮样成分或肉瘤样成分。学者认为是上皮成分和肉瘤碰撞而成，也有学者认为癌组织诱导邻近间质肉瘤样转化，也有学说认为原始全能干细胞向上皮和肉瘤组织双相分化，最流行的学说认为肉瘤样成分是由肌上皮转化。MBC 在临床十分罕见，占全部乳腺浸润性癌的 0.2％～5.0％，常发生于 50 岁以上的女性。症状和体征均不典型，主要表现为乳腺肿物，触诊活动度相对较好。与一般非特殊类型乳腺癌相比，其生长速度较快，体积偏大，预后较差，5 年生存率仅占 35％。

临床病理　大多数 MBC 呈边缘不清的结节，切面实性、灰白质硬，较脆易出血。乳腺化生性癌的组织学成分复杂多样，分类主要依据肿瘤内占优势的肿瘤细胞或间质化生区域，部分化生癌中无任何腺癌成分。2012 年 WHO 将其分为乳腺非特殊类型化生性癌（包括低级别腺鳞癌、纤维瘤病样化生性癌、鳞状细胞癌和梭形细胞癌）、伴有间叶分化的化生性癌（包括软骨样分化、骨样分化和其他类型间叶分化）、混合性化生性癌和肌上皮癌。MBC 病理学特点：①纯上皮型，鳞状细胞癌、有梭形细胞分化的腺癌和腺鳞癌多见，其上皮成分通常分化程度低；②上皮/间叶混合型，双相性乳腺化生性癌，在光镜下既有上皮成分又有间质成分，单相性乳腺化生性癌镜下仅有间质成分。免疫组化 p63 是 MBC 特异性标准，EGFR 在 80％化生癌中表达，ER、PR、HER-2 多为阴性，Vinmentin 阳性率也比较高。

影像学表现　MBC 在钼靶上多表现为椭圆形、高密度、边界清楚的肿块，可伴有毛刺，少部分内部见可疑恶性钙化。MRI 上多表现卵圆形及圆形肿块，少部分呈不规则形，边界大多清晰，T_1WI 显示病灶实性成分多为等、低信号，T_2WI 显示实性部分为等或稍高信号，增强扫描呈环形强化、不均匀强化及均匀强化，这可能与 MBC 容易液化、坏死、囊性变及合并出血有关。TIC 曲线大部分为廓清型，部分为平台型。

鉴别诊断　乳腺化生性癌需要与以下疾病进行鉴别。

1. 浸润性导管癌　在 T_2WI 上多呈等或稍高信号，形态不规则，边界不清，部分呈典型"星芒状"改变，病灶边缘的强化程度多高于内部，内部不强化或轻度强化，与 MBC 内部的囊变区无强化的特点不同。

2. 纤维腺瘤　主要好发于青年女性，多表现为类圆形肿块，边界较清晰，T_2WI 上呈高信号，内可见低信号分隔，强化多均匀，出血不常见，TIC 呈缓升型或平台型，虽然内部液化、坏死时亦呈环形强化，但增强方式呈离心样强化。

3. **叶状肿瘤** 是一种由纤维和上皮两种组织共同构成的肿瘤,分叶明显或者呈现多结节融合,病灶内可见分隔,增强后多呈明显均匀强化,出现液化坏死后呈环形强化,但 TIC 曲线多为缓升型或平台型。当 MBC 病灶表现为分叶状肿块时,囊性成分往往较多,增强扫描常呈廓清型曲线,可与叶状肿瘤鉴别。

诊断启示 MBC 临床表现不典型,影像学多表现为卵圆形和(或)圆形,分叶状少,病灶边界清晰,MRI T$_2$WI 序列上实性成分多呈高信号,增强后多为不均匀强化和环形强化时,应将 MBC 纳入诊断和鉴别诊断中。

部分参考文献

[1] El Zein D,Hughes M,Kumar S,et al. Metaplastic carcinoma of the breast is more aggressive than triple-negative breast cancer:astudy from a single institution and review of literature[J]. Clin Breast Cancer,2017,17(5):382-391.

[2] Langlands F,Cornford E,Rakha E,et al. Imaging overview of metaplastic carcinomas of the breast:a large study of 71 cases[J]. Br J Radiol,2016,89(1064):20140644.

[3] Choi BB,Shu KS. Metaplastic carcinoma of the breast:multimodality imaging and histopathologic assessment[J]. Acta Radiol,2012,53(1):5-11.

[4] 陈翠,金叶,王琳,等. 30 例乳腺化生性癌的多种影像学对比分析[J]. 上海交通大学学报(医学版),2022,42(01):70-76.

[5] 穆馥婷,李斌,秦优优,等. 化生性乳腺癌的临床病理特点及诊疗现状[J]. 现代肿瘤医学,2018,26(12):1958-1961.

病例 27 乳腺 Paget 病

临床资料 女性,62 岁。主因"发现左乳头糜烂、破溃 1 年余"入院。患者 1 年前无明显诱因出现左侧乳头皮肤轻度发红、糜烂,并伴有淡黄色液渗出,伴有瘙痒或轻微灼痛,无发热,无脓性及血性分泌物,有时还覆盖黄褐色鳞屑状痂皮,无异味,未予特殊治疗。上述症状反复出现,后就诊于皮肤科,给予外用药物涂抹,具体不详,效果欠佳,上述症状时好时坏。于 20 天前自觉乳头皮肤糜烂面较前略增大,皮肤略红,伴有淡黄色液渗出,感轻微灼痛,于 1 周前再次就诊我科。专科检查:双乳对称,无皮疹及橘皮样改变,右侧乳头无回缩及溢液,左侧乳头表面可见一面积 1.0cm×0.8cm 不规则糜烂面,轻度红肿,有淡黄色液渗出,局部覆盖黄褐色鳞屑状痂皮,无出血及脓性分泌物,双乳未及明显肿物。双侧腋下未触及增大淋巴结。实验室检查:女性肿瘤标志物、血常规、肝功能、肾功能基本正常。

影像学检查

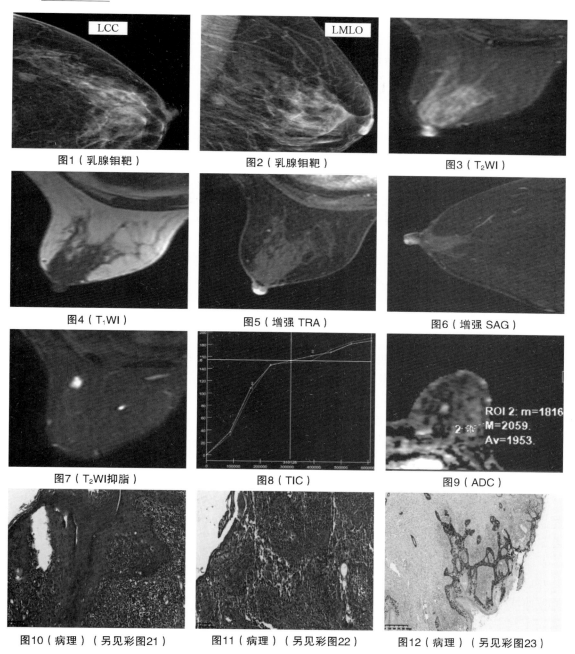

图1（乳腺钼靶） 图2（乳腺钼靶） 图3（T₂WI）

图4（T₁WI） 图5（增强 TRA） 图6（增强 SAG）

图7（T₂WI抑脂） 图8（TIC） 图9（ADC）

图10（病理）（另见彩图21） 图11（病理）（另见彩图22） 图12（病理）（另见彩图23）

图例说明 图 1 和图 2 为乳腺钼靶（左侧轴位＋斜位），左乳头及乳晕皮肤局限性增厚，内见点状钙化灶；左乳外下象限 3-4 点处可见类椭圆形高密度结节，大小为 0.8cm×1.0cm，边界较清。图 3 至图 9 为乳腺 MRI 平扫＋增强，左乳晕增厚，乳头见片状异常持续强化；左乳外下象限见一结节状稍长 T₂ 信号，ADC 值约 $1.95×10^{-3}$ mm²/s，大小为 0.95cm×0.70cm×0.64cm，动态增强扫描时间信号曲线呈上升型，边缘光整。图 10 和图 11 为病理（HE×100），乳头鳞状上皮内可见胞体大、胞质丰富、淡染、核大、核仁明显的细胞,散在、巢状或带状分布,未突破基底膜。图12为免疫组化,CK7显示肿瘤细胞阳性表达。

病理结果 大体标本:(左乳乳头及周围)切除乳头1个,大小1.7cm×1.5cm×1cm,表面糜烂,面积0.7cm×0.5cm。镜下见乳头鳞状上皮内可见胞体大、胞质丰富、淡染、核大、核仁明显的细胞,散在、巢状或带状分布,未突破基底膜。免疫组化:p40(−),p63(−),CK7(卅),CEA(点+),CK34βE12(++),ER(−),PR(++70%),HER-2(卅),Ki-67(+约40%)。病理诊断:左乳乳头Paget病,左乳外下象限纤维腺瘤。

病例分析 乳腺Paget病(mammary Paget disease,MPD),又称乳腺湿疹样癌,由James Paget在1874年首先发现此病并命名,表现为乳头-乳晕复合体湿疹样改变的恶性病变。MPD发病机制一般有以下两种理论。①嗜表皮理论:Paget细胞起源于导管癌细胞,沿着输乳管基底膜向乳头表皮迁移,通常合并DCIS及浸润性癌,部分呈多中心多病灶状态;②转化理论:Paget细胞来自表皮细胞或变性的黑色素细胞,或顶泌汗腺细胞原位恶变,与乳头下方乳腺癌无相关性。MPD是一种罕见的导管原位癌,占所有乳腺癌的1%~3%。大多数为女性,50−60岁多见,男性也可发病。临床上多表现为单侧乳头瘙痒、发红、湿疹样变、微痛、可伴有少量的渗出,继而出现乳头乳晕区皮肤糜烂,病程长者可出现乳头内陷、溃疡,甚至脱落消失,以及血性溢液等,一些患者可扪及肿块或区域淋巴结增大,还有部分患者可无任何临床症状,故在临床中常被误诊、误治,影响预后。

临床病理 Paget病一般分为单纯乳腺Paget病、乳腺Paget伴导管内原位癌、乳腺Paget病伴浸润性导管癌。Paget病镜下表现为鳞状上皮角化过度或角化不全,伴有棘层肥厚。肿瘤细胞以团状、巢状或单个分散在表皮中,胞质淡染或弱嗜酸性,核膜清晰,核仁明显。40%可有细胞内黏液。肿瘤细胞内可有色素沉着,与黑色素瘤相似。免疫组化:Paget细胞阳性标记包括CerbB-2、CK7、CAM5.2、EMA和GCDFP-15。

影像学表现 乳腺常用的影像学检查方法有钼靶和MRI。

1. 乳腺钼靶 常表现为乳头内或基底部出现点状、沿导管排列线状微钙化,粗大钙化和细小钙化并存较具特点。粗大钙化多呈卵圆形、均匀、边缘清晰,部分可呈粗大杵形,钙化的形成与慢性分泌过程有关,细小钙化多为恶性钙化,与生长活跃的乳腺癌细胞密切相关。乳头乳晕皮肤增厚,乳头回缩、内陷,局限性密度增高影,结构紊乱或乳晕后方肿块引起的组织变形,乳晕下导管增粗、扩张。还有25%~50%病例可无特异性表现。

2. MRI 表现为患侧乳头形态不规则,出现乳头、乳头-乳晕复合体增厚且强化,可呈盘状,乳头后方可出现集簇或区域性分布非肿块或肿块样强化,个别沿导管样分布,乳头病灶TIC曲线可以为平台型或廓清型。Paget病多有炎性反应,DWI图上受限不明显,受限区多明显小于异常强化区是其特点。

鉴别诊断 乳腺Paget病需要与以下疾病进行鉴别。

1. 乳腺湿疹 年轻女性,哺乳期,双侧,临床上瘙痒明显,可伴过敏性皮炎,受累乳头不变形,触之软,与正常皮肤分界不清,周围皮肤呈炎性征象,乳腺内一般无肿块,按湿疹治疗后可好转,无癌性浸润及转移。

2. 炎性乳癌 一般有红、肿、热、痛的症状,可发生于乳腺任何部位。病变发展较快,腺体增厚模糊,病变区血供丰富,患侧出现腋下及锁骨下淋巴结增大,与良性炎症较难区分,依赖活检。

诊断启示　乳腺 Paget 病临床症状主要为湿疹样改变,影像学上病灶位于乳头乳晕区,粗大钙化与多发细小钙化影并存,局限性密度增高影、肿块影或结构紊乱区,DWI 上扩散受限区明显小于异常强化范围时,应高度警惕乳腺 Paget 病的可能。

部分参考文献

［1］ Sripathi S,Ayachit A,Kadavigere R,et al. Spectrum of imaging findings in Paget's disease of the breast-a pictorial review［J］. Insights Imaging,2015,6(4):419-429.

［2］ Kim HS,Seok JH,Cha ES,et al. Significance of nipple enhancement of Paget's disease in contrast enhanced breast MRI［J］. Arch Gynecol Obstet,2010,282(2):157-162.

［3］ Lim HS,Jeong SJ,Lee JS,et al. Paget disease of the breast:mammographic,US,and MR imaging findings with pathologic correlation［J］. Radiographics,2011,31(7):1973-1987.

［4］ Moon JY,Chang YW,Lee EH,et al. Malignant invasion of the nipple-areolar complex of the breast:usefulness of breast MRI［J］. AJR Am J Roentgenol,2013,201(2):448-455.

［5］ 史军华,朱婷婷,张体江,等. 乳腺 Paget 病的 X 线与 MRI 表现［J］. 临床放射学杂志,2018,37(2):219-222.

第二章

胸部和心血管

病例28 先天性肺气道畸形

临床资料　男性,54岁。体检发现右肺上叶占位4天。既往体健,吸烟30余年(每日10支左右)。视诊:呼吸运动对称,肋间隙正常。触诊:语颤双侧不对称,无胸膜摩擦感,无皮下捻发感。叩诊:呈清音,肺肝浊音界位于右侧锁骨中线第5肋间。听诊:呼吸规整,正常呼吸音,无啰音,语音传导不对称,无胸膜摩擦音。肺癌标记物:细胞角蛋白19片段(CYFRA-211)3.31ng/ml(参考值0～3.3ng/ml),白细胞(WBC)5.39×10^9/L。

影像学检查

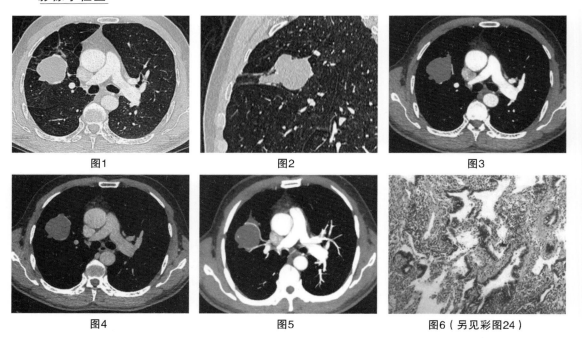

图1　　　　　　　　　　　图2　　　　　　　　　　　图3

图4　　　　　　　　　　　图5　　　　　　　图6(另见彩图24)

图例说明　图 1 为 CT 轴位肺窗,右肺上叶类圆形肿物影,大小为 4.8cm×4.3cm,边界清楚。图 2 为肺窗矢状位重建,病变边缘见"尖角状""指状"凸起。图 3 为动脉期,病灶内部密度均匀,CT 值约 28Hu;图 4 为静脉期,病灶 CT 值约 27Hu。图 5 为 MIP 图,病灶周围可见绕行血管影,内见点状钙化。纵隔内未见异常增大淋巴结。图 6 为病理(HE ×40),可见一囊性扩张区,囊壁大部分被覆单层或假复层纤毛柱状上皮,小部分上皮脱失,周围可见增生的血管及腺体,部分腺体囊性扩张。

病理结果　术中见肿物位于右肺上叶后段,质硬,剖开后可见黏稠液性内容物。送检肺组织上叶后基底段可见一囊性扩张区,与肺组织不相通,与中叶肺组织粘连。镜下囊壁大部分被覆单层或假复层纤毛柱状上皮,小部分上皮脱失,周围可见增生的血管及腺体,部分腺体囊性扩张,呈腺瘤样改变,结合临床病史符合先天性囊性腺瘤样畸形。

病例分析　先天性肺气道畸形(congenital pulmonary airway malformation,CPAM)以前称为肺先天性囊腺瘤样畸形(congenital cystic adenomatoid malformation of lung,CCAML),是一种罕见的先天性发育异常,由单个或多个均匀或不同大小的囊肿组成。确切的发病机制不明,它的特征是支气管发育失败和局部腺体过度增生。好发于新生儿,女性略多见,新生儿发病率为 1/35 000～1/10 000,约占支气管肺发育异常(broncho pulmonary malformations,BPMs)的 1/4。CPAM 中约 25% 的患者有症状,主要在胎儿期为羊水增多、胎儿水肿,新生儿期为呼吸窘迫,儿童期主要为反复出现的肺部感染;成人大多无症状或症状较轻,也有合并肺癌的报道。

临床病理　胎儿正常肺发育在 4 周时喉气管憩室的末端膨大,形成两个分支,称为肺芽,肺芽呈树枝状反复分支,在第 6 个月时达 17 级左右,分别形成叶支气管、段支气管、呼吸性细支气管、肺泡管和肺泡囊。胎儿肺的发育过程按照时间顺序分为胚胎期(3－6 周)、假腺体期(6－16 周),小管期(16－26 周)、囊形期(26－36 周)、肺泡期(36 周以后)。先天性肺气道畸形的不同亚型起源于不同的发育期,如 CPAM 0～3 型起源于肺发育的假腺体期,4 型起源于肺发育的囊形期。最近的一项研究表明 CPAM 与成纤维细胞生长因子 10(FGF10)的过度信号传导有关,其导致肺芽分支过程停止,肺泡发育缺陷,远段终末细支气管过度增生,黏液腺过度增殖,从而形成不同的囊肿。CPAM 大多由肺循环供血,与气管支气管树相通,有纵隔移位。

根据支气管肺气道畸形的发生位置(如图 7)、原发囊肿大小、组织病理学特征,Stocker 将 CPAM 分为 5 型:0 型 CPAM(1%～3%),气管和支气管异常,微小囊肿(直径<0.5cm),以前称为腺泡发育不良,累及全部肺叶,常预后差;1 型 CPAM(60%～70%),支气管及细支气管异常,一个或多个大囊(直径 2～10cm),累及单个肺叶,30% 出现新生儿呼吸窘迫,囊壁被覆假复层柱状纤毛上皮,有时是黏液型上皮,具有恶性潜能,可发展为黏液腺癌;2 型 CPAM(15%～20%),终末细支气管的异常,多房的小囊(0.5～2.0cm),囊壁被覆立方或柱状上皮,累及单个肺叶,常伴发其他先天发育异常,如食管闭锁、气管食管瘘、双侧肾缺如、肠道闭锁及膈、心脏、中枢神经系统和骨骼异常;3 型 CPAM(5%～10%),细支气管肺泡导管的异常,无数的小囊(直径<0.2cm),呈相对致密的实变影,可累及单个肺叶或全肺;4 型 CPAM(5%～10%),肺远端的肺泡,位于外周单一的大囊(>7cm),累及单个肺叶,具有恶性潜能,与肺母细胞瘤相关。

影像学表现　产前诊断,主要是 MRI 和超声,超声主要用于筛查,MRI 有利于鉴别诊断。出生以后建议行 CT 检查,CT 对 CPAM 的分型及与其他肺先天发育异常鉴别有重要价值。

新生儿时,各型均表现为实性病变,经过数天或数周后病灶内会有气体充填。CT 表现为肺部多发囊性病变,囊内可以含气、含液(潴留液)或气-液平面,囊腔被薄壁或厚壁分隔。0 型致死性高;1 型(大囊型)最常见,表现为大小不一的囊腔,大囊周围围绕多发小囊,囊壁不均匀增厚,部分内见气-液平面;2 型(小囊型)表现为弥漫性多发大小均匀的小囊,呈蜂窝状;3 型表现为软组织密度影,内见多发小囊,由肺动脉供血;4 型在 2002 年以前多被归类为 1 型,常表现为外周直径>7cm 的囊肿,伴纵隔移位和气胸。0 型与 3 型相似(小囊);1 型与 4 型相似(大囊)。

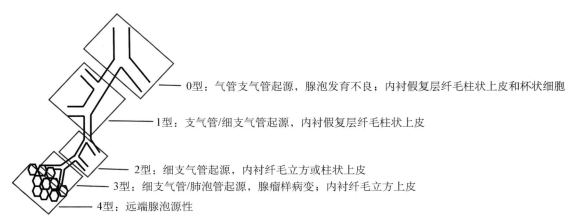

图 7

鉴别诊断 先天性肺气道畸形需要与其他肺囊性疾病鉴别。

1. 肺隔离症 动脉血供来自体循环,CAPM 常由肺动脉供血;肺隔离症好发于左肺下叶,常为实性,叶外型为体循环的静脉引流,叶内型为肺静脉引流。

2. 支气管闭锁 支气管分支的中断,血管减少,常好发于左肺上叶,可伴有远端气道黏液栓塞及肺组织过度膨胀,表现为管状、支气管形的黏液栓,无囊性病变。

3. 先天性大叶性肺气肿 无囊性病变,表现为肺过度充气,常与支气管部分或完全阻塞有关,常见于左肺上叶,出生后 1 个月出现症状,新生儿呼吸窘迫,纵隔向健侧移位。

4. 支气管源性囊肿 同样是起源于发育异常的肺芽,支气管囊肿内可含气、也可充填黏液或血性的液体。好发于纵隔,发生在肺内常见于中下叶,囊壁菲薄,边缘锐利,伴发感染者可迅速增大,通常不与肺泡相通。CAPM 与支气管肺泡相通,壁厚薄不均,内可见分隔。

诊断启示 尽管成年人患者中 CPAM 极为罕见,但对于同一部位反复发生感染,并存有囊性病变结构时,在疾病的鉴别诊断中仍需考虑 CPAM 可能。

部分参考文献

[1] 俞钢,蔡纯,何枚瑶.先天性肺气道畸形组织学特点及发病机制研究进展 [J].中华围产医学杂志,2020,23(11):787-791.

[2] 郭润,邹映雪,翟嘉,等.先天性肺囊性疾病 96 例临床分析 [J].中华儿科杂志,2020,58 (1):19-24.

[3] 潘知焕,金微瑛,翁翠叶,等.先天性肺囊性腺瘤样畸形 15 例临床、影像及病理特点[J].中华实用儿科临

床杂志,2016,31 (4):299-301.

[4] Wu HY,Tian JSH,Xu WB,et al. Computedtomography features can distinguish type 4 congenital pulmonary airway malformation from other cystic congenital pulmonary airway malformations [J]. European Journal of Radiology,2020,126:108964.

[5] Goldsmith I,George J,Aslam U,et al. An adult with episodic retrosternal chest pain:an unusual presentation of congenital pulmonary airway malformation-case report[J]. Cardiothorac Surg,2021,16:78.

<h2>病例 29　支气管桥</h2>

临床资料　男性,63 岁。间断腹部不适、进食哽咽 2 个月余,无明显呼吸道症状。胃镜检查及病理结果提示:(食管下段)中分化鳞状细胞癌。查体:神清语利,应答切题,自动体位,全身浅表淋巴结未及增大,双侧甲状腺正常,未触及结节,双侧胸廓对称,双侧呼吸运动基本一致,胸骨及肋骨走行区无压痛,双肺呼吸音粗,未闻及啰音,心律齐,未闻及心脏杂音,腹软,无压痛及反跳痛,双下肢无水肿。实验室检查未发现明显异常。

影像学检查

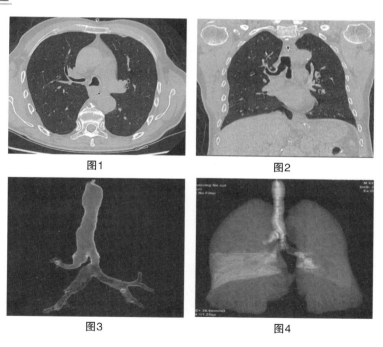

图1　　　　　　　　图2

图3　　　　　　　　图4

图例说明　图 1 为轴位肺窗,图 2 为冠状位肺窗,图 3 和图 4 为 CT 呼吸道三维重建,气管分为左右主支气管,右侧主支气管仅发出右肺上叶支气管,左右主支气管间形成真性隆突,夹角为 $38°$,位于 T_6 椎体水平。左主支气管起始部轻度狭窄,桥支气管来源于左主支气管,向右发出中叶和下叶支气管,桥支气管与左主支气管间形成假性隆突,夹角为 $105°$,假性隆突位于 T_7 椎体水平。

病例分析　支气管桥（bridging bronchus，BB）是一种非常罕见的先天性气管支气管发育异常，通常是指起源于左主支气管的异常支气管，穿过中线，供应右肺部分或全部，异常支气管称为支气管桥。BB的胚胎发病机制尚不清楚，主要有以下几种假说。①在胚胎发育第4周时，原始咽尾端底壁正中出现一纵行裂沟，为喉气管沟，其逐渐加深，形成喉气管憩室，位于食管腹侧，两者之间的间充质称为气管食管隔。如果这些间充质异位于气管壁，可形成多余的支气管，导致BB的形成。②喉气管憩室末端膨大，形成2个分支，称为肺芽，其是主支气管和肺的原基，可能2个肺芽之间的相连处异常延长从而导致BB的形成。③胚胎时期约5%气管会异常出芽，形成BB。然而是什么原因导致这种现象发生，目前尚不清楚。BB可以单发，但通常合并其他气管支气管畸形、先天性心血管畸形等，例如肺动脉吊带畸形、先天性心脏病、先天性气管环、肛门闭锁及胆道缺如等。气管支气管畸形在儿童的发病率为0.1%～1.9%，而其中的支气管桥发病率更为罕见，至今多为个案报道。BB多在婴幼儿期（90%）即可出现呼吸道症状，如呼吸窘迫、喘息、呼吸暂停、喘鸣和反复呼吸道感染等，伴有支气管狭窄时，可出现肺气肿和肺过度膨胀。

临床病理　支气管桥主要分为两型。①Ⅰ型：最常见，即正常隆突平面存在右肺支气管分支（平 T_4-T_5 水平）；右主支气管仅连接右肺上叶，左主支气管中间段发出一分支跨越纵隔向右侧延伸，称为支气管桥，即右肺中下叶支气管异常来源于左主支气管，形成假隆突（平 T_5-T_6 水平），且分叉夹角大，呈"T"形。②Ⅱ型：即正常隆突位置缺乏右主支气管分支的支气管桥，右肺通常发育不良，由起源于左主支气管的分支供应，Ⅱ型多合并肺动脉吊带畸形。③除此之外，尚有一些特殊类型的BB：辫型支气管桥，右主支气管中段发出一支气管跨越中线供应左下肺；前支气管桥，从隆突部或近隆突部发出分支供应右中下叶；重复支气管桥，左主支气管发出2支供应右肺中下叶。

影像学表现　胸部X线，可发现肺过度充气征象及纵隔移位的间接征象，但对于BB的诊断漏诊率高。支气管镜检查可用于确定气道狭窄和了解气管软骨环发育情况，但对于真假隆突的鉴别困难。超声对于合并的先天性心血管畸形的早期诊断价值大，并且具有无创、可重复等优点，但对BB的诊断困难。由于BB多发现于婴幼儿，所以推荐使用低剂量CT，尽可能降低辐射剂量，CT通过后处理进行多平面（MPR）和容积再现（VR）重建，可清楚显示分支异常的支气管及周围结构关系。CT通过三维重建，可以测量BB与左主支气管的角度，识别BB的真、假隆突位置，可指导气管插管和手术。

鉴别诊断　BB常需要与气管支气管（tracheal bronchus，TB）进行鉴别。TB是指由气管直接发出段支气管的先天发育异常，最常见的是右肺上叶支气管起源于气管，其高于正常隆突水平，多位于距隆突2cm以内，而支气管桥可见假性隆突，一般平 T_5-T_7 水平，低于正常隆突的 T_4-T_5 水平，并且分叉的角度大于正常隆突分叉的角度。

诊断启示　对于婴幼儿不明原因的呼吸窘迫、反复呼吸道感染和合并先天性心血管畸形的患者，BB应作为鉴别诊断之一，可尽早行低剂量CT气管3D重建、心脏彩超，以便明确诊断，及时干预，从而改善预后。

部分参考文献

[1]　曾森强,樊慧峰,卢根,等.儿童先天性支气管桥畸形临床与解剖形态分析[J].中华实用儿科临床杂志,

2017,32（16）:1262-1266.

［2］　杜彦强,张华,王莹,等.儿童肺动脉吊带合并支气管桥畸形 3 例［J］.中国综合临床,2022,38（1）:88-91.

［3］　Raghuraman S,Bhatia A,Sodhi KS,et al. Stenotic bridging bronchus:An uncommon congenital airway a-nomaly［J］. Lung India,2021,38（4）:399-400.

［4］　Henry BM,Cheruiyot I,Wong LM,et al. The bridging bronchus:A comprehensive review of a rare,po-tentially life-threatening congenital airway anomaly associated with cardiovascular defects［J］. Pediatr Pulmonol,2019,54（12）:1895-1904.

［5］　颜密,李渠北.儿童先天性气管支气管畸形 176 例临床分析［J］.中华实用儿科临床杂志,2021,36（13）:1011-1014.

病例 30　　支气管源性囊肿

临床资料　　男性,50 岁。CT 偶然发现右肺上叶囊性病灶。查体:神清语利,应答切题,浅表淋巴结未及。胸廓对称,双侧呼吸运动基本一致,双肺呼吸音粗,右肺呼吸音略低,未闻及明显啰音,心律齐,未闻及心脏杂音,腹软,未及阳性体征,双下肢不肿。实验室检查:白细胞（WBC）9.41×10⁹/L,中性粒细胞数 6.43×10⁹/L,淋巴细胞数 2.20×10⁹/L。

影像学检查

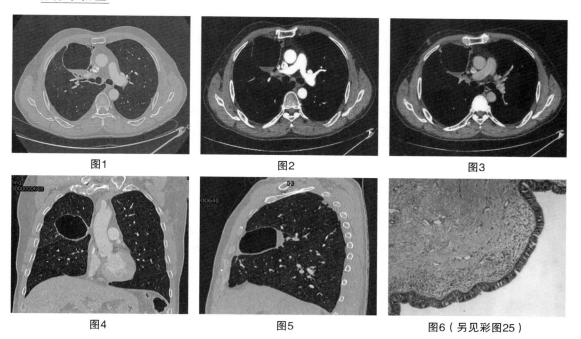

图1　　　　　　　　　　图2　　　　　　　　　　图3

图4　　　　　　　　　　图5　　　　　　　图6（另见彩图25）

图例说明　　图 1 至图 5 分别为肺窗轴位、动脉期、静脉期、肺窗冠状位和矢状位图,右肺上叶前段类圆形囊性病灶,大小为 7.9cm×6.8cm,内可见气-液平面,壁薄光滑,病灶未与支气管相通,病灶边界清楚,周围未见明显异常密度影。囊性病灶壁增强扫描未见明显强化,纵隔内未见异常增大淋巴结。图 6 为病理（HE ×40）,镜下见单房囊肿壁内衬纤毛柱状上皮,上皮下基质内见少量炎性细胞、含铁血黄素的巨噬细胞。

病理结果 术中所见：沿支气管打开各肺段，支气管黏膜未见异常，剖开处可见一囊腔，内容物已流，直径8cm，囊内壁光滑。镜下见单房囊肿壁内衬纤毛柱状上皮，上皮下基质内见少量炎性细胞、含铁血黄素的巨噬细胞。周围肺组织慢性炎症，局部间质充血、出血及胆固醇结晶形成。诊断意见：右肺上叶支气管源性囊肿。

病例分析 支气管源性囊肿（bronchogenic cysts，BCs）是一种极其少见的先天性呼吸系统发育异常，占先天性囊性肺疾病的13%～15%。BCs的发病机制尚不完全明确，较为公认的是胚芽脱落移位假说。支气管源性囊肿起源于异常发育的原始前肠，在胚胎时期支气管由原始前肠腹侧经萌芽发育而成，支气管胚芽异常出芽，形成盲端，支气管分泌液不能排出，充填盲端形成囊肿，充满空气的囊肿相对罕见。支气管源性囊肿发生的部位与异常出芽时间的早晚有关，异常发育出现的较早，在大气管附近，BCs多位于纵隔和肺门，若出现的时间晚则BCs位于肺内。支气管源性囊肿大多位于纵隔，占50%～60%。另外，BCs也可以游离至身体的其他部位，形成异位的支气管源性囊肿，如颈部、腹部、脊柱、皮肤等部位。支气管源性囊肿见于任何年龄段，但好发于儿童和青少年，男性多于女性，发病率为1/（42 000～68 000）。BCs一般无明显临床症状，症状与囊肿合并感染或对邻近组织结构的压迫有关，表现为发热、咳嗽、咳痰、咯血、胸痛、喘鸣、呼吸困难和吞咽困难等。

临床病理 支气管源性囊肿一般呈球形，边缘光滑，单个，大小为2～12cm，囊壁少见钙化，内衬呼吸道上皮，由杯状细胞和假复层纤毛柱状上皮构成。囊壁可含平滑肌、黏液腺或软骨组织，很少含有神经及脂肪组织。囊肿内充满富含蛋白的黏稠液体，少数含空气或血性液体，一般不与支气管树相通。

影像学表现

1. 胸部X线检查　肺内支气管源性囊肿好发于下叶，边界清楚，单发，表现为均匀水样密度、含气囊肿或气-液平面的囊肿，周围肺实质可因压迫引起局限性膨胀不全。

2. CT　是支气管源性囊肿的首选检查，支气管囊肿的CT密度一般为0～20Hu，可因囊肿内的蛋白含量、血性成分、水或继发感染而导致密度不均匀。囊壁薄、均匀，厚度一般<3mm，增强扫描无强化。

3. MRI检查　MR的信号特征同样取决于囊肿内成分，一般表现为长T_1长T_2信号，如果蛋白成分含量多，在T_1WI上表现为高信号，在T_2WI上为均匀的、非常高的信号，增强扫描后无强化。

鉴别诊断 支气管源性囊肿需要与以下疾病鉴别。

1. 心包囊肿　多位于右侧心膈角区，呈类圆形密度均匀的囊性病灶，大多与心包粘连或有蒂相连，有时与纵隔旁的支气管囊肿分辨困难，需要病理确诊。

2. 肺大疱　肺内的含气支气管囊肿需要与肺大疱鉴别，一般肺大疱多位于胸膜下，呈多发的薄壁囊性空腔，形态不规则，病理上肺泡壁无软骨、支气管等结构，从而与支气管囊肿相鉴别。

3. 先天性肺气道畸形　是一种先天性发育异常，好发于新生儿，其中4型先天性肺气道畸形表现位于外周的大囊（>7cm）。需要与支气管囊肿鉴别，一般先天性肺气道畸形与支气管树相通，壁厚薄不均，其内可见分隔。

诊断启示 临床症状不典型，纵隔或肺内发现孤立、薄壁、边缘光整、密度均匀囊肿或含气囊腔,增强无明显强化,需考虑支气管源性囊肿的可能。

部分参考文献

[1] 韦金梅,邓静敏.支气管囊肿的诊治研究进展[J].国际呼吸杂志,2014,34(10):786-791.
[2] Nardi WS,Mata L,Dezanzo P,et al. Intradiaphragmatic bronchogenic cyst:report of a rare new case[J]. BMJ Case Rep,2022,22,15(3):e248136.
[3] Hotta T,Rong S,Tsubata Y,et al. The development of a polypoid intrapulmonary bronchogenic cyst in the bronchial lumen[J]. Respirol Case Rep,2018,6(7):e00350.
[4] Bayfield N,Stamp N,Laycock A,et al. Large air-filled intrapulmonary bronchogenic cyst associated with tension pneumothorax during air travel[J]. BMJ Case Rep,2019,12(3):e228032.

病例31　异常体循环动脉供应正常肺

临床资料　女性,48 岁。患者颈部红斑、丘疹 10 天,自发病以来,精神、饮食、睡眠尚可,大小便可,体重无明显减轻。否认病毒性肝炎、肺结核、伤寒、疟疾病史,否认高血压、糖尿病、高血脂病史,否认心脏病、脑血管疾病史,否认精神病史、地方病史、职业病史。查体:颈部红斑、丘疹,颜色鲜红,米粒至豆大,可见斑片状色素沉着斑。实验室检查:白细胞 $3.85×10^9/L$,红细胞 $4.24×10^{12}/L$,中性粒细胞比率 58.50%,C 反应蛋白 84.09mg/L。

影像学检查

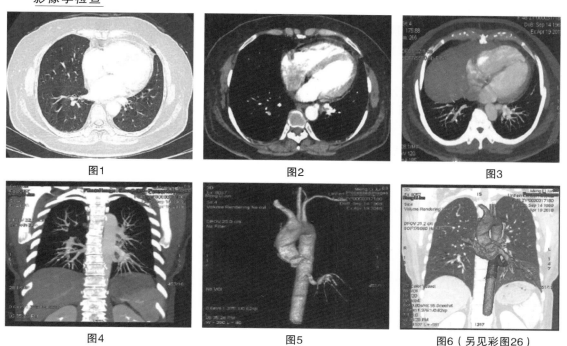

图1　　　　　　　　　　图2　　　　　　　　　　图3

图4　　　　　　　　　　图5　　　　　　　　　　图6（另见彩图26）

图例说明 图1为胸部CT肺窗,表现为左肺下叶支气管血管纹理清晰,支气管通畅,左心房后方见结节影。图2为增强扫描动脉期,可见异常体动脉供应左肺下叶。图3和图4为MIP重建,可见正常左肺下叶动脉。图5和图6为血管三维重建,可见异常体动脉来源于胸主动脉,向前下弯曲走行供应左肺下叶。

病例分析 异常体循环动脉供应正常肺(anomalous systemic arterial supply to the nor-mal lung,ASANL),是指主要起源于降主动脉的异常动脉供应正常肺组织,伴或不伴肺动脉供血,经正常肺静脉引流回左心房的一种十分少见的先天性肺血管畸形,又称无肺隔离症的体循环动脉异常、体循环动脉畸形等。异常动脉主要来源于降主动脉,也有文献报道异常动脉起源于腹腔动脉、锁骨下动脉或内乳动脉,供应正常肺组织主要位于左肺下叶,也可能位于右肺。发病机制可能是由来源于永存胚胎主动脉分支的异常体循环动脉供应了某段肺组织。多发生于亚洲人群,男性多于女性,青壮年多见。ASANL大多数患者无症状,部分患者可出现咯血、胸闷、气促,也可因左向左血管分流,引起左心室扩大和充血性心力衰竭。

临床病理 ASANL的异常体动脉(anomalous systemic artery,ASA)常起源于降主动脉,偶见于腹腔干,更罕见的来源于锁骨下动脉、内乳动脉等,静脉引流至肺静脉。ASA由于体循环的高压向肺循环的低压形成明显的压力差,所以长期的高压血液导致肺间质血管发生不可逆的扩张、增生等,ASA管壁增厚、瘤样扩张及粥样硬化样改变,ASA管腔一般异常粗大、纤曲,部分文献报道有动脉瘤形成。由于血流量增大,导致肺血流量增大,出现左向左分流,充血性心力衰竭,以及肺泡血管破裂出现咯血。病理上异常供血区的支气管及肺组织均正常,肺泡壁可见明显充血伴腔内含铁血黄素沉积。根据所供应的肺组织是否有正常肺动脉分为两型:完全型肺动脉缺如,不完全型肺动脉缺如。

影像学表现 ASANL的诊断主要依靠影像学,常见于左肺下叶,X线胸片表现为左肺下肺野心影后方结节/肿块影。CT平扫显示左肺下叶体积缩小,密度稍高,部分可见磨玻璃密度影,支气管发育正常,外周血管扩张,但无法明确显示ASA。胸部增强扫描、容积重建和多平面重建可以清楚显示异常体动脉常起源于降主动脉,血管粗大、纤曲、瘤样扩张,先下降后上升,多呈"S"形改变。源于腹主动脉的异常血管,多细长且走行较为平直。左肺下叶肺动脉部分缺如或存在分支,但较为细小。静脉期可见肺静脉引流正常。肺血管造影是诊断ASANL的金标准,但由于其有创、且价格昂贵,所以一般被CTA替代。

鉴别诊断 ASANL需要与以下疾病鉴别。

1. 叶内型肺隔离症 共同点是都可见异常体动脉供血,但隔离的肺组织一般在CT上表现为实性、囊性、囊实性占位病变,形状不规则,并且隔离肺与支气管不相通,明显不同于ASANL。

2. 肺动静脉瘘 主要是指扩张的供血动脉与引流肺静脉之间有异常血管团,而ASANL无。

诊断启示 临床有反复的咯血、咳嗽、呼吸困难、充血性心力衰竭患者,胸部CT平扫左肺下叶前内基底段见结节或肿块时,需警惕本病,及时进行CTA检查,寻找异常体动脉,明确诊断。

部分参考文献

[1] 吴挺挺,王陆,赵大海,等.异常体动脉供应正常下肺基底段三例并文献复习[J].中华结核和呼吸杂志,2017,40（10）:749-754.

[2] Shams S,Firouzi A,Zanganehfar ME,et al. Successful percutaneous intervention in a rare case of aberrant systemic artery to a normal lung presented with hemoptysis[J]. J Cardiol Cases,2021,24(3):122-125.

[3] Wee NK,H'ng MWC,Punamiya S. Isolated Systemic Arterial Supply to Normal Lung with Aneurysm Formation:A Rare Entity with An Even Rarer Complication[J]. Am J Case Rep,2020,21:e926409.

[4] Arvind B,Gupta SK,Kothari SS. Isolated systemic arterial supply to normal lung-an unusual cause of extracardiac left-to-right shunt[J]. Cardiol Young,2020,30(12):1946-1950.

[5] Hu B,Lan Y,Li Q,et al. Merged image reconstruction for anomalous systemic arterial supply to a normal lung[J]. J Med Radiat Sci,2020,67(2):151-154.

病例 32　肺隔离症

临床资料　男性,16 岁。咳嗽、咳痰、发热伴胸痛 3d,既往有类似症状发作史,对症治疗后好转。每日吸烟约 10 支。查体:胸廓对称,双侧呼吸运动基本一致,双肺呼吸音粗,左下肺呼吸音略低,未闻及明显啰音。心腹未及明显阳性体征。实验室检查:白细胞(WBC) 15.34×10^9/L;C 反应蛋白(CRP)20.16mg/L。

影像学检查

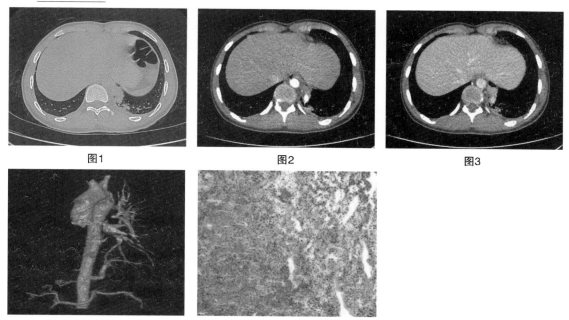

图1　　　　　　　　　　图2　　　　　　　　　　图3

图4（另见彩图27）　　　　图5（另见彩图28）

图例说明 图 1 为 CT 肺窗轴位,左肺下叶前内基底段见不规则实性密度影,边缘见斑片状影,边缘模糊。图 2 为动脉期,可见降主动脉异常增粗、纡曲的分支血管供应左肺下叶病灶。图 3 为静脉期,引流静脉入肺静脉。图 4 为主动脉及分支三维重建图像,直观显示降主动脉左侧异常分支供应左肺下叶病灶。图 5 为病理(HE ×100),部分区域见多量急慢性炎细胞浸润,部分肺泡间隔纤维化。

病理结果 大体标本示(左肺下叶)切除肺叶大小为 16cm×13cm×4cm,支气管断端直径为 1.5cm,剖开处切面灰红色、质软、海绵状,剖开处及周围肺均未见明显异常。镜下部分区域见多量急慢性炎细胞浸润,部分肺泡间隔纤维化,多量肺泡腔内可见出血,结合临床,符合肺隔离症。

病例分析 肺隔离症(pulmonary sequestration,PS)最早由 Pryce 在 1946 年描述,隔离肺由一团无功能的肺组织组成,与气管支气管树缺乏正常的沟通,有一个或多个异常的体循环动脉供血为特征的一种相对罕见的肺先天性发育异常。肺隔离症的发病机制有副肺芽学说、牵引血管学说、血管发育不全学说。目前比较认同的是副肺芽学说,胚胎发育期间正常肺芽下方形成一多余肺芽,胚胎时期内脏气管与主动脉有多根毛细血管相连,当肺组织出芽、脱离时,相连的血管即衰退吸收。但由于各种原因未衰退时,就形成了由体循环的异常分支,牵引部分胚胎肺组织,形成隔离肺,隔离肺与正常肺组织分离,无正常肺组织功能。也有文献认为部分 PS 为后天获得性,由反复肺部感染,导致异常增生的动脉供血所致。肺隔离症发病率为 0.15%~1.8%,占先天性肺发育畸形的 0.15%~6.4%,青少年多见,好发于男性,男女比例约为 4:1,左肺多于右肺。近一半的患者无临床症状,在成年后发现,主要临床症状是反复发作的肺炎,表现为持续的咳嗽、胸痛及咯血;少部分会出现右向左分流的充血性心力衰竭。

临床病理 肺隔离症根据隔离肺组织有无独立的脏胸膜,将其分为叶内型肺隔离症(intralobar sequestration,ILS)和叶外型肺隔离症(extralobar sequestration,ELS)。PS 的病理学特征是异常体循环动脉向胚胎性无功能肺组织供血,大体解剖表现为实性肿块性、囊实性或囊性的发育不良肺组织,多边界清楚,体循环供血。如为 ELS,常合并其他畸形,如膈疝、膈膨升等。镜下可见结构紊乱的肺组织,内包含扩张囊腔,病变组织内包含排列紊乱的肺组织、支气管及肺泡等,周围间隔增宽,内见淋巴细胞、浆细胞浸润。

PS 供血动脉多为胸、腹主动脉(95%),少数来源于其他动脉,如内乳动脉、肋间动脉、膈动脉、主动脉弓、锁骨下动脉、胃左动脉和冠状动脉。供血动脉管径粗细不等,直径在 0.5~2.0cm。异常供血动脉多为 1 支,1 支时管径较粗;少数为多支,多支时管径较细。ILS 引流静脉多回流至肺静脉(90.97%),ELS 的静脉多回流至奇静脉、半奇静脉,少部分回流至肺静脉。部分文献报道 PS 伴扭转时可观察不到供血动脉。

影像学表现 肺隔离症是一种先天性发育畸形,对于产前的 PS 检查常用的方法为超声和 MRI。由于超声具有无辐射、可重复性特点,彩色多普勒可动态地显示来自体循环的供血血管。磁共振成像(MRI)及磁共振血管成像(MRA)同样由于无创、无辐射等特点,MRA 可多角度显示异常供应血管,并能多参数观察病变的大小、范围及信号特征,区分叶内型或叶外型。

肺隔离症常用的检查技术为 CT 和 CTA,ILS 多见(83.84%),多位于左肺下叶后基底段近胸膜,CT 上呈均匀、边界清楚的实性肿块、囊性或多囊的占位病变,边界清楚,未见与支气管分支相连,无肺动脉供血,可见异常体动脉供血,多数通过肺静脉引流。叶内型肺隔离症常合并感染,表现为囊性病变,可见气-液平面,边界可不清楚,并在短期内出现形态的改变。最常见的病原体是铜绿假单胞菌,其次为肺结核、诺卡菌或曲霉菌,部分长期反复感染,导致相连的肺组织内见纤维化病灶、牵拉性支气管扩张及局限性肺气肿。

ELS 较 ILS 少见,90%发生于左肺底近膈面,少见位于膈下腹腔内。CT 上多表现为实性肿块,密度均匀,由于有完整的包膜,边界清楚,不与支气管相通,所以很少发生感染,偶见囊性区域,含气罕见。CTA 上可清楚显示异常供血的体循环动脉和引流静脉。

鉴别诊断 肺隔离症需要与以下疾病鉴别。

1. 异常体循环动脉供应正常肺(anomalous systemic arterial supply to the normal lung,ASANL) ASANL 主要与 ILS 鉴别。ASANL 虽然有异常的体动脉供血,但相应肺组织发育正常,可见正常肺动脉及支气管支配,明显不同于 ILS。

2. 先天性肺气道畸形 是一种先天性发育异常,好发于新生儿。一般先天性肺气道畸形与支气管树相通,壁厚薄不均,其内可见分隔,隔离肺多位于左肺下叶后基底段近胸膜,并不与支气管相通。

诊断启示 肺隔离症临床症状缺乏特异性,CT 上表现为左肺下叶脊柱旁,实性、囊性的肿块,形态不规则,CTA 发现异常体循环动脉供血则可提示诊断。

部分参考文献

[1] Gabelloni M,Faggioni L,Accogli S,et al. Pulmonary sequestration:What the radiologist should know[J]. Clin Imaging,2021,73:61-72.

[2] 王海琴.肺隔离症临床、影像、病理特征 43 例分析[D].浙江:浙江大学,2016:1-53.

[3] Gao R,Jiang L,Ren Z,et al. Intralobular pulmonary sequestration in the middle lobe supplied by a right internal mammary artery:a case report[J]. BMC Pulm Med,2022,26;22(1):286.

[4] Yang L,Yang G. Extralobar pulmonary sequestration with a complication of torsion:A case report and literature review[J]. Medicine,2020,99(29):e21104.

[5] 宋帅林,崔凌涵,邢志嵩,等.巨大供血动脉肺隔离症 1 例 [J].中华胸心血管外科杂志,2022,38(5):300-301.

病例 33 肺黏液表皮样癌

临床资料 女性,22 岁。主因体检发现肺部结节 3d 入院。查体合作,口唇及四肢末梢无发绀,双肺呼吸音清,未闻及干湿啰音。实验室检查:癌胚抗原 $10.10\mu g/L$,鳞状细胞相关抗原 $1.9ng/L$。支气管镜:左肺下叶内前基底段支气管黏膜光滑,管腔呈外压性狭窄,左肺下叶外后基底段被新生物完全阻塞。

影像学检查

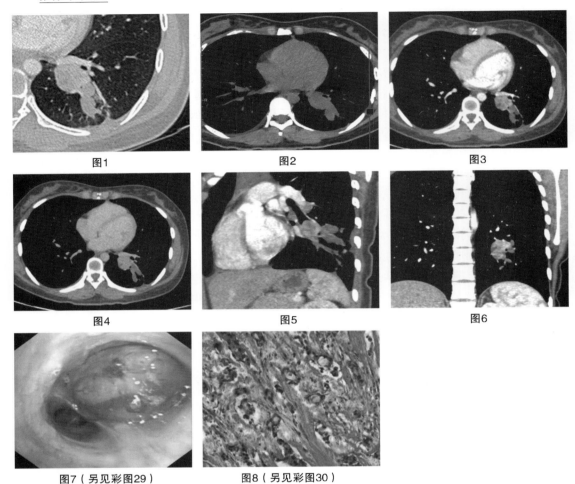

图1　　　　　　　　　　图2　　　　　　　　　　图3

图4　　　　　　　　　　图5　　　　　　　　　　图6

图7（另见彩图29）　　　　图8（另见彩图30）

图例说明　图1为肺窗,左肺下叶后基底段可见不规则高密度影,呈葫芦状改变,内外侧边界清楚,近胸壁侧边界不清,与胸膜粘连,局部胸膜增厚。图2为纵隔窗,病灶大小为3.2cm×2.2cm,CT值为23Hu,纵隔区未见明显增大淋巴结。图3为动脉期,动脉期CT值为70Hu,净增CT值47Hu,周围可见供血动脉,动脉连续性中断,其内未见明显血管穿行。图4为静脉期,静脉期CT值为80Hu,净增CT值为57Hu。图5和图6分别为冠状位或矢状位重建,病灶边界清楚。图7为支气管镜检查,示左肺下叶外后基底段被新生物完全阻塞。图8为病理图像(HE×100),纤维间质内见散在分布的中间性细胞,部分呈小腺管状排列,细胞核深染、轻度异型。

病理结果　切除肺组织内见一肿物,大小为2.8cm×2cm×2cm,与周围肺组织界限清楚,切面呈灰白灰黄色、实性、质中,肿物周围可见一灰白暗红质糟区,大小为3cm×3cm×2cm。镜下见肿瘤以囊性为主,瘤细胞由黏液性、中间性及少量表皮样细胞混合组成,癌细胞累犯软骨,未累及肺膜,未见明确脉管内癌栓及神经侵犯。免疫组化:TTF-1(—),CK7(3+),Napsi-nA(—),CD34(—),S-100(—),Ki-67(+约2%)。特殊染色结果:PAS(—)。考虑低度恶性黏液表皮样癌。

病例分析　　原发肺黏液表皮样癌(pulmonary mucocepidermoid carcinoma,PMEC)是源于气管、支气管树黏膜下腺体 Kulchitsky 细胞的唾液腺类肿瘤,占原发性肺癌的 0.1%～0.2%。PMEC 平均发病年龄为 40 岁左右,男性略多于女性,40 岁以上男性更易发生高级别 PMEC,年轻女性更倾向于发生低级别 PMEC。临床症状不典型,因发生的部位不同可出现咳嗽、咳痰、咯血或痰中带血丝、发热、背部疼痛、气促,或无症状于体检时发现。

临床病理　　大体上,瘤体呈柔软的,略呈黏液状,颜色为灰白、灰黄色,可有出血区域。肺黏液表皮样癌的瘤体主要由黏液细胞、表皮样细胞和少量中间型细胞构成。组织学上,将 PMEC 分为低级别和高级别。低级别以囊性变为主要成分,实性区的组成由分泌黏液的柱状上皮形成小腺体、小管和囊肿,坏死不显著;囊肿内通常含有浓缩的黏液,使肿瘤呈胶样外观,富含黏液的物质中易形成点状钙化。高级别 PMEC 以实性成分为主,组成细胞大部分为中间型细胞和鳞状细胞,伴有少量的黏液分泌成分。

影像学表现　　低级别肺黏液表皮样癌影像学表现如下。①PMEC 好发于叶段支气管内,CT 常表现为肺叶或段支气管腔内结节或肿块,向腔内生长,大部分沿支气管走行的方向延伸,因病灶起源于黏膜下,所以结节表面光整;周围型,边缘光滑或分叶肿块。②低级别 PMEC 以囊性变为主要成分,CT 值密度偏低 20～30Hu,增强扫描轻中度强化,强化的幅度约 22Hu。③瘤体内的散在点状钙化。④间接征象:支气管近端阻塞所致支气管内黏液分泌物增加,填充管腔,管腔扩张后可显示为管状或分支状结构。常合并阻塞性肺炎和肺不张。

高级别肺黏液表皮样癌影像学特征:①肿瘤在支气管壁内呈侵袭性生长,并侵犯周围组织;②肿瘤密度相对比较均匀,增强扫描后肿瘤多呈中重度的强化;③高级别 PMEC 恶性程度高,常有肺门和纵隔淋巴结转移。

鉴别诊断　　PMEC 需要与肺内常见的肿瘤,如鳞癌、腺癌、类癌及其他唾液腺类肿瘤相鉴别。

1. 鳞癌　　常见于老年人,男性多见,与吸烟相关,多呈浸润性生长,易变性、坏死,形成空洞或癌性肺脓肿。

2. 腺癌　　常见于老年人,腺癌常见于外周型,常见分叶、毛刺和胸膜牵拉等恶性特征。

3. 类癌　　发病年龄和临床表现与 MEC 相似,但类癌部分可出现类癌综合征、库欣综合征,为富血供肿瘤,增强后强化明显。

4. 腺样囊性癌　　好发于青年人,多累及气管。CT 上呈气管壁移行的弥漫、环状增厚,少数也可呈结节状,但多腔内外浸润性生长,纵向范围＞3cm,管腔壁浸润超过 1/2。肿瘤密度多低于肌肉,强化不明显,钙化罕见,恶性程度高,转移多见。

诊断启示　　尽管 PMEC 在临床上少见,如青年人,对于病灶位于气管或主支气管内,密度较低(黏液成分)的囊实性病灶,增强扫描轻中度强化,远段有支气管黏液栓的,要警惕 PMEC 可能。

部分参考文献

[1]　Wang MG,Ouyang SY,Sun PZ,et al. Pulmonary mucoepidermoid carcinoma in Chinese population:a clinicopathological and radiological analysis[J]. Int J Clin Exp Pathol,2015,8(3):3001-3007.

[2] Neda Kalhor,Cesar A,Moran,et al. Pulmonary mucoepidermoid carcinoma:diagnosis and treatment[J]. Expert Review of Respiratory Medicine,2018,12(3):249-255.

[3] 蒋敏波,李天女,吴飞云,等.支气管粘液表皮样癌的临床特征及CT诊断[J].医学影像学杂志,2012,22(7):1083-1086.

[4] 袁文欣,刘立志,崔春燕,等.粘液表皮样癌临床与影像特点的研究[J].中国CT和MRI杂志,2012,10(5):27-30.

[5] 殷全红.肺粘液表皮样癌的CT诊断(附5例报告及文献回顾)[J].中国CT和MRI杂志,2010,8(1):36-38.

病例 34　肺炎性肌纤维母细胞瘤

临床资料　男性,56岁。因"发热、咳嗽、咳痰"发现右肺下叶占位,考虑肺脓肿,给予抗感染治疗(具体不详),10余天后复查CT右肺下叶占位无显著改变,支气管镜灌洗液病理无阳性提示。半年后再次出现咳嗽、咳黄痰、间断痰中带血并间断发热,最高体温38.2℃。查体:浅表淋巴结未及,胸廓基本对称,双侧呼吸运动基本一致,双肺呼吸音略粗,闻及散在痰鸣音。心腹未及明显阳性体征。实验室检查:白细胞$18.03×10^9$/L,中性粒细胞$12.72×10^9$/L,红细胞沉降率43.00mm/h,糖类抗原CA 125为57.63U/ml(正常值0～35 U/ml)。支气管镜检查可见主气管通畅,黏膜光滑,管腔内见中量黏稠痰液。右主支气管、右中间段、右下叶支气管内可见血性脓痰,追踪至右下叶外后基底段,其黏膜不光滑,水肿、增厚,管腔轻度狭窄,后续管腔内可见大量脓性分泌物排出,并有坏死物。

影像学检查

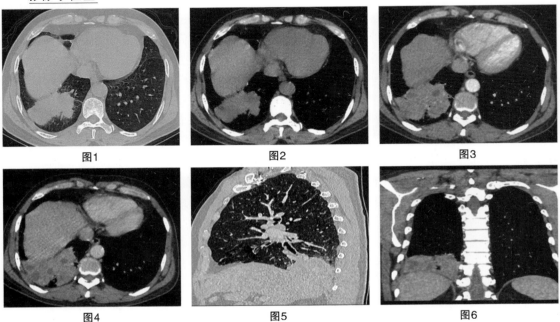

图1　　　　　　　　图2　　　　　　　　图3

图4　　　　　　　　图5　　　　　　　　图6

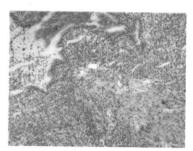

图7（另见彩图31）

图例说明 图1至图4分别为CT轴位肺窗、纵隔窗、动脉期和静脉期，图5为肺窗矢状位重建，图6为纵隔窗静脉期冠状位重建。右肺下叶见不规则囊实性软组织肿块影，呈分叶状改变，边缘似见"桃尖"征、"平直"征，周围可见长毛刺，相应近端支气管壁增厚、狭窄，病灶与胸膜呈宽基底相连。增强扫描后实性成分轻-中度渐进性强化，平扫CT值37Hu，动脉期CT值约62Hu，静脉期CT值约73Hu，囊性成分未见强化。纵隔内4R区见较大的淋巴结为1.7cm×1.1cm，强化均匀。相邻增厚的胸膜呈中等度强化。图7为病理（HE×100），大量炎细胞背景内见增生的肌纤维母细胞，无明显异型。

病理结果 （右肺下叶）送检肺组织大小为15cm×13cm×5cm，已部分剖开，剖开处见一结节样增生区域，大小为6cm×4cm×3.5cm，切面呈灰白、灰黄色，略灰黑色，实性，质中，与周围组织界限不清。镜下：肺组织部分肺泡结构破坏，局部呈结节状增生，间质纤维组织增生，肺泡腔内组织细胞聚集，肺泡及血管周围多量淋巴细胞、浆细胞浸润，淋巴滤泡形成，局灶坏死伴感染，累及胸膜。特殊染色结果：抗酸染色（一），PAS（一），六胺银（一）。符合炎性肌纤维母细胞瘤。

病例分析 炎性肌纤维母细胞瘤（inflammatory myofibroblastic tumor，IMT）是一种由炎性细胞和肌纤维梭形细胞组成的瘤样病变，可发生于身体的任何部位，以肺部多见。发生在肺部的称为肺炎性肌纤维母细胞瘤，以往多称为肺炎性假瘤，占肺部肿瘤的0.7%左右。肺炎性肌纤维母细胞瘤是一种真性肿瘤，表现为良性，但病程迁延，可有局部复发或转移，具有恶性潜能。病因不明，可能与炎症、创伤、基因突变等有关，PIMT发病年龄跨度大，国外文献报道好发于儿童，国内文献报道多见于40岁以上，无性别差异。临床表现无特异性，部分无症状，咳嗽、咳痰及咯血多见，有的会出现痰中带血、胸痛、发热等，大多数实验室检查正常，部分可有红细胞沉降率加快，血小板增多。

临床病理 大体肿物切面呈灰红色或灰白色，质地较韧，周围见纤维包膜。镜下：主要表现为成纤维细胞（纤维母细胞）及梭形肌纤维母细胞，还有淋巴细胞、浆细胞和嗜酸性粒细胞等炎性细胞，构成肿瘤的主要成分。梭形细胞呈束状、席纹状排列，细胞异型性不明显，核分裂象不常见。根据病理的不同分为3型：黏液样型，梭形细胞密集型，纤维型。免疫组化瘤细胞表达Vimentin、SMA、Desmin，部分表达CK、ALK、KP-1，S-100、CD17阴性。

影像学表现 肿瘤大部分为单发，形态多为圆形、类圆形及不规则形，可有浅分叶，边缘光滑或毛刺，毛刺多为粗长毛刺，常位于肺的外周表浅部分。多发生于胸膜和叶间裂旁，相邻胸膜有炎性反应，表现为不均匀增厚、呈宽基底相连，有文献称为"宽桥"征。PIMT的不同病理分型有着不同的增强CT表现。①黏液样型，以女性为多，其内有黏液变，所以一般呈囊实性肿块，病变内血供丰富，并有炎性细胞浸润，实性成分动脉期明显强化，呈不均匀、花环状强化,静脉期进一步增高。无强化成分可为凝固性坏死、炎性渗出或黏液变。②梭形细胞密集型,男女分布无差别,以梭形细胞密集为主要特征,部分病灶内见斑片状钙化灶,增强扫描呈渐进性、持续性强化,强化程度低于黏液型。③纤维型:以男性为多,以胶原密集为主要特征,增强扫描呈轻、中度强化。"宽桥"征、"桃尖"征、"平直"征是PIMT的特征性CT表现。病灶边缘可见形似桃尖的尖角样突起,边缘呈锐角,称为"桃尖"征,病理基础是肿瘤包膜于邻近胸膜或周围组织粘连或受邻近结缔组织牵拉形成的尖角状凸起。"平直"征为肿瘤边缘平坦区或略微内凹的平坦区,病理上为病灶沿肺叶或肺段的边缘形成,或病灶边缘纤维化牵拉。另外,还有"病灶边缘空泡"征,"病灶下缘多发小结节"征,"血管穿行"征,病灶周围"晕"征等,多个征象用于疾病的诊断与鉴别诊断。MRI在肺部病变的应用较少,PIMT在T_1WI上表现为中等信号强度,在T_2WI上表现为高信号。

鉴别诊断 PIMT在临床上误诊率高,容易误诊为肺癌或其他占位病变,因此需要结合临床症状和影像学特点与以下疾病进行鉴别。

1. 肺癌 临床症状常有咯血,血痰,CT上肿瘤边缘有分叶征,短细毛刺,血管集束征,胸膜凹陷征,常有肺门、纵隔淋巴结增大。

2. 机化性肺炎 一般有感染症状,经治疗后病灶可有缩小,而PIMT多变化不大。

3. 肺隔离症 常好发于双肺下叶脊柱旁,可有反复感染,有时也是体检时发现,但其有特异性征象,在增强CT可发现异常的体循环供血。

4. 肺结核 多有咳嗽、咳痰、低热、午后潮热症状,常见于上叶尖后段、下叶背段,边缘有卫星结节,钙化多见,可有厚壁偏心空洞,内壁光整,胸膜增厚、粘连及钙化。增强扫描为环状强化、不均匀强化。

5. 肺脓肿 多发生于青壮年,明显的临床症状,高热、咳嗽、咳大量浓稠痰,厚壁空洞,内壁光滑,部分内见液平。

诊断启示 PIMT尽管发病率低,临床症状不典型,在影像学检查中如发现病灶位于肺的外周表浅部位,多发生于胸膜和叶间裂旁,有"宽桥"征、"桃尖"征、"平直"征等形态学特征,增强扫描表现为渐进性强化时要考虑PIMT的可能。

部分参考文献

[1] 赵曦瞳,岳松伟,程强,等.不同病理分型炎性肌纤维母细胞瘤CT表现分析[J].中华医学杂志,2017,97(1):43-46.

[2] Akshay Khatri,Abhinav Agrawal,Rutuja R,et al. Inflammatory myofibroblastic tumor of the lung [J]. Adv Respir Med,2018,86:27-35.

[3] Lakshmana Das Narla,Beverley Newman,Stephanie S,et al. Inflammatory pseudotumor [J]. RadioGraphics,2003,23:719-729.

病例 35　肺黏膜相关淋巴组织淋巴瘤

临床资料 男性,68岁。半年来每遇劳累时便开始出现发作性胸憋、胸痛、气短不适,位于胸前区,每次持续约 10min,同时伴轻度咳嗽、咳痰,以白色黏痰为主,量不多,无发热、寒战,无盗汗、咳血。行心电图检查提示心肌梗死,给予抗凝、改善循环及调脂等治疗,对症治疗后效果不佳,为求进一步诊治入院。查体:T37.0℃,P76 次/分,血压最高 160/90mmHg。双肺呼吸音清,未闻及明显干湿性啰音。实验室检查,电解质 + CRP:钾 3.75mmol/L,钠 139mmol/L,氯 101mmol/L,C 反应蛋白 104.70mg/L。白细胞 6.9×10^9/L,中性粒细胞比例 76.00%↑(40%～75%);红细胞沉降率(ESR)70.00mm/h↑,糖类抗原 CA 125 67.47U/ml ↑(参考值 0～35U/ml)。

影像学检查

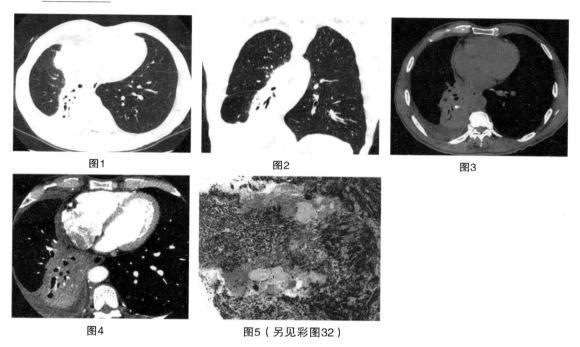

图1　　　　　　　　　　图2　　　　　　　　　　图3

图4　　　　　　　　图5（另见彩图32）

图例说明　图 1 为 CT 肺窗轴位,右肺下叶楔形实变,内见充气支气管征,纵隔向右侧偏移,左肺代偿性增大。图 2 为肺窗冠状位,右肺门至右肺下叶楔形实变,尖端指向肺门,内见充气支气管征,病灶与周围肺组织分界清。图 3 为纵隔窗轴位,右肺下叶楔形实变,密度均匀,内见斑点状钙化,右侧胸腔少量积液。图 4 为增强纵隔窗,右肺下叶病灶均匀强化,未见液化坏死区,相应支气管扩张。图 5 为病理(HE ×100),黏膜内弥漫增生的细胞,胞体小,核深染。

病理结果　穿刺活检,镜下:黏膜内弥漫增生的细胞,胞体小,胞质量少,细胞核圆形或略不规则,染色质细腻,无明显核仁,核分裂象少。免疫组化:CD3(－)、CD20(＋)、CD10(－)、CyclinD1(－)、CD23(－)、Bcl-6(－)、TTF-1(－)、Syn(－)、p40(－)、CK(－)、Ki-67(＋约 5%)。综合考虑黏膜相关淋巴组织淋巴瘤。

病例分析　原发性肺黏膜相关淋巴组织淋巴瘤(pulmonary mucosa-associated lymphoid tissue lymphoma,PMALTL)是一种结外边缘低级别 B 细胞非霍奇金淋巴瘤,起源于黏膜相关淋巴组织的后生发中心记忆 B 细胞,它是一种极其罕见的肺肿瘤。原发肺淋巴瘤占肺部肿瘤的 0.5%～1%,PMALTL 是最常见的肺淋巴瘤类型,占所有原发性肺淋巴瘤的 70%～

90％,好发年龄为50—60岁,30岁以下少见,男女发病率相当。PMALTL病因学和发病机制仍不完全明确,目前的研究主要集中在抗原刺激和细胞遗传学说。肺MALT淋巴瘤是一种起源于支气管黏膜相关淋巴组织的疾病,在正常成人支气管内不存在黏膜相关淋巴组织。抗原刺激学说认为在慢性抗原(慢性感染、自身免疫性疾病等)刺激下引起支气管黏膜相关淋巴组织的B细胞单克隆增生,最终导致原发性肺MALT淋巴瘤的形成。细胞遗传学说认为,如t(11;18)(q21;q21)、t(14;18)(q32;q21)等也参与肺MALT淋巴瘤的形成。原发性肺黏膜相关淋巴组织淋巴瘤患者临床症状不典型,表现为轻度非特异性呼吸道症状,通常包括咳嗽、轻微的呼吸困难和胸痛,有时也有咯血,这些病变的症状性质可能随着疾病病程的延长而变得明显。

临床病理 人体内回肠末端的Peyer斑存在丰富的MALT,但黏膜相关组织淋巴瘤最常发生的部位是没有MALT的部位,如胃肠道、唾液腺、肺和甲状腺。肺MALT淋巴瘤的典型大体特征是黄色或奶油色肿块,界限模糊,柔软,纹理与淋巴瘤淋巴结切面没有区别。组织学特征是由小细胞组成的细胞学外观,包括小圆形淋巴细胞、中心细胞样细胞或单核样细胞。肿瘤细胞沿支气管血管束和小叶间间隔浸润细支气管黏膜和肺泡上皮,大量的细胞浸润导致肺泡壁变宽,并使残留的肺泡腔塌陷,而气道通常完好无损。较少见的MALT病变可能包括淀粉样蛋白沉积或肉芽肿反应、血管侵犯,或不同程度的纤维化,这些都是其非典型特征。免疫组化:CD20(＋)、CD79a(＋)、Bcl-2(＋)、Bcl-10(＋)、CD5(－)、CD10(－)、Bcl-6(－),增殖指数较低(Ki-67＜10％)。

影像学表现 肺MALT淋巴瘤影像学上依据病变的形态可分为实变型、结节型、肿块型和混合型。实变型病变最为常见,范围较大,可累及一个或多个肺叶,以多发为主,部分表现为沿支气管血管束分布,实变区内可见空气支气管征及边缘区出现大小不等的空泡征,这被认为是肺MALT淋巴瘤最具特征性的影像表现。空气支气管征是由肿瘤细胞沿支气管黏膜侵犯,支气管腔未完全破坏阻塞形成的。实变区内的支气管常表现为僵硬或破坏扩张。空泡征的形成可能是由于肿瘤细胞的浸润,使得肺泡塌陷及支气管周围实质破坏造成的细支气管牵拉扩张。结节型见多个＜2cm的大小不等结节影,肿块型常表现为单个直径≥2cm的团块影,结节型和肿块型病变内或周围常见空气支气管征,边缘常见晕征。晕征与显微镜下表现为周围间质被排列较少的肿瘤细胞浸润有关。结节型中还有一种特殊类型仅累及纵隔和中央大支气管黏膜下,表现为支气管狭窄和扩张相间呈串珠状改变。少数病例表现为肺间质性改变,形成弥漫性网状结构,以胸膜下为主。增强扫描,病变内常见血管漂浮征,与肿瘤沿支气管血管周围间质浸润而不侵犯血管壁有关。肺MALT淋巴瘤少见影像学表现为:跨叶征,肺门和纵隔淋巴结增大,少量胸腔积液等。

鉴别诊断 肺黏膜相关淋巴组织淋巴瘤的临床表现和影像学征象与其他肺部疾病类似,包括肿瘤性和非肿瘤性疾病,如大叶性肺炎、肺结核、嗜酸性肺炎、腺癌和其他肺淋巴细胞增生性疾病等。

1. **大叶性肺炎** 大多临床症状较重,如高热、咳铁锈色痰等,与肺MALT淋巴瘤无明显或较轻的临床症状相反,且其空气支气管征不伴有支气管扩张,经积极抗感染治疗后效果明显。

2. **肺结核** 临床上常有典型的结核中毒症状,有特征性的发生部位及病变周围卫星灶,结核菌素实验多为阳性。

3. **嗜酸性肺炎** 除了肺内病变之外,常伴外周血嗜酸粒细胞增高。

4. **继发性肺淋巴瘤** 常伴有纵隔及肺门淋巴结增大、全身其他部位淋巴结增大,且很少出现扩张空气支气管影及空泡影。

5. 肺癌　常有分叶、毛刺,支气管截断,病变进展较肺 MALT 淋巴瘤快。

诊断启示　原发性肺 MALT 淋巴瘤相对罕见,临床表现上没有典型症状,影像学上以多发实变、结节或肿块影常见,病变内常伴有空气支气管征、血管漂浮征、晕征、跨叶征等。对于肺部实性病变经抗感染治疗后没有改善的患者,在诊断和鉴别诊断中应纳入原发性肺 MALT 淋巴瘤。

部分参考文献

[1] Borie R,Wislez M,Antoine M,et al. Pulmonary mucosa-associated lymphoid tissue lymphoma revisited [J]. Eur Respir J,2016,47(4):1244-1260.

[2] Du C,Zhang J,Wei Y,et al. Retrospective Analysis of 9 Cases of Primary Pulmonary Mucosa-Associated Lymphoid Tissue Lymphoma and Literature Review[J]. Med Sci Monit Basic Res,2018,24:233-240.

[3] Jhaveri K,Dimas DJ,Vakil A,et al. Primary Pulmonary Involvement in Mucosa-associated Lymphoid Tissue Lymphoma[J]. Cureus,2019,11(7):e5110.

[4] Hare SS,Souza CA,Bain G,et al. The radiological spectrum of pulmonary lymphoproliferative disease [J]. Br J Radiol,2012,85(1015):848-864.

[5] 陈利军,韩月东,张明.肺黏膜相关淋巴组织淋巴瘤的 CT 表现[J].肿瘤影像学,2021,30(03):191-194.

病例 36　原发性肺霍奇金淋巴瘤

临床资料　女性,29 岁。2019 年 11 月无明显诱因出现咳嗽、咳痰,不伴发热、盗汗、消瘦、气短、胸痛、皮肤瘙痒等症状。2020 年 1 月开始出现干咳,且持续无缓减。既往史:平素体健,无高血压、肺结核、糖尿病。查体:神志清,自主体位,T36.8℃,P92 次/分,R19 次/分,血压120/75mmHg。口唇及四肢末梢未见发绀,双肺呼吸音清,未闻及干湿性啰音。实验室检查:白细胞 $4.60×10^9$/L,红细胞 $4.85×10^{12}$/L,血红蛋白 133g/L,血小板 $393.00×10^9$/L,中性粒细胞比率 46.0%,嗜酸细胞比率 0.9%,中性粒细胞数 $3.04×10^9$/L,嗜酸性粒细胞数 $0.06×10^9$/L,ESR 17.00mm/h。抗酸杆菌未找到。

影像学检查

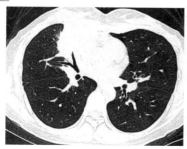
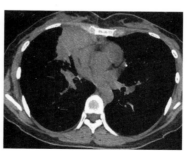

图1　　　　　　　　　　图2

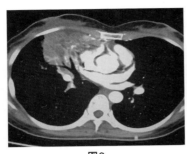 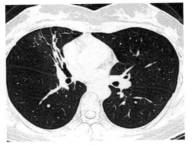

图3　　　　　　　　　　　　　　　　　　图4

图例说明　　图1和图2分别为CT肺窗纵隔窗,右肺中叶内侧段见片状实变,实变内密度尚均匀,右肺中叶内侧段支气管近端通畅,中远段阻塞。图3为增强扫描,病灶均匀强化,内见穿行血管。血管形态尚可,未见破坏。图4为肺窗,经治疗后,右肺中叶内侧段病灶较前明显缩小。

病理结果　　右肺穿刺活检,纤维性背景内见异型淋巴组织增生。免疫组化:CD30(大细胞＋),CD15(大细胞＋),PAX5(大细胞＋),CD20(部分大细胞＋),LCA(大细胞＋),MUM-1(大细胞＋),EBV(－),Ki-67(大细胞＋90％)。结合镜下形态与免疫组化染色结果提示为经典型霍奇金淋巴瘤(结节硬化型)。

病例分析　　原发性肺淋巴瘤(primary pulmonary lymphoma,PPL)起源于淋巴滤泡或支气管周围淋巴结的黏膜相关淋巴样组织,并延伸至肺实质组织。不同于周围淋巴结淋巴瘤和继发累及肺部的淋巴瘤,可以是霍奇金淋巴瘤(PPHL)或非霍奇金淋巴瘤(NHL)。霍奇金淋巴瘤病因尚不明确,文献报道50％左右患者与EB病毒感染有关,免疫缺陷或自身免疫性疾病会增加该病的发病风险。原发性肺淋巴瘤比较罕见,占所有原发性肺肿瘤的0.5％,占所有淋巴瘤的1％以下,占结外淋巴瘤的3％～4％。PPL女性发病率略高于男性,男女之比为1:1.4,具有双峰的年龄分布(＜35岁和＞60岁)。典型的临床表现为持续性干咳,咳痰、呼吸困难、咯血、胸闷等症状也常出现,还可出现发热、体重减轻、盗汗等全身症状。

临床病理　　肺部原发性淋巴瘤病理类型较多,其中B细胞淋巴瘤是最常见的类型,约占95％。其余较罕见的类型为原发性肺浆细胞瘤、霍奇金淋巴瘤、淋巴瘤样肉芽肿病、其他小淋巴细胞性淋巴瘤。肺部原发性淋巴瘤的诊断标准包括:①淋巴瘤的组织学特征;②疾病局限于肺,伴或不伴有肺门淋巴结受累;③有充分的临床和(或)病理排除其他疾病。肺部原发的霍奇金淋巴瘤较为罕见,在病理上分为两大类即结节性淋巴细胞为主型和经典型,经典型又分为4个亚型,即结节硬化型、混合细胞型、富淋巴细胞型和贫淋巴细胞型。结节硬化型是最常见的病理类型,占PPHL的60％～70％,其次是混合细胞型。结节硬化型病理上见硬化胶原带形成,将淋巴组织分成结节状,R-S细胞及陷窝细胞散在分布于背景细胞中(背景细胞为嗜酸性粒细胞、组织细胞或中性粒细胞)。R-S细胞最具有代表性,胞质丰富,双核、核大、核膜厚、核周空晕。免疫组化:CD15、CD30、PAX5阳性,很少有CD20阳性,T细胞标记阴性。

影像学表现　　影像学上,霍奇金淋巴瘤继发性肺侵犯则表现为随机性分布的粟粒样结节,没有明显的分布特征。PPHL通常侵犯肺上半部分,表现为肺内及胸膜下单发肿块或多发结节,密度较均匀,肿瘤内出现坏死可形成空洞,也可表现为相应肺叶、段实变,累及一个或多个肺叶,病变内常见支气管扩张征。支气管充气征是肺淋巴瘤较为特征的表现,因为肺淋巴瘤沿肺间质和支气管黏膜下组织侵犯,支气管腔不受累,表现为肺内实变病灶内见支气管充气征。当淋巴瘤细胞进一步破坏支气管基底膜及黏膜上皮层,使支气管周围的肺实质破坏及肺泡壁塌陷,周围纤维组织牵拉导致病灶内支气管不同程度扩张,但一般走行自然,扩张明显处呈空腔或肥皂泡样含气影。肺原发性霍奇金淋巴瘤还可表现为沿支气管及肺纹理分布的斑片状影,边界不清。增强扫描病灶内可见血管穿行,血管多走行自然,未见破坏,实性病灶轻中度强化。肿瘤细胞沿淋巴管浸润性生长及蔓延,较少直接累及支气管黏膜,因此支气管镜检查阳性率低,但可以作为排除诊断,确诊通常还需要开胸和肺活检。

鉴别诊断　原发性肺淋巴瘤需要与以下疾病进行鉴别。

1. **机化性肺炎**　肺淋巴瘤及机化性肺炎发病机制与治疗方法完全不同,但影像学表现非常相似,均具有多变、多形态等特点。机化性肺炎属于特发性间质性肺炎的一种,可表现为结节影、实变影与磨玻璃密度影。机化性肺炎通常好发于双肺外周近胸膜处,易引起邻近胸膜的增厚。

2. **肺浸润性黏液腺癌**　肿瘤细胞常沿肺泡壁或支气管壁呈伏壁式生长,但支气管壁僵硬,管腔粗细不等。肿瘤可沿气道播散,呈现多中心、多肺叶及两肺浸润趋势,进展较快,比肺淋巴瘤侵袭性强,累及范围广。

3. **肺结核**　以结节伴空洞为特征的肺霍奇金淋巴瘤还需要与肺结核相鉴别,肺结核好发于肺上叶尖后段及下叶背段,空洞表现多样,周围常伴卫星病灶,结核抗体阳性,抗结核治疗有效。

诊断启示　临床中青年患者持续性干咳,胸部 CT 显示实变和不规则结节,其内可见空气支气管征,尤其伴有淋巴结增大,诊断时要考虑肺淋巴瘤的可能。

部分参考文献

[1]　吴琦,俞咏梅,葛亚琼,等.CT 影像组学模型鉴别诊断肺淋巴瘤与肺浸润性粘液腺癌[J].中国介入影像与治疗学,2021,18(04):234-238.

[2]　Piña-Oviedo S,Weissferdt A,Kalhor N,et al. Primary Pulmonary Lymphomas. Adv Anat Pathol[J],2015,22(6):355-375.

[3]　Jóna Á,Illés Á,Szemes K,et al. Pulmonalis eltérések Hodgkin-lymphomában [Pulmonary alterations in Hodgkin lymphoma[J]. Orv Hetil,2016,157(5):163-173.

[4]　Cooksley N,Judge DJ,Brown J. Primary pulmonary Hodgkin's lymphoma and a review of the literature since 2006[J]. BMJ Case Rep,2014:bcr2014204020.

[5]　Schild MH,Wong WW,Valdez R,et al. Primary pulmonary classical Hodgkin lymphoma:a case report[J]. J Surg Oncol,2014,110(3):341-344.

病例 37　肺大细胞神经内分泌癌

临床资料　男性,61 岁。咳嗽、气喘 10+ 天入院,吸烟 40+ 年,约每日 20 支。查体:右肺呼吸音粗,左肺呼吸音低,双上肺可闻及吸气相哮鸣音。浅表淋巴结超声:左颈部肿大淋巴结。支气管镜检查可见:左主支气管远端可见新生物阻塞气道,其表面不光滑、附有大量坏死物,质脆、钳取后少量出血,下叶开口尚通畅,背段及基底段管腔通畅、黏膜光滑。肺癌标记物(—)。

影像学检查

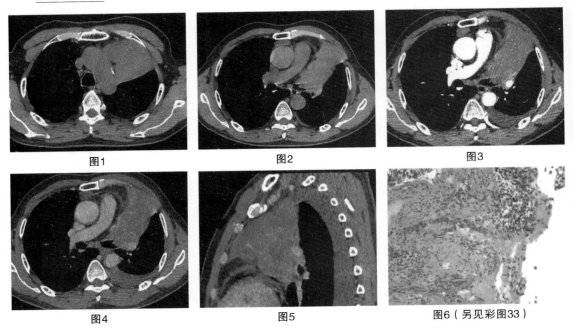

图1   图2   图3

图4   图5   图6(另见彩图33)

图例说明   图1和图2为轴位纵隔窗,左肺上叶支气管闭塞,局部可见软组织肿块影,平扫CT值约43Hu,远段见阻塞性肺不张,左侧胸腔积液。图3为动脉期,病灶CT值47～72Hu。图4为静脉期,病灶CT值49～66Hu。图5为矢状位,病灶最大截面为7.2cm×6.5cm,呈不均匀强化、环形强化表现,病灶远段见阻塞性肺不张,均匀强化,病灶与纵隔分界不清,相邻纵隔内主动脉弓旁见增大淋巴结,大小为3.0cm×2.7cm,呈环形强化。图6为病理(HE ×100),可见大片坏死及巢片状分布的上皮样细胞,伴有异型,部分胞质透亮。

病理结果   支气管镜检,镜下可见大片坏死及巢片状分布的上皮样细胞,伴有异型,部分胞质透亮。免疫组化:CK7(—),TTF-1(点+),NapsinA(—),p63(灶+),p40(灶+),CD56(—),Syn(+),Ki-67(+约70%)。结合HE及免疫组化结果考虑大细胞神经内分泌癌。

病例分析   肺大细胞神经内分泌癌(pulmonary large cell neuro endocrine carcinoma,PLCNEC)被定义为一种具有神经内分泌组织学特征的高级别非小细胞肺癌,是一种罕见肿瘤,占肺癌的1%～3%。男性多发,与吸烟有强相关性,中老年常见,平均发病年龄为60岁。癌细胞起源于支气管(多为段以下分支)或肺泡上皮中的神经内分泌细胞,低分化,高度恶性。2015年世界卫生组织(WHO)将其归为支气管肺神经内分泌肿瘤(BP-NET)。PLCNEC缺乏特异性的临床症状,可有咳嗽、咳痰、痰中带血、阻塞性肺炎,因分泌激素,可有类癌综合征,如皮肤潮红、发绀、肠痉挛、腹泻等一系列症状。

临床病理   神经内分泌肿瘤是起源于全身各种神经内分泌细胞的一类肿瘤,可发生于全身各个部位,最常见于胃肠道,其次就是胸部,还可见于胸腺、喉、肾上腺、膀胱、子宫颈、卵巢等部位。发生于肺部的主要分为 4 个类型,包括典型类癌、不典型类癌、大细胞神经内分泌癌及小细胞肺癌。肺神经内分泌(Kulchitsky)细胞通常出现在呼吸道的黏膜上皮中,具有合成、储存和分泌神经胺和神经肽等化学物质的能力。大细胞神经内分泌癌病理上呈浆细胞样、上皮样大细胞;核呈类圆形、核仁明显、胞质丰富呈嗜酸性;核分裂象＞10 个/10HPF;栅栏状、小梁状、玫瑰花结状排列;伴有广泛坏死区。免疫组化有神经内分泌标记物阳性,CD56、Syn、CgA 至少一项阳性。实验室检查可有 CEA(癌胚抗原)升高,NSE(神经元特异性烯醇化酶)升高。

影像学表现 PLCNEC 影像学表现复杂,缺乏特异征象。多采用胸部 CT 平扫和增强检查方法。常见病变的影像表现如下。①发生部位,病灶大多数位于外周,上叶多见,约 1/5 发生于中央,偶可见纵隔。发生于外周的肿块较大,大小为 1.3～9.2cm(平均 3.7cm),发生于中央的为肺门区巨大肿块,有支气管狭窄、截断及肺门血管和纵隔侵犯。②病灶的形态,呈类圆形、椭圆形,肿瘤呈膨胀性生长,由于肿瘤在各个方向生长速度不一致或受肺内正常结构制约所致,常见分叶状改变,多为浅分叶;边界较为清楚,病灶内缺乏纤维成分,牵引聚集力小,所以周围毛刺、胸膜牵拉征象少见。③强化程度,肿瘤细胞分布密集,间质细小,造影剂在细胞外间隙弥散缓慢,所以增强扫描呈轻-中度强化。容易坏死,坏死与病灶的大小相关,较大的病灶内常可见坏死,呈不均匀强化;④其他,病灶侵袭性高,肿块内血管受压变细;多有肺门及纵隔淋巴结转移。24％的患者有胸腔积液;钙化(＜9％)少见,多为营养不良性细点状钙化;肿瘤位于中央的可引起阻塞性肺炎;早期即有淋巴结转移和远处转移。

PLCNEC 的 PET/CT 显示摄取值增加,SUV 值 2.3～17.2,PET/CT 主要用于分期,判断全身转移情况,高 SUV(＞13.7)可能与生存期差有关。

鉴别诊断 由于 PLCNEC 临床症状和影像学表现不典型,需要与以下肺部常见疾病鉴别。

1. **肺鳞癌** 中央型多见,肿瘤较大时常出现液化坏死,并可形成空洞,空洞壁厚薄不均,而 LCNEC 多为外周型,空洞罕见。

2. **小细胞肺癌** SCLC 常发生于中央,更容易沿支气管长轴生长,可见肺门血管及纵隔的侵犯,纵隔及肺门增大淋巴结融合常见。

3. **纵隔神经源性肿瘤** 成年人更常见,圆形或椭圆形,边缘光滑,分叶状,常位于脊柱旁,大部分呈等密度,神经孔扩大,增强扫描边缘强化较常见。

诊断启示 典型的 PLCNEC 常见于中老年吸烟男性,表现为双肺上叶外周、边界清楚、浅分叶的较大肿块,病灶内血管变细、模糊,纵隔及肺门淋巴结转移常见。由于 PLCNEC 发病率极低,且临床特征及影像学表现缺乏特异性,诊断较为困难,误诊率较高。

部分参考文献

[1] 谢冬,丁嘉安.肺大细胞神经内分泌癌[J].国际呼吸杂志,2009,29(18):1109-1111.

[2] 柳卫,李天女,范磊,等.肺大细胞神经内分泌癌的[18]F-FDG PET/CT 表现[J].国际放射医学核医学杂志,2018,42(6):486-490.

[3] 刘宁波,罗婧,赵路军,等.肺大细胞神经内分泌癌综合治疗进展[J].中华放射肿瘤学杂志,2019,28(10):792-795.

［4］ Thomas G Ng，Hyo-Bin Um，M ark Forsberg，et al. Pulmonary Large Cell Neuroendocrine Carcinoma：A Rare Type of Non-Small Cell Lung Cancer［J］. Jason George Cureus，2021，13（4）：e14734.

［5］ Miriam G F，Alessio S，Michele S，et al. Large Cell Neuro-Endocrine Carcinoma of the Lung：Current Treatment Options and Potential Future Opportunities［J］. Front Oncol，2021，11：650293.

病例 38　　硬化性肺细胞瘤

临床资料　女性，58 岁。体检偶然发现左肺上叶结节，无胸憋、气短、咳嗽、咳痰、发热、寒战等症状。查体：胸廓对称，胸骨无压痛，胸部局部无隆起或凹陷；肺叩诊呈清音，肺肝浊音界位于右侧锁骨中线第 5 肋间；听诊呼吸规整，正常呼吸音，无啰音，语音传导对称，无胸膜摩擦音。实验室检查：白细胞 $12.96×10^9/L$，糖类抗原 CA125 4.35U/ml，神经元特异性烯醇化酶（NSE）4.47ng/ml，糖类抗原 CA50 4.91U/ml，癌胚抗原（CEA）0.47μg/L，鳞状细胞癌相关抗原（SCC）0.50ng/ml，细胞角蛋白 19 片段（CYFRA-211）4.92ng/ml。

影像学表现

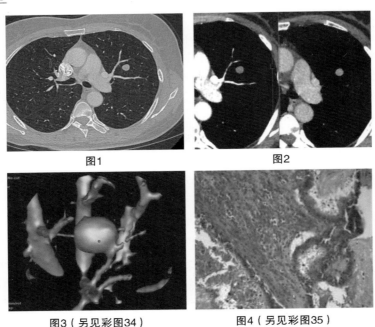

图1　　　　　　　　　　　　　图2

图3（另见彩图34）　　　　　图4（另见彩图35）

图例说明　图 1 为 CT 肺窗轴位，左肺上叶实性结节，大小为 1.05cm×0.98cm，边缘光滑、锐利，边界清楚。图 2 为增强扫描，结节呈均匀强化，动脉期 CT 值约 59.8Hu，静脉期 CT 值约 87.9Hu。图 3 为 VR 重建，结节边缘可见贴边血管征。图 4 为病理（HE ×100），镜下见肿瘤由立方上皮细胞和圆形间质细胞构成，可见出血区及硬化区，局灶见少许乳头状结构。

病理结果　大体标本示（左肺上叶固有段）切除肺组织大小 14cm×10cm×3cm，支气管断端直径 1cm,沿支气管切开,黏膜未见异常,周围肺组织内可见一结节,直径 1cm,切面灰红、实性、质中,与周围肺组织界限清楚。镜下见肿瘤境界清楚,无包膜,可见出血区及硬化区,局灶见少许乳头状结构,表面细胞呈立方状,形态类似细支气管上皮或活化的Ⅱ型肺泡上皮,间质细胞圆形,细胞核形态温和,染色质细,无明显核仁,两种细胞均无明显核异型性。免疫组化:CK7(上皮细胞＋),TTF-1(＋),CD31(－),CD34(－),SMA(－),S-100(－),Ki-67(＋约 3%)。诊断:(左肺上叶固有段)硬化性肺细胞瘤。

病例分析　硬化性肺细胞瘤(sclerosing pneumocytoma,SP)是一种罕见的原发肺良性肿瘤或低级别恶性肿瘤,1956 年第一次被描述,曾被认为是肺炎性假瘤、肺硬化性血管瘤。最新的研究认为其来源于肺泡Ⅱ型细胞或呼吸道原始多潜能干细胞。SP 的发病机制尚不清楚,有研究认为 AKT-1 基因通路在发病机制中有重要作用。SP 好发于中老年人,40－60 岁为发病高峰期,以女性多见,男女比例约为 1:5,且亚洲女性较欧洲女性更为多见。SP 常无临床症状,偶有咯血和咳嗽等非特异性症状,多于体检时偶然发现。

临床病理　2021 版 WHO 肺肿瘤分类中 SP 属于腺瘤的一种亚型,肿瘤发生于周围细支气管,与近端支气管无关。大体上 SP 呈圆形或类圆形,边界清楚,部分见薄包膜,无包膜者被肺实质包裹,剖面呈灰红色或灰黄色,质地可软可硬。组织学上主要由两种细胞构成:上皮样细胞和圆形间质细胞。上皮样细胞呈立方体,小圆形,染色质呈泡状,核仁不明显,少量苍白空泡状。圆形细胞核小,圆形至椭圆形,略不规则,偶有凹槽,染色质囊泡,小核仁,胞质不明显,嗜酸性。镜下有 4 种基本结构:乳头状、血管瘤样、硬化型及实性结构,其中以乳头状结构为主,肿瘤一般是由其中的两种或以上结构混合而成。免疫组化:上皮样细胞 TTF-1、EMA、SPB、CK-L 呈阳性表达;圆形细胞 TTF-1 和波形蛋白(Vimentin)呈阳性表达;乳头状结构TTF-1、EMA 呈阳性表达;Ki-67 指数低于 5%,支持 PSP 为良性或低级别恶性肿瘤。SP 常为单发孤立病灶,也有多发的报道,极为罕见,常被误认为是肺内转移瘤。低度恶性的 SP 罕见发生区域淋巴结转移及远处转移,一般不影响患者的预后。

影像学表现　SP 多位于肺外周部,以右肺下叶多见,常为孤立结节。多发性 SP 极为罕见,多发的 SP 根据发生肺叶的不同可分为 5 型:Ⅰ型,以卫星灶分布于同一肺叶;Ⅱ型,同一肺叶内散在、孤立分布;Ⅲ型,发生于同一侧不同肺叶;Ⅳ型,发生在对侧,不同肺叶;Ⅴ型,发生在双肺。其中Ⅰ型最为常见。

SP 因病理上肿瘤是由乳头状、血管瘤样、硬化型及实性结构混合而成,所以影像学表现为多样性。病灶一般表现为圆形、椭圆形,以实性成分为主,生长缓慢,边缘光滑,边界清楚,单发的无卫星灶,一般无肺门及纵隔淋巴结增大。增强扫描后可有不同程度的强化,以渐进性强化为多见。偶见有点状钙化,囊变和坏死少见。较为特异的影像学征象如下。①病灶周边"空气新月"征,形成的机制可能是由肿瘤包膜或肿瘤以不同速度收缩,瘤周出血经气道排出后残留的空腔,也可能是未分化的肺泡间质细胞包绕支气管导致远端空气腔隙扩大。②"血管贴边"征,SP 病灶边缘弧形血管影,主要是病灶对周围血管挤压所致。③"晕"征,病变周围磨玻璃密度影,出现率约为 17%,其可能与病灶边缘出血有关。④"假包膜"征,病灶周围受压的肺组织形成。⑤"跨裂生长",可能与病灶恶性程度有关,一般不会引起胸膜增厚、粘连。

强化特点:①以乳头状和血管瘤样为主肿瘤,其内微血管密度高,血供丰富,强化明显;②以实体型和硬化型结构为主,其内微血管密度低,肿瘤内间质小,血管闭塞,强化不明显。

其他影像学表现：①PET/CT 中 SP 病灶呈轻至中度摄取；②MRI，SP 在 T_1WI 上和 T_2WI 上信号不均匀，可表现为高和低信号，T_1WI 像的高信号区域对应于具有丰富透明细胞的硬化性结构部分，T_2WI 上的低信号区域对应于实性或出血部分。

鉴别诊断 SP 需要与以下疾病鉴别。

1. 周围型肺癌 多见于老年男性，常有典型的分叶征、毛刺、胸膜牵拉征象，增强扫描强化程度低于 SP。

2. 错构瘤 多见于男性，内可见"爆米花"样钙化及脂肪密度影，强化程度较低。

3. 转移瘤 多发性 SP 与转移瘤鉴别困难，PET/CT 可帮助发现原发灶，转移瘤可合并纵隔及肺门淋巴结增大。

4. 炎性假瘤 强化程度同 SP，也好发于肺外周，但多发生于胸膜及叶间裂旁，"桃尖"征、"平直"征、"宽桥"征可帮助鉴别。

诊断启示 SP 好发于中年女性，一般无临床症状。影像学发现肺外周结节，密度均匀或不均匀，渐进性强化，边缘光滑，可见"血管贴边"征、"空气新月"征、"晕"征等征象，一般呈良性表现，出现典型征象时应考虑 SP 的可能。

部分参考文献

［1］ 刘冬梅,生玉俊,黄彩虹.肺硬化性肺泡细胞瘤四例术中冷冻切片病理诊断分析［J］.肿瘤研究与临床,2020,32（09）:650-652.

［2］ 于洋涛.硬化性肺细胞瘤 102 例外科诊疗分析[D].郑州:郑州大学,2019:1-35.

［3］ 王仁庆,孙琦,樊祥山.具有梭形细胞特征且伴淋巴结转移的硬化性肺细胞瘤一例［J］.中华病理学杂志,2021,50(9):1067-1069.

［4］ Pal P,Chetty R. Multiple sclerosing pneumocytomas:a review［J］. J Clin Pathol,2020,73(9):531-534.

［5］ Lovrenski A,Vasilijevic M. Sclerosing Pneumocytoma:A Ten-Year Experience at a Western Balkan University Hospital［J］. Medicina,2019,55(2):27.

病例 39 肺母细胞瘤

临床资料 男性,57 岁。左侧胸痛 4 天伴发热 1 天,吸烟 40 年,每天吸烟 20 支左右,未戒烟。查体:神志清,自主体位,急性病容,发热貌,口唇发绀,胸廓对称,左上肺叩诊呈浊音,听诊左上肺呼吸音减低,余肺呼吸音清,未闻及干湿性啰音,心率 68 次/分,律齐,腹软,无压痛,四肢末梢无发绀。实验室检查:白细胞 $16.73×10^9$/L,红细胞 $4.79×10^{12}$/L,中性粒细胞比率 83.40%,C 反应蛋白 84.09mg/L;红细胞沉降率（ESR） 28.00mm/h;糖类抗原 CA125 44.03U/ml。

影像学检查

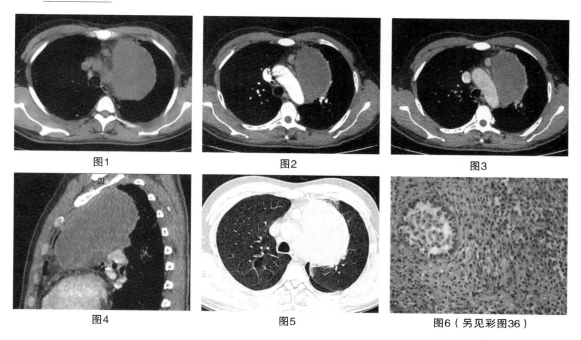

图1　　　　　　　　　　图2　　　　　　　　　　图3

图4　　　　　　　　　　图5　　　　　　　图6（另见彩图36）

图例说明　图 1 至图 4 分别为 CT 纵隔窗轴位平扫、动脉期、静脉期、静脉期矢状位,左肺上叶纵隔旁巨大肿块,大小为 13.3cm×7.1cm,平扫 CT 值约 21Hu,密度尚均匀,动脉期 CT 值约 30Hu,净增 CT 值 9Hu,静脉期 CT 值约 32Hu,净增 CT 值 11Hu。图 5 为肺窗,病灶周围见弧形膨胀不全肺组织,相邻纵隔结构受压、推移,未见明确浸润、血管内瘤栓征象。图 6 为病理(HE ×100),镜下见细胞呈双相性,上皮样细胞腺样或实性巢状分布,肉瘤样区域细胞呈梭形,核浆比例增大,细胞核中度异型,部分细胞核偏位。

病理结果　大体肺表面见一肿物,大小为 14cm×9cm×8cm,切面呈灰白灰红色、实性、质软、细腻,可见肿物侵犯肺实质,周围肺组织灰红色、质软。镜下瘤细胞呈双相性,上皮样细胞腺样或实性巢状分布,部分细胞胞质透亮,肉瘤样区域细胞呈梭形,核浆比例增大,细胞核中度异型,部分细胞核偏位。免疫组化:(一 12 号)CK(上皮成分＋),Vimentin(间叶成分＋),p63(上皮成分＋),CK5/6(上皮成分＋),CK8/18(上皮成分＋,间叶成分少量＋),CD34(血管＋),CD5(－),TTF-1(点＋),NapsinA(点＋),Calretinin(－),WT-1(上皮成分弱＋),D2-40(部分弱＋),CD99(－),Desmin(灶＋),SMA(－),Myogenin(灶＋),MyoD1(灶＋),S-100(－),CD56(2＋),Syn(部分＋),CgA(－),Ki-67(＋约 40％)。诊断意见:结合 HE 形态及免疫组化考虑肺母细胞瘤。

病例分析　肺母细胞瘤(pulmonary blastoma,PB)是一种罕见的侵袭性肺部肿瘤,占原发性肺肿瘤的 0.25％～0.5％,形态上类似于胎儿 4 个月时的肺组织。发病机制不明确,有学者认为来源于多能肺母细胞,也有认为是胚芽发育过程中间叶细胞发生异常而形成。42％患者中发现存在 P53 基因突变。许多其他病变与肺母细胞瘤有关,包括先天性肺气道畸形(4型)、囊性肾瘤、肾母细胞瘤、神经母细胞瘤、横纹肌肉瘤、髓母细胞瘤和卵巢 Sertoli-Leydig 细胞瘤。PB 好发于中老年人,男性略多于女性。主要临床症状是胸痛、咳嗽、咯血和呼吸困难,大约40％患者无症状,多在胸部检查中偶然发现。

临床病理 PB属于肺肉瘤样癌(pulmonary sarcomatoid carcinoma,PSC)的一种亚型,早期病理分为3型,分别是经典双向型肺母细胞瘤(classic biphasic pulmonary blastom,CBPB)、上皮型肺母细胞瘤(又称为分化好的胎儿型腺癌)(well-differentiated fetal adenocarcinoma,WDFA)和胸膜肺母细胞瘤(pleuro pulmonary blastoma,PPB)。2015年WHO把WDFA归类为变异性腺癌,把PPB归类为间叶性肿瘤,所以现在PB特指CBPB。大体标本切面呈灰白灰红色、实性、质软、细腻,镜下可见双向分化,由未成熟恶性上皮和原始间叶组织共同构成,形态学类似分化好的胎儿性腺癌,上皮细胞多呈管腔样排列,间质成分较多,细胞为圆形或梭形,可见软骨肉瘤、软骨瘤或横纹肌肉瘤样分化灶。免疫组化:主要表现为同时有上皮和间质标记物表达,CK细胞角蛋白(上皮成分)、EMA(上皮细胞抗原)、CEA、TTF1(甲状腺转录因子-1)(＋);Vimentin、SAM、Desmin、S-100可(＋);含有生殖细胞肿瘤时AFP、PLAL可(＋)。PB进展迅速,预后差,5年生存率16～25％;10年生存率不足8％。

影像学表现 PB多为单发,右肺多于左肺,上叶多于下叶,多位于外周胸膜下,部分文献有报道发生于纵隔。肿瘤呈圆形或类圆形,可有浅分叶,多境界清楚,发现时常较大(＞5cm);由于病灶较大所以容易坏死、液化,可能与肿瘤血供不足和压迫血管所致,密度多不均匀,部分可有空洞和壁结节,钙化少见。增强扫描呈不均匀强化,腺癌成分组织有丰富血供,强化明显,肉瘤样成分血供差,容易发生坏死、黏液样变,强化程度弱。晚期病变累及邻近血管、胸膜和纵隔,但肺门和纵隔淋巴结转移、胸腔积液、骨质破坏和血管内瘤栓少见。PB偶见与癌肉瘤合并存在,或为两者的过渡型,病理相似,预后相似。PET/CT扫描显示FDG摄取值增加。

鉴别诊断 肺母细胞瘤需要与以下疾病鉴别。

1. 胸膜肺母细胞瘤 好发于儿童,可分为3型,Ⅰ型为囊性,Ⅱ型为囊实性,Ⅲ型为实性肿瘤,病灶与胸膜关系密切。PB主要常见于成年人,发生于肺内,胸膜可受累。

2. 炎性假瘤 多有呼吸道感染病史,典型征象有"桃尖"征、"平直"征、"宽桥"征。可分为3型:黏液样血管型,明显强化;致密梭形细胞型,渐进性、持续强化;纤维型,轻、中度强化。

3. 先天性肺气道畸形 4型先天性肺气道畸形位于外周的大囊(＞7cm),与肺母细胞瘤相关,与PB相比好发于儿童,强化程度低,一般实性成分少。

4. 周围型肺癌 周围型肺癌多有分叶、毛刺、血管集束征和胸膜牵拉征等恶性浸润表现,纵隔内常有淋巴结转移;PB常巨大,可有浅分叶,边界光滑,无毛刺、胸膜牵拉等征象。

诊断启示 PB好发于有吸烟病史的中老年男性,临床症状不典型,影像学发现肺部外周或纵隔巨大肿块,密度均匀或不均匀,边缘光滑,无分叶和棘状突起时,应在鉴别诊断中想到PB可能。

部分参考文献

[1] 张同梅,王群慧,胡爱明,等.六例肺母细胞瘤临床分析[J].中华肿瘤杂志,2016,38(1):39-41.

[2] 程少容,曾晓华,王鹰,等.成人型胸膜肺母细胞瘤一例[J].中华放射学杂志,2014,48(4):349-349.

[3] 邹卫,刘政呈,马国栋,等.纵隔成人型肺母细胞瘤1例[J].中华胸心血管外科杂志,2014,30(3):184-185.

[4] Dorota BK,Ewa K,Aleksandra P,et al. What do we know about pulmonary blastoma? review of litera-

ture and clinical case repor [J]. Nagoya J Med Sci,2016,78(4):507-516.

[5] Fadi N,Anderson H K,Jenny R,et al. The Radiologic and Pathologic Diagnosis of Biphasic Pulmonary Blastoma [J]. Thoracic Radiology,2017,11(9):10-21.

病例 40　　孤立性肺毛细血管瘤

临床资料　　男性,41 岁。体检发现右肺上叶结节,体格检查无阳性表现。肿瘤标记物未检查。

影像学检查

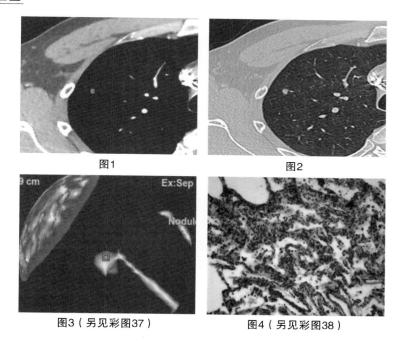

图1　　　　　　　　　　　　　　图2

图3（另见彩图37）　　　　　图4（另见彩图38）

图例说明　　图 1 和图 2 分别为 CT 纵隔窗和肺窗,右肺上叶前段见直径约 0.8cm 的实性结节,边缘见血管相连,边界清楚,动脉期 CT 值约－224Hu,静脉期 CT 值约－226Hu。图 3 为容积重建,结节体积约 122mm³,浅分叶,与血管连接。图 4 为病理(HE×100),肺泡间隔明显增宽,增生的毛细血管增多。

病理结果　　大体标本（右肺上叶）局部可见一结节,切面灰白灰红色、质软,大小为 0.8cm×0.8cm。镜下见增宽的肺泡间隔内毛细血管明显增生。免疫组化示 CK7(＋),Napsin-A(上皮细胞＋),TTF-1(上皮细胞＋),SMA(血管＋),CD34(血管＋),Ki-67(＋约 1%)。结合免疫组化形态符合肺毛细血管瘤病。

病例分析　　肺毛细血管瘤病(pulmonary capillary hemangiomatosis,PCH)是一种预后不良的肺血管增生性疾病,以弥漫性肺泡间隔内的毛细血管增殖为主要特征。PCH 的病因和发病机制尚不完全清楚,主要有以下观点。①研究认为遗传性和部分散发性 PCH 与

EIF2AK4 基因突变有关。②也有文献认为与血管内皮生长因子和血小板衍生生长因子（PDGF）活性过度表达有关。③继发于系统性硬化、系统性红斑狼疮、高安动脉炎和肺移植后患者中 PCH 病变的发生，提示 PCH 可能与其他炎症或免疫介导的血管损伤和重构机制有关。因临床症状和影像表现相似，PCH 与肺静脉闭塞病（pulmonary veno-occlusive disease，PVOD）分辨不清，常导致肺动脉压力增高和右侧心力衰竭，部分会误诊为特发性肺动脉高压（idiopathic pulmonary artery hypertension，IPAH），但 PCH 较 PVOD 更为罕见，发病率约为 4/100 万。PCH 发病年龄为 2—71 岁，平均 30 岁，发病率男女无明显差异。临床主要表现为进行性劳力性呼吸困难和疲倦，也有胸闷、气急、干咳、咳嗽和咯血等不典型表现。

孤立性肺毛细血管瘤（solitary pulmonary capillary hemangioma，SPCH）是一种罕见的肺部良性血管源性肿瘤，也是以肺泡间隔内毛细血管明显增多为主要特点的病变。孤立性肺毛细血管瘤发病机制不明，新出现的假设认为增殖性毛细血管病变是对慢性毛细血管后梗阻的反应，是一种罕见的良性肺肿瘤，占所有良性肺结节的 8.5%。孤立性肺毛细血管瘤是 PCH 的局限性亚型，还是另外一种病变，文献研究报道较少。2006 年 Fugo 等将 SPCH 和 PCH 区分开，认为 SPCH 是一种罕见的新的疾病。但因两者之间的组织学特征相似，又称其为局灶性类 PCH，也可能是 PCH 的前期表现。现有文献报道该病约 50 例，一般无明确临床症状，常为体检时偶然发现。

临床病理 大体标本上病灶轮廓不清，形状不规则，切面为深棕色深红色。典型特征为肺泡间隔内薄壁毛细血管密集增生，由单层扁平或立方体内皮细胞组成，无细胞异型性，毛细血管增生也可浸润小叶间隔、支气管周围和肺静脉及动脉的血管壁等部位，病变广泛时遍及整个肺实质。肺泡腔内通常有新鲜的出血和含铁血黄素的巨噬细胞。小叶间隔淋巴管侵犯时，肺门和纵隔淋巴结常增大。增生的毛细血管挤压肺小静脉，引起肺小静脉内膜纤维化或管腔狭窄闭塞，导致代偿性肺小动脉肌化和肺动脉高压。约 25% 有血性胸腔积液。免疫组化：CD31 和 CD34 常为阳性表达，细胞角蛋白、TTF-1 和 CD68（KP-1）常表达为阴性。由于 PCH 是血管增生性疾病，故 Ki-67 常<1%。

影像学表现 胸部高分辨率 CT（HRCT）是 SPCH 和 PCH 的最重要检查方法。由于肺泡间隔内毛细血管增生和密度增加，PCH 常表现为弥漫性、小叶中心分布的磨玻璃密度影，边界不清，小叶间隔光滑增厚，常伴有肺动脉高压的影像学表现，如肺动脉干增宽、右心室增大、肺水肿等表现。PCH 会继发引起肺小静脉内膜纤维化和管腔闭塞，导致静脉血流减少，HRCT 表现为肺静脉纤细，左心房体积小和支气管动脉扩张纡曲改变。淋巴管侵犯时，表现为肺门和纵隔淋巴结增大。部分患者有胸腔积液和心包积液。

SPCH 为局限的肺泡间隔毛细血管增生，在胸部 CT 上多表现为孤立的磨玻璃结节，少数表现为实性结节、囊实性结节，常无淋巴结增大。病理上表现为肺泡间隔内毛细血管轻-中度增生、管腔扩张，内见较多红细胞，肺泡间隔增宽，在 CT 上表现为磨玻璃结节。当中央部毛细血管明显增生，肺泡间隔明显增宽，肺泡腔塌陷、压缩，肺泡间隔及毛细血管聚拢形成结节状，在 CT 上表现为实性。当肺泡腔内尚含有气体，镜下表现为囊性改变，CT 上表现为囊实性结节。

鉴别诊断 肺部弥漫性的毛细血管瘤病和孤立性肺毛细血管瘤需要与以下疾病进行鉴别。

1. PVOD 影像及临床症状与 PCH 均有重叠，主要通过镜下病理鉴别。PVOD 主要累及肺小静脉,内膜纤维化,管腔狭窄或闭塞;而 PCH 主要累及肺毛细血管。

2. 呼吸性细支气管炎 患者多有吸烟史,CT 表现为两肺多发小叶中心型分布小结节,以中上肺分布为著,常伴有小叶中心型肺气肿和(或)胸膜下肺大疱,肺静脉不受累。

3. 过敏性肺炎 患者有可疑环境或职业暴露史,CT 表现包括双肺斑片状或弥漫性磨玻璃影,边界不清的小叶中心结节,常伴有空气潴留形成的"马赛克样"改变。

4. 早期肺癌 早期肺癌影像上可表现为磨玻璃结节、实性结节或囊实性结节,结节边界不清,轮廓不规则,但一般无血管聚集、胸膜牵拉征象,术前诊断困难。部分研究提出改变体位时 SPCH 结节的密度会变化,可能与不同体位病灶内血流量不同有关。

诊断启示 孤立性的肺毛细血管瘤,极为罕见,预后良好,主要表现为肺外周的孤立性磨玻璃或实性结节,与早期肺癌鉴别困难,常是术后病理确诊。PCH 常表现为弥漫性、小叶中心分布的磨玻璃密度影,边界不清,常伴肺动脉高压和肺静脉纤细,PCH 预后差,常需肺移植。

部分参考文献

[1] 黎剑宇,曾庆思.肺毛细血管瘤病与肺静脉闭塞症临床及 CT 特点[J].放射学实践,2020,11:1419-1423.
[2] 周逸鸣,戴洁,徐小雄,等.孤立性肺毛细血管瘤 10 例临床分析[J].中华外科杂志,2021,59(1):66-70.
[3] 赵勤华,吴文汇,宫素岗,等.肺静脉闭塞病及肺毛细血管瘤病的临床和影像学特点[J].中华结核和呼吸杂志,2018,41(1):41-46.
[4] Weatherald J,Dorfmüller P,Perros F,et al. Pulmonary capillary haemangiomatosis:a distinct entity[J]. Eur Respir Rev.2020,29:190168.
[5] Zhao J,Shao CH J,Zhu L,et al. Solitary pulmonary capillary hemangioma:Clinicopathologic and radiologic characteristics of nine surgically resected cases[J]. Pathology-Research and Practice,2018,214(11):1885-1891.

病例 41 惠普尔养障体肺炎

临床资料 女性,66 岁。半个月前感冒后出现咳嗽,伴气短,快走及上楼时明显加重,休息可缓减,无发热、寒战、无咳血或痰中带血。近 3 个月体重下降 6kg。查体:神志清楚,口唇无发绀,双肺呼吸音清,未闻及干湿啰音,心率 82 次/分,律齐,腹软,双下肢无水肿。实验室检查:血气分析(未吸氧),pH 7.496,$PaCO_2$ 40.7mmHg,PaO_2 58.3mmHg;糖类抗原 CA125 51.51U/ml↑(参考值 0～35U/ml);白细胞 8.58×10⁹/L,中性粒细胞数 7.03×10⁹/L ↑(参考值 1.8～6.3);红细胞沉降率(ESR)96.00mm/h↑(参考值 0～20mm/h);C 反应蛋白(CRP)175.35mg/L↑(参考值 0～8.2mg/L),抗酸杆菌阴性。

影像学检查

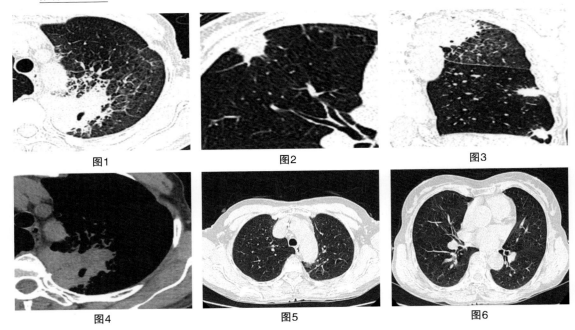

图1　　　　　　　　　图2　　　　　　　　　图3

图4　　　　　　　　　图5　　　　　　　　　图6

图例说明　图1和图2为CT轴位肺窗,左肺上叶尖后段不规则片状高密度影,中央伴空洞,周围间质增厚。右肺中叶胸膜下可见斑片状实变影。图3为CT冠状位肺窗,左肺多发结节灶,周围见毛刺,病灶均以胸膜下分布。图4为纵隔窗,左肺上叶尖后段病灶实质密度尚均匀,中央小空洞,病灶与胸膜呈宽基底相连。图5和图6为CT轴位肺窗,经头孢曲松治疗后3个月复查,左肺上叶残留少量纤维灶,其他肺叶病灶完全吸收好转。

肺泡灌洗NGS检查　惠普尔养障体42个序列数,真菌、病毒、寄生虫、结核分枝杆菌复合体、非结核分枝杆菌、支原体及衣原体未检出;最终诊断惠普尔养障体感染。

病例分析　惠普尔病(Whipple disease,WD)是一种罕见的累及多系统的慢性传染病。病原菌为惠普尔养障体(tropheryma Whipplei,TW),是一种与宿主共生的革兰阳性杆菌。在普通人群中,患病率为3/100万,免疫功能低下者为其易感人群。临床典型表现是以腹泻为主的胃肠道疾病的症状,伴体重减轻和关节疼痛。肺实质受累较罕见,临床主要表现为咳嗽,呼吸困难和胸痛等。

临床病理　惠普尔病的病原菌是一种经基因间序列分析确定该生物体为放线菌属,分类上位于革兰阳性放线菌和纤维素单胞菌科之间。到目前为止,已经从心脏瓣膜、血液、滑液、脑脊液、十二指肠活检、粪便、唾液和支气管肺泡液中获得了大量菌株。消化道是其最常见增殖的场所,在肠道内该菌被巨噬细胞吞噬并无效降解,在黏膜巨噬细胞和外周血单核细胞内复制。惠普尔养障体感染肺部的病理学改变为在肺纤维化患者中出现多发泡沫巨噬细胞;部分患者出现急性纤维素性和慢性肺炎;极少数出现非干酪性肉芽肿。此外,部分患者肠系膜区淋巴结出现非干酪样肉芽肿。因此,专家推测TW引起的肺实质病变有两种机制:①直接感染肺组织的引起的炎症反应;②TW感染其他器官后肺的免疫反应。

影像学表现　结合文献报道惠普尔养障体肺炎(tropheryma Whipplei pneumonia,TWP)

主要影像学表现为结节影,可单发或弥漫性、磨玻璃或实性,包括小结节或数厘米的大结节;其次是间质改变和斑片状渗出;少数病例伴空洞,或肺门/纵隔淋巴结增大。累及胸膜者会出现胸膜增厚、粘连、胸腔积液。总之,胸部影像学表现多样,有结节、间质改变、斑片状浸润、空腔等。

鉴别诊断　依据 TW 感染肺部影像征象的不同,需要与多种疾病相鉴别。惠普尔养障体肺炎的病例较罕见,且影像特征不典型,单纯影像诊断较困难,需要借助二代测序技术(NGS)等辅助检查。

1. 当肺部表现为间质性改变时,需要与病毒性肺炎、免疫系统疾病肺部受累等相关疾病相鉴别。

2. 当肺部表现为空洞性病变时,需要与空洞性肺结核、念珠菌、隐球菌或曲霉菌等真菌性肺炎相鉴别。

3. 当以单纯性结节出现时,则诊断更加困难。

诊断启示　惠普尔养障体肺炎的胸部影像学表现多种多样。对于中年人,临床存在咳嗽、呼吸困难和胸痛,伴有关节痛、发热、腹泻等肺外症状者,同时肺内影像表现为结节、间质性改变、斑片状浸润或空洞,TW 感染应被列入需要鉴别的疾病之一。

部分参考文献

[1] Zhang WM,Xu L. Pulmonary parenchymal involvement caused by Tropheryma Whipplei[J]. Open Medicine,2021,16(1):843-846.

[2] Lagier JCh,Fenollar F,Raoult D. Acute infections caused by Tropheryma Whipplei[J]. Future Microbiol,2017,12(3):247-254.

[3] Li W,Zhang Q,Xu YL,et al. Severe pneumonia in adults caused by Tropheryma Whipplei and Candida sp. infection:a 2019 case series[J]. BMC Pulmonary Medicine,2021,21(1):1-6.

[4] 付宝庆,刘青华,谷鸿喜.惠普尔病及惠普尔养障体的研究进展[J].国际免疫学杂志,2014,37(2):4.

病例 42　肺诺卡菌病

临床资料　男性,67 岁。1 个月前因受凉感冒出现咳嗽、咳痰,以黄黏痰为主,有时不易咳出,无发热、寒战,无盗汗、咳血,无胸痛、胸闷。院外口服中药治疗半个月,症状无明显减轻。3 个月前因排尿不畅行尿道前列腺电切除＋耻骨上膀胱穿刺术。查体:T37.0℃,P68 次/分,R19 次/分;血压 96/63mmHg。双肺叩诊呈浊音,听诊双肺呼吸音略减低,语音传导减弱,未闻及干湿性啰音。血气分析(未吸氧):pH 7.45,$PaCO_2$ 42.0mmHg,PaO_2 79.2mmHg。白细胞 $19.79×10^9$/L↑,中性粒细胞比例 85.80%↑;红细胞沉降率(ESR)60.00mm/h↑。抗酸杆菌阴性。支气管镜检查,左主支气管黏膜充血,管腔通畅。左肺固有上叶被新生物坏死组织阻塞,且可见活动性出血。

影像学检查

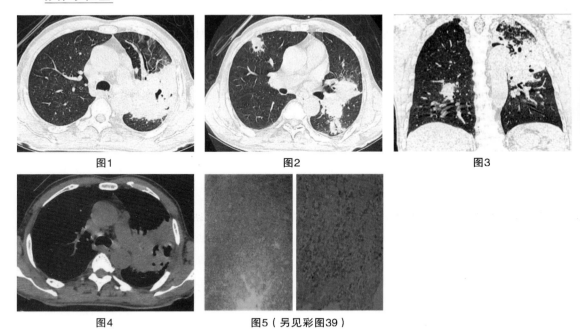

图1　　　　　　　　　　　图2　　　　　　　　　　　图3

图4　　　　　　　　图5（另见彩图39）

图例说明　图1为CT肺窗轴位，左肺上叶尖后段肿块或实变，内见多发小空洞，周围局部小叶间隔增厚及磨玻璃影（GGO）。图2为CT肺窗轴位，右肺中叶胸膜下结节，内见单个小空洞，周围小叶间隔增厚。图3为CT肺窗冠状位，双肺多发片状实变、结节，部分病灶内伴空洞，周围小叶间隔增厚。图4为CT纵隔窗，左肺上叶尖后段病灶实质密度尚均匀，中央多发小空洞，邻近胸膜肥厚。图5为病理（左，HE染色×40；右，抗酸染色×100），纤毛柱状上皮黏膜慢性炎，多量炎性肉芽组织，炎细胞以浆细胞和中性粒细胞为主，抗酸染色（－）。

肺泡灌洗　肺泡灌洗液培养出诺卡菌。

病例分析　诺卡菌属放线菌目，革兰阳性需氧菌，具有耐酸性，普遍存在于自然环境中，如土壤、水、腐烂的植物和动物等。人体感染主要通过皮肤直接接触或经呼吸道吸入，引起人感染的主要有星形诺卡菌、巴西诺卡菌和豚鼠诺卡菌。在我国主要以星形诺卡菌感染为主，以累及肺部最为常见，占70%～85%，病死率为18%～33%。若诺卡菌经血流播散至全身，特别是累及中枢神经系统，其病死率可以达到40%～87%。诺卡菌是一种机会性感染菌，感染的人群包括接受肺、心脏、骨髓和肾移植者，人类免疫缺陷病毒（HIV）感染者，长期使用类固醇者及恶性肿瘤患者。然而，多达1/3的诺卡菌病患者有正常免疫力，特别是患有肺部基础疾病［如慢性阻塞性肺病（COPD）和支气管扩张症］的患者。肺部诺卡菌病临床表现无特异性，主要表现为咳嗽、咳痰、呼吸困难、发热、咯血，症状可持续数周到数月。

临床病理　肺诺卡菌病（pulmonary Nocardiosis，PN）是一种罕见但较严重的感染，通常表现为亚急性或慢性化脓性疾病，主要病理特征是液化坏死性脓肿，常伴有炎性肉芽肿形成，炎性细胞包含中性粒细胞、浆细胞、淋巴细胞和巨噬细胞等。特殊染色PSA（－），抗酸染色（－）。由于脓肿没有局限，常蔓延至邻近肺组织和血行播散。

影像学表现　诺卡菌肺部感染多发生于免疫缺陷者，也可发生于免疫正常者。对于免疫正常患者,常有肺部基础疾病,如慢性阻塞性肺病和支气管扩张。CT 显示在原有肺基础疾病影像表现上出现空洞性结节和(或)肿块、GGO、小叶间隔增厚,其中空洞性结节或肿块最为常见,常以单侧发病,以上叶或胸膜下分布为主,常伴邻近胸膜增厚或患侧胸腔积液。支气管壁增厚和小叶中心结节者少见。高分辨率 CT 检查可见小叶间隔增厚,显示率为 $78\%\sim86\%$,在其他肺部感染病灶中较少显示小叶间隔增厚征象。

鉴别诊断 诺卡菌与肺炎支原体、流感嗜血杆菌和金黄色葡萄球菌一样,都是引起肺炎的重要病原体。在病原学结果出来前,需要与以下疾病相鉴别。

1. 细菌性肺炎 支气管肺炎的病理表现为支气管和细支气管壁受累,以及少量渗出到邻近的肺泡,因此,支气管肺炎患者更易观察到支气管壁增厚和小叶中心结节。然而对肺诺卡菌病的研究发现,支气管壁增厚和小叶中心结节的发生率显著低于其他病原体引起的支气管肺炎,这可能是诺卡菌与其他菌引起肺部感染的重要鉴别依据。

2. 真菌性肺炎 侵袭性肺曲霉病常以支气管高度扩张伴黏液潴留为特征性表现;肺隐球菌病以双侧中下肺部孤立的球形灶多见,边界清晰,周围无明显渗出,或呈片状浸润阴影,约 10% 患者有空洞形成。

3. 肺非结核分枝杆菌感染 有研究发现,免疫功能正常(ICP)患者肺部诺卡菌的症状和影像学表现与肺部非结核分枝杆菌(pNTM)患者相似,这表明当影像学表现提示 pNTM 时,应将肺部诺卡菌纳入鉴别诊断。

诊断启示 肺诺卡菌的 CT 表现是多样的,最常见的表现为实变伴充气支气管征和空洞性结节或肿块,周围常伴小叶间隔增厚或磨玻璃影。尤其在免疫功能低下的患者中,在一般抗细菌感染及抗真菌治疗无效时需要警惕诺卡菌感染。

部分参考文献

[1] Bao L,Lin Hp,Dong L,et al. Imaging Findings of Pulmonary Nocardiosis Mimicking Bronchiectasis[J]. Journal of the College of Physicians and Surgeons--Pakistan:JCPSP,2019,29(3):278-280.

[2] Sato H,Okada F,Mori T,et al. High-resolution Computed Tomography Findings in Patients with Pulmonary Nocardiosis[J]. Acad Radiol,2016,23(3):290-296.

[3] Blackmon,Kevin N,Ravenel JG,et al. Pulmonary Nocardiosis,Journal of Thoracic Imaging:August[J], 2011,26(3):224-229.

[4] Fujita T,Ikari J,Watanabe A,et al. Clinical characteristics of pulmonary Nocardiosis in immunocompetent patients[J].J Infect Chemother,2016,22(11):738-743.

病例 43 变态反应性支气管肺曲霉病

临床资料 女性,78 岁。8 年前无明显诱因出现咳血,伴有咳嗽、咳痰,就诊于当地医院诊断为支气管扩张症。8 年来患者间断有咳血,近 2 年来因咳嗽、咳痰、发热多次住院治疗。15 天前患者间断发热,体温波动于 38℃ 左右,伴咳嗽、咳痰,痰为白黏痰,不易咳出。查体:神志清,自主体位,T36.8℃,P92次/分,R19次/分,血压133/77mmHg。口唇及四肢末梢未见发绀,双肺呼吸音低,右下肺可闻及少许湿啰音,语音传导不对称,左上肺语音传导减弱。实验室检查:白细胞11.00×10⁹/L,红细胞3.16×10¹²/L,血红蛋白98g/L,血小板409.00×10⁹/L,中性粒细胞比率66.40%,嗜酸细胞比率19.70%,中性粒细胞数7.30×10⁹/L,嗜酸性粒细胞数2.17×10⁹/L,C反应蛋白84.33mg/L;血清IgE1773.0U/ml(参考值0~358U/ml);抗酸杆菌未找到;抗核抗体(ANA)阴性。肺功能:限制性通气功能障碍,中度;吸入沙丁胺醇气雾剂后,FEV₁绝对值增加240ml,变异率23%;支气管舒张试验阳性;肺总量减小,残气量减小,残总比增加;肺弥散功能,DLCO中度减小,DLCO/VA正常,VA减小。呼出气一氧化氮测定:76ppb。

影像学检查

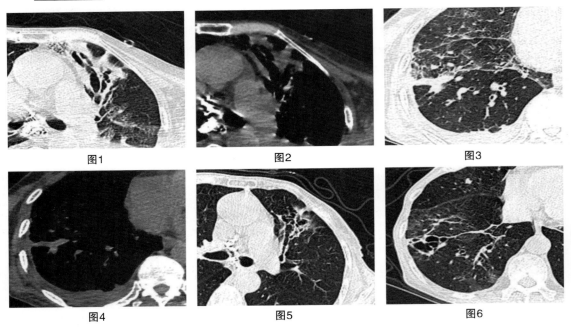

图1　　　　　　　　　图2　　　　　　　　　图3

图4　　　　　　　　　图5　　　　　　　　　图6

图例说明　图1和图2分别为CT肺窗与纵隔窗轴位平扫,左肺上叶舌段支气管扩张,周围见片状实变。图3和图4为肺窗与纵隔窗轴位,右肺下叶外基底段支气管扩张伴管腔内黏液栓,右侧胸腔积液。图5和图6为肺窗轴位,经治疗后原支气管扩张存在,周围实变及支气管内黏液栓消失。

支气管镜检查　左固有上叶内不断有脓液涌出,黏膜水肿,视野所及范围管腔尚通畅,未见新生物。送检物镜下可见少许支气管黏膜固有腺体,均未见明显异常,另见纤维素样渗出物,符合炎性改变。支气管肺泡灌洗液培养出烟曲霉。

诊断　Asano诊断标准是在现在变态反应性支气管肺曲霉菌病(allergic broncho pulmonary aspergillosis,ABPA)诊断标准基础上新制定的诊断标准,是目前诊断ABPA最标准的诊断标准。其诊断标准如下。①当前或既往有哮喘史或哮喘症状。②外周血嗜酸性粒细胞数≥500个/mm³。③总IgE水平≥417U/ml。④烟曲霉抗原皮肤试验呈即刻阳性反应或丝状真菌特异性IgE抗体升高。⑤存在丝状真菌沉淀素或特异性IgG。⑥痰丝状真菌检测阳性或支气管肺泡灌洗液培养结果阳性。⑦支气管黏液栓中找到真菌菌丝。⑧胸部 CT 可见中央型支气管扩张。⑨支气管镜检查痰中可见黏液栓。⑩CT 检查可见支气管内高密度黏液栓。其中 4、5、6 项的真菌菌丝相同,至少符合上述 10 个标准中的 6 个及以上时,可诊断为 ABPA,敏感性为 96.25%。该例患者胸部 CT 有支气管扩张,扩张支气管内黏液栓,肺功能提示哮喘,血清总 IgE 水平升高($\geqslant417U/ml$),嗜酸性粒细胞数 $2.17\times10^9/L$,支气管肺泡灌洗液培养出烟曲霉,因此,符合 ABPA 诊断。

病例分析 变态反应性支气管肺曲霉病,又称为过敏性支气管肺曲霉病,是机体对气道内定植的曲霉发生的超敏反应,伴发炎症表现的肺部疾病。烟曲霉是 ABPA 的主要致病菌,其他曲霉如黄曲霉也可致病。ABPA 易发生于具有潜在肺部疾病的患者,如哮喘、囊性肺纤维化(CF)、慢性阻塞性肺部病变或肺结核。ABPA 的发病机制尚不完全清楚,但现有的研究认为与机体的免疫机制和遗传因素有关。烟曲霉的分生孢子在人群中普遍存在,但由于表面疏水蛋白的存在,它们具有免疫惰性。在哮喘和囊性纤维化患者中,气道中定植的分生孢子清除缺陷使它们萌发成菌丝,在真菌的生长和代谢过程中,一些蛋白质被释放,可以激活和损伤气道上皮。ABPA 患者的免疫反应不是清除真菌,而是引起深度的炎症反应,肥大细胞脱颗粒,大量炎症细胞(中性粒细胞和嗜酸性粒细胞)和 IgE、IgG 合成,IgE 介导的 I 型超敏反应、IgG 介导的 III 型超敏反应,导致肺组织损伤。基因研究认为遗传易感性可能是 ABPA 发病的另外一种机制。全世界估计有 400 万~500 万病例,发病率约为 0.08%。ABPA 在哮喘中的患病率为 1%~3.5%。主要的临床表现是咳嗽、咳痰、喘息、胸闷,发热、不适、疲劳、体重减轻和咯血等。

临床病理 变态反应性支气管肺曲霉病大体标本上表现为支气管囊性扩张和充满棕褐色黏液栓。镜下见气管内过敏性黏蛋白、柯施曼螺旋体、查考特-莱顿晶体、曲霉和炎症细胞,炎症细胞主要是嗜酸粒细胞和中性粒细胞,肺实质内为慢性炎症改变。

影像学表现 影像学检查是 ABPA 诊断的不可缺少的辅助手段,高分别率 CT 扫描是常用和诊断价值最高的技术。支气管扩张和黏液栓是 ABPA 的典型表现。中央性支气管呈囊状、柱状扩张,以双肺上叶为主,被认为是 ABPA 的一个特异性征象,26%~39% 病例的支气管扩张延伸到周围。支气管黏液栓是 ABPA 中常见的表现,黏液栓的形状因扩张的支气管不同而不同,常呈结节状、块状、分支状,通常呈低密度。高密度黏液栓是 ABPA 的一个特异性征象,特异性为 100%,但发生率低,仅为 28%。高密度黏液栓的形成与曲霉菌丝使黏液变稠浓缩、钙及金属离子沉积有关。其肺部病变,如实变、大叶或节段性肺不张、带状或牙膏状阴影、纤维条索和指套状阴影代表活动性疾病,在治疗后消失。对于晚期疾病患者,可发现进行性双肺上叶胸膜实质纤维化,这可能提示 ABPA 向慢性肺曲霉病发展。

鉴别诊断 变态反应性支气管肺曲霉病需要与以下疾病进行鉴别。

1. **嗜酸性粒细胞性肺炎** 嗜酸性粒细胞性肺炎是一种以嗜酸性粒细胞浸润肺组织为特征的疾病。急性起病者常伴有发热、呼吸困难等,慢性病者可以合并有哮喘发作。胸部 CT 表现以双肺多发片絮状磨玻璃影为主,多分布于胸膜下及双肺外周带。ABPA 常表现为中心性支气管扩张,呈手套征或双轨征,高密度黏液栓是其特征性表现,真菌特异性 IgE 抗体升高有助于鉴别诊断。

2. **支气管扩张伴感染** 临床和影像表现与 ABPA 相似,容易混淆,临床误诊率较高。外周血嗜酸性粒细胞计数、血清烟曲霉特异性 IgE 或 IgG 抗体水平升高可帮助鉴别诊断。

3. 肺癌　ABPA 患者支气管内黏液栓伴阻塞性肺不张时,容易被误诊为肺癌。肺癌患者血清总 IgE 水平、外周血嗜酸性粒细胞计数均不会升高,真菌相关抗体检测阴性,当然病理活检是其鉴别诊断的金标准。

诊断启示　支气管哮喘或囊性纤维化的患者,胸部 CT 表现为中央性支气管扩张伴高密度黏液栓时,应保持对 ABPA 的高度怀疑。

部分参考文献

[1] 张金松,郁知慧,蔡红.变态反应性支气管肺曲霉菌病(ABPA)的临床与影像学特点研究[J].中外医疗,2020,39(25):7-9.

[2] Agarwal R,Sehgal IS,Dhooria S,et al. Allergic bronchopulmonary aspergillosis[J]. Indian J Med Res,2020,151(6):529-549.

[3] Agarwal R,Sehgal IS,Dhooria S,et al. Developments in the diagnosis and treatment of allergic bronchopulmonary aspergillosis[J]. Expert Rev Respir Med,2016,10(12):1317-1334.

病例 44　白塞病相关肺血管疾病

临床资料　男性,31 岁。咳嗽、咳痰、气短 3 月余,加重伴胸痛 3 天。平素健康状况较差,有反复口腔溃疡,间断发热。5 年前因反复视物模糊,诊断为"葡萄膜炎",间断口服泼尼松治疗,2 年前双眼失明。查体:发育正常,营养差,消瘦体型,神志清楚,轻度喘息貌,双眼失明,双侧瞳孔对光反射消失。全身浅表淋巴结未触及增大,口唇黏膜可见溃疡。听诊右肺、左肺上叶呼吸音低,未闻及干、湿啰音。心率 116 次/分,律齐。实验室检查:白细胞 13.78×10^9/L,血红蛋白 119g/L,血小板 264×10^9/L,中性粒细胞比率 84.7%,中性粒细胞数 11.67×10^9/L。肺癌系列:CA125 115.5U/ml,NSE 30.15ng/ml;红细胞沉降率(ESR) 28.00mm/h(参考值 0～15mm/h),C 反应蛋白(CRP) 81.87mg/L。血管炎三项,阴性。D-二聚体 9.07mg/L(参考值 0～0.55mg/L);B 型脑钠肽(BNP) 77.02pg/ml(参考值 0～100pg/ml)。

影像学检查

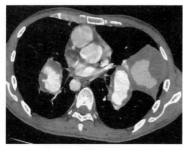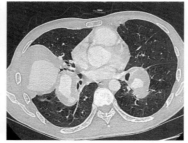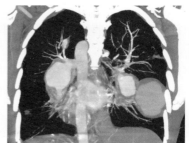

图1　　　　　　　　　图2　　　　　　　　　图3

图例说明　图 1 至图 3 分别为增强 CT 扫描纵隔窗轴位、肺窗轴位、MIP 图像冠状位,双

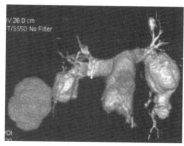
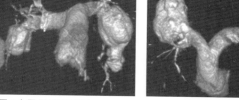
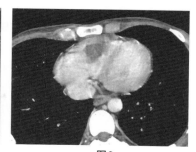

图4（另见彩图40）　　　　　　　　　　图5　　　　　　　　　　　图6

肺动脉不同程度瘤样扩张，壁内见弧形附壁血栓。图4和图5为肺动脉VR重建图，双肺多发肺动脉瘤。图6为CT增强，右心室内见血栓。

心脏彩超　右室腔内实性团块，血栓可能；三尖瓣少量反流；肺动脉高压（轻度）；左心室舒张功能减低；心包积液（少量）。双下肢静脉超声：双下肢深静脉未见明显异常。

临床诊断　患者青年男性，既往反复口腔溃疡、葡萄膜炎。胸部增强CT示：肺动脉炎，多发性肺动脉瘤伴附壁血栓，右心室血栓形成。根据2014年白塞病诊断标准，眼部损害、口腔溃疡、肺血管表现总计分5分，诊断为白塞病。

病例分析　白塞病（Behcet disease，BD）是一种病因不明的全身性、自身免疫性疾病。发病年龄多为30—40岁，男性多见，起病隐匿，病程长，多系统受累，病情反复，易误诊、误治。发病机制尚不清楚，与遗传、环境及免疫有关，多项研究报道 HLA-B51 等位基因与 BD 之间可能存在关联。人群发病率0.14％，1/3的患者可累及全身血管，称为血管型BD，静脉系统受累最为常见，如下腔静脉内血栓形成，肺血管受累者仅 1％～8％，表现为肺动脉瘤（PAA）、肺血管栓塞或两者并存。BD的特征是眼部受累（葡萄膜炎）、口腔和生殖器的溃疡，以及多个器官系统的其他临床表现，胸部常见表现为咯血、胸痛、肺动脉高压、肺泡出血及胸腔积液等；PAA压迫支气管可导致发绀、咳嗽、呼吸困难加重、肺炎、发热和支气管炎等。

临床病理　白塞病可分为血管型、胃肠型和神经型，其中血管型 BD 的致死率较高，大小动、静脉均可累及。病理表现主要为血管炎，主要是血管周围中性粒细胞和淋巴细胞浸润，进而导致组织损伤，引起血管病变，易形成深静脉血栓、动脉瘤。深静脉血栓占 BD 血管病变的15％～40％，最常累及上腔静脉、下腔静脉，以及伴有布加综合征的肝静脉、门静脉、脑静脉窦、右心室。BD 累及动脉以动脉瘤最为多见，是肺动脉瘤的最常见原因，主要病理改变是血管中膜的滋养血管炎，伴弹性纤维的破坏，导致血管腔的扩张，形成动脉瘤。患者如果肺动脉瘤、周围静脉血栓、肺栓塞和支气管动脉变形同时存在，称为 Hughes-Stovin 综合征。2014 年白塞病国际诊断标准中，眼部损害、口腔溃疡及生殖器溃疡这 3 个症状每个计 2 分，而皮肤损害、中枢神经系统累及、血管表现每个计 1 分，针刺试验阳性计 1 分，如果患者最终得分达到或超过4 分，则被诊断为白塞病。诊断标准中强调了血管表现的重要性，即使没有口腔溃疡表现，也可诊断为白塞病。

影像学表现　白塞病相关肺血管疾病，主要表现为肺动脉血栓、肺动脉瘤和两者并发。肺动脉瘤在胸部 DR 片上为肺门增大，肺门周围圆形、类圆形团块影，可见瘤样肺动脉扩张，边界清楚。CT 增强检查表现为肺动脉干呈梭形、囊状扩张，直径＞4cm，易双侧多发，常位于下叶或主肺动脉，肺动脉瘤内常见部分或全部血栓形成，血栓易反复形成并伴周围炎性改变。主动脉、上腔静脉可由于血管炎累及,表现为管壁增厚,上腔静脉内或其他静脉内血栓形成。心脏内血栓常见于右心室。肺实质内主要为肺梗死或肺泡出血的表现,CT上为外周胸膜下楔形或不规则实变影、磨玻璃密度影。

鉴别诊断 白塞病相关肺血管损害,需要与其他疾病引起的肺动脉瘤鉴别。

1. 先天性病变 主要是与动脉导管未闭、室间隔缺损和房间隔缺损有关,由于存在左向右分流,增加肺动脉血管壁应力,导致动脉瘤形成。心脏彩超可发现先天性心脏病,有利于鉴别。

2. 感染性疾病 常见疾病为梅毒和肺结核,进展期梅毒患者肺动脉瘤形成往往位于直径较大的肺动脉,而肺结核患者易在肺实质内形成肺动脉瘤,临床表现及实验室检查有利于鉴别。

3. 肿瘤性病变 肺部肿瘤和转移瘤可侵蚀肺动脉,导致假性动脉瘤形成;源于肺动脉的肉瘤可导致肺动脉管壁瘤样扩张。这些病变肺部可发现明显的占位,有利于鉴别。

诊断启示 肺动脉瘤的病因可为继发性或原发性,原发罕见,继发病因的诊断依赖于对特定临床、放射学、实验室和组织病理学特征的识别。白塞病为最常见的肺动脉瘤的病因,患者青年男性、眼部损害、口腔和生殖器溃疡、肺血管损害及实验室检查异常(ESR、CRP)等,综合分析可以考虑为白塞病。

部分参考文献

[1] 宋润泽,蔡思,屈睿升,等.血管型白塞病的治疗现状[J].国际外科学杂志,2021,48(9):643-648.

[2] 道图娅,高锐,李子娟,等.白塞病累及大动脉炎性改变1例[J].血管与腔内血管外科杂志,2021(5):631-632.

[3] 张慧,张建全,曾文,等.白塞病累及肺血管三例[J].中华结核和呼吸杂志,2017,40(4):309-311.

[4] 王岚,姜蓉,赵勤华,等.白塞病合并肺血管疾病临床特点分析[J].中华结核和呼吸杂志,2017,40(5):343-348.

[5] Vargas RM,Cruz MLN,Giarllarielli MPH,et al. Vascular involvement in Behçet's disease:the immuno-pathological process.[J].Vasc Bras,2021,20:e20200170.

病例 45 　嗜酸性肉芽肿性多血管炎

临床资料 男性,20岁。半年前无明显诱因出现间断咳嗽、咳痰、气喘,剧烈运动及上下楼梯时有胸闷、气短症状,痰为白色泡沫样,不易咳出。无胸痛、咳血、晕厥、黑矇,无发热、畏寒、盗汗等。院外口服中药,并间断吸入"沙丁胺醇气雾剂",用药后症状可缓减。近期因上述症状加重,且伴有双侧眼睑水肿,为进一步诊治入院。查体:神志清,精神状态差,自主体位,T37.6℃,P118次/分,R21次/分。双侧眼睑水肿,口唇无明显发绀。双肺叩诊呈过清音,听诊双肺呼吸音粗,可闻及少量哮鸣音,未闻及痰鸣音。双手掌可见多发水疱样小丘疹,部分破溃结痂。肌电图报告:NCV,左侧正中神经运动传导潜伏期正常,运动传导速度正常,波幅较对侧明显减低,提示左侧正中神经运动传导轴索损伤。实验室检查:白细胞 7.3×10^9/L,红细胞 4.9×10^{12}/L,中性粒细胞比率 53.9%,C 反应蛋白 16.13mg/L;红细胞沉降率(ESR)17.27mm/h;外周血嗜酸性粒细胞比例 17.01%(参考值 0.4%～8.0%);血清 IgE 4531U/ml(参考值 0～358U/ml);抗酸杆菌未找到,G 实验阴性。支气管镜检查:双侧主支气管及各叶段支气管黏膜不光滑,轻度充血、水肿,黏膜表面散在白色假膜,管腔通常,未见新生物。

影像学检查

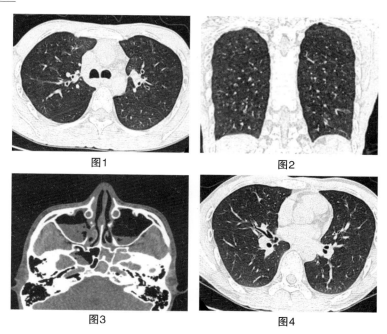

图1　　　　　　　　　　　　图2

图3　　　　　　　　　　　　图4

图例说明　　图 1 和图 2 分别为 CT 肺窗轴位与冠状位平扫,双肺弥漫性分布粟粒样、斑片状结节,沿小叶中央型分布。图 3 为鼻窦 CT 轴位,双侧上颌窦、蝶窦内黏膜增厚,密度增高,可见液性密度影。图 4 为 CT 肺窗,经治疗后原双肺内弥漫性病变消失。

临床诊断　　目前还没有公认的嗜酸性肉芽肿性多血管炎(eosinophilic granulomatosis with polyangiitis,EGPA)诊断标准。临床医师多采用美国风湿病学会(ACR)定义的 EGPA 分类标准,由 6 个标准组成:①哮喘;②嗜酸性粒细胞增多>10%;③神经病变(单性或多性神经病变);④非固定肺浸润;⑤鼻窦炎;⑥血管外嗜酸性粒细胞浸润。当存在上述 6 个标准中的 4 个或 4 个以上时,血管炎可归类为 EGPA,敏感性为 85%,特异性为 99.7%。患者有典型的症状如咳嗽,呼吸短促和哮喘的体征。血嗜酸性粒细胞百分比为 17.01%,大于 10%。患者有鼻窦炎病史,已经鼻窦 CT 扫描证实。胸部 CT 扫描显示非固定肺浸润,肺内弥漫性分布结节及磨玻璃影。此外,患者左侧正中神经轴索损伤,考虑外周神经损伤。因此,患者被诊断为 EGPA,诊断依据为:哮喘、外周血嗜酸性粒细胞增多(>10%)、鼻旁窦炎、短暂性肺浸润和外周神经损伤。

病例分析　　EGPA 原名丘格-施特劳斯综合征(Churg-Strauss syndrome,CSS),是一种罕见的自身免疫性疾病,以成年人发作性哮喘、血液和组织嗜酸性粒细胞增多、血管外肉芽肿和小血管炎为特征。EGPA 病因不明,多认为是环境与免疫遗传因素相互作用导致疾病的发生。根据患者抗中性粒细胞胞质抗体（antineutrophilic cytoplasmic antibody，ANCA）状态可区分2个主要的临床病理亚群。①ANCA阳性亚群：以血管炎病变为主，存在30%～40%的患者中。其发病机制主要为ANCA诱导中性粒细胞激活、脱颗粒，导致血管内皮细胞损伤，并诱导B淋巴细胞凋亡，使疾病反复发作，临床上多表现为小血管炎的特点。②ANCA阴性亚群：主要为嗜酸性粒细胞导致的相关器官受累，嗜酸性粒细胞激活后释放大量嗜酸颗粒蛋白，各种细胞因子及毒素直接或间接引起组织损伤。目前的流行病学显示，EGPA的患病率和年发病率分别为$(2～22)/10^6$和$(0.5～3.7)/10^6$。小血管炎可影响所有年龄段的人，但最常见的是50-69岁的成年人，而且它们影响男性的频率略高于女性。EGPA是一种累及全身多系统、多器官的自身免疫性疾病，其临床表现复杂多样，主要为哮喘、咳嗽、咳痰、胸闷、呼吸困难、肢体麻木、疼痛、腹痛、腹泻、便血、紫癜、皮疹、过敏性鼻炎、鼻窦炎等。

临床病理 EGPA是一种全身性疾病，分为3个不同的发展阶段：前驱症状、嗜酸性粒细胞浸润和血管炎期。前驱期以哮喘和鼻窦炎为主。经过一段时间的变化（通常为8～10年），患者可能因嗜酸性心肌病而出现肺浸润、胃肠道受累和心力衰竭的症状，而晚期则以血管炎表现为主（如肾小球肾炎、紫癜和神经病变）。EGPA的病理变化根据病变的类型和分期而有很大的不同。肺病变包括嗜酸性粒细胞浸润、血管外肉芽肿、肺毛细血管炎，3种病理改变可单独或同时存在。肾活检通常表现为局灶性新月性肾小球肾炎，罕见嗜酸性粒细胞浸润，无肉芽肿性病变。而腓肠神经活检的特征是神经外淋巴细胞血管炎。心内膜活检可显示组织性嗜酸性粒细胞增多，伴有或不伴有肉芽肿，但嗜酸性冠状动脉炎也可发生。胃肠道的病变可以是嗜酸性粒细胞浸润或血管炎导致溃疡和缺血。

影像学表现 肺部浸润是EGPA最典型的表现之一，发生于40%～60%的患者中。主要表现为位于肺外周带并散在分布的斑片状实变或磨玻璃影，多呈双侧非节段性、多灶性、游走性改变，其病理学基础为嗜酸性粒细胞浸润肺泡或肺泡壁，部分肺泡腔内有纤维成分，同时伴有坏死性肉芽肿及坏死性毛细血管炎。其次表现为肺结节影，结节大小不等，以小叶中心结节多见，主要为大量嗜酸性粒细胞及淋巴细胞对细支气管壁浸润，部分有淋巴滤泡形成，另见累及肺泡壁的坏死性毛细血管炎。部分患者可显示为间质性病变，如小叶隔水肿、嗜酸性粒细胞浸润导致小叶间隔增宽，气管壁嗜酸性粒细胞及淋巴细胞浸润、气管壁坏死、平滑肌增生等引起支气管壁增厚。一小部分患者可能经历弥漫性肺泡出血，这是一种危及生命的"血管炎"表现，其特征是急性呼吸窘迫和血红蛋白突然下降。

鉴别诊断 EGPA累及肺部的影像学表现需要与以下疾病进行鉴别。

1. **嗜酸性粒细胞性肺炎** 是一种以嗜酸性粒细胞浸润肺组织为特征的疾病。支气管镜灌洗液富含嗜酸性粒细胞，可伴或不伴有外周血嗜酸性粒细胞的增多，但无肺外器官受累。急性起病者常伴有发热、呼吸困难等，慢性病者可以合并有哮喘发作。胸部CT表现以双肺多发片絮状磨玻璃影为主，多分布于胸膜下及双肺外周带。EGPA与单纯性肺嗜酸性粒细胞增多性肺炎或慢性嗜酸性粒细胞增多性肺炎的区别是基于EGPA的全身表现（如周围神经病变、皮疹）和血清中ANCA阳性。

2. **变态反应性支气管肺曲霉病** 是一种以寄生于支气管腔内曲霉为病原的累及肺部的变态反应性疾病，发病机制不明，临床主要表现为哮喘发作、外周血嗜酸性粒细胞升高等。影像特征方面表现为肺部游走性病变，多以斑片影为主，常伴受累支气管的扩张，管壁增厚，呈手套征或双轨征。

3. 过敏性肺炎　是一种因吸入各种抗原性物质而引起的弥漫性肉芽肿性间质性肺疾病。肺部 CT 多表现为边界不清小叶中心结节、磨玻璃影（GGO）及奶酪头征、近胸膜下间质纤维化改变。但 HP 不伴有外周血嗜酸性粒细胞升高、小血管炎或哮喘病史。

诊断启示　当患者有哮喘病史,同时伴有嗜酸性粒细胞增多,并且肺部影像表现为斑片状磨玻璃影或实变时,应怀疑 EGPA 的可能。

部分参考文献

［1］徐晓莉,宋伟,隋昕,等.嗜酸性肉芽肿性多血管炎的临床与胸部影像特征［J］.中国医学科学院学报,2016,38(05):617-620.

［2］张金松,郁知慧,蔡红.变态反应性支气管肺曲霉菌病（ABPA）的临床与影像学特点研究［J］.中外医疗,2020,39(25):7-9.

［3］王宁,张国俊,鲍洪杰.肺部受累的 ANCA 相关性血管炎患者临床特征分析［J］.河南医学研究,2020,29(17):3086-3090.

［4］Castaner E,Alguersuari A,Gallardo X,et al. When to suspect pulmonary vasculitis:radiologic and clinical clues［J］. Radiographics,2010,30(1):33-53.

［5］Feragalli B,Mantini C,Sperandeo M,et al. The lung in systemic vasculitis:radiological patterns and differential diagnosis［J］. Br J Radiol,2016,89(1061):20150992.

病例 46　机化性肺炎

临床资料　男性,48 岁。体检发现右肺中叶结节,无胸闷、气短、咳嗽、咯血等伴随症状。查体:神清语利,应答切题,自动体位,查体合作。全身浅表淋巴结未及增大,双侧甲状腺正常,未触及结节,双侧胸廓对称,双侧呼吸运动基本一致,胸骨及肋骨走行区无压痛,双肺呼吸音清,未闻及啰音。实验室检查未见异常。

影像学检查

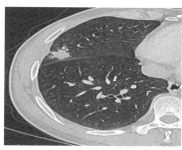 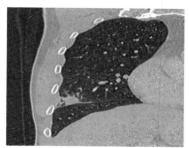 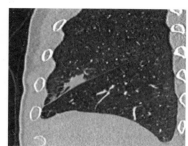

图1　　　　　　　　　　图2　　　　　　　　　　图3

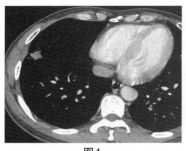 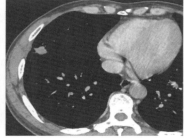 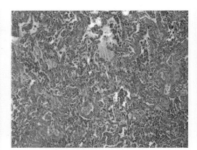

图4 图5 图6（另见彩图41）

图例说明 图1至图3分别为CT肺窗轴位、冠状位、矢状位，右肺中叶外侧段见不规则形结节，边缘见长毛刺，呈实性密度，平扫CT值约25Hu，大小1.7cm×1.3cm，病灶紧贴斜裂，呈宽基底相连，相邻斜裂增厚。图4为动脉期，CT值约50Hu，净增CT值25Hu。图5为静脉期，CT值约52Hu，净增CT值27Hu。图6为病理（HE×100），肺泡间隔增宽，伴纤维化，肺泡腔内可见多量组织细胞。

病理结果 大体标本，暗红肺组织1块，大小4.5cm×3.3cm×1.6cm。表面可见一切口，长3cm，切开处可见一质硬区，大小1.5cm×1.3cm×1.5cm，灰褐色，实性，质中，与周围组织界限尚清。镜下：慢性炎伴炭末沉积，局部肺泡间隔增宽，伴纤维化，肺泡上皮增生，局部上皮伴轻度不典型性，肺泡腔内可见多量组织细胞。病理诊断：符合机化性肺炎改变。

病例分析 机化性肺炎（organizing pneumonia，OP）是一种间质性肺疾病，以肺泡、肺泡管或伴有呼吸性细支气管内的机化性肉芽组织、纤维组织为病理学特征的临床综合征。OP是肺部组织对损伤反应的一种非特异性病理模式，依据病因的不同，可分为无明确病因的隐源性机化性肺炎（cryptogenic organizing pneumonia，COP）和继发于多种病因的继发性机化性肺炎（secondary organizing pneumonia，SOP），如结缔组织疾病、吸入毒物或感染等。OP平均发病率为1.97/10 000，男女无差别，好发于中老年人。OP多为亚急性发病，临床表现缺乏特异性，常见症状有咳嗽、发热、咳痰，不常见的为咯血、呼吸困难和体重减轻，也可由体检时发现。SOP的临床表现多与原发疾病有相关性，如结缔组织相关性机化性肺炎（connective tissue disease related organizing pneumonia，CTD-OP），可伴有关节痛、血管炎等表现，实验室检查抗核抗体（ANA）阳性，或红细胞沉降率加快和C反应蛋白升高等炎性表现。OP的肺功能检查为限制性通气障碍，弥散功能受限。

临床病理 机化性肺炎主要病理变化是在肺泡和远端小气道内存在松散成纤维细胞组织的息肉样栓，肺结构没有破坏，增生的成纤维细胞或肌成纤维细胞通过肺泡间隔呈蝴蝶样结构，淋巴细胞、单核细胞不同程度的间质浸润，肺泡腔伴有泡沫巨噬细胞，部分肺泡上皮细胞增生。机化是肺组织对损伤的反应，反应时相一致，大致分为3步：①含大量蛋白质的液体（包括纤维蛋白和炎性细胞）渗出到肺泡腔中；②成纤维细胞从间质迁移到肺泡腔；③形成机化的成纤维细胞组织。大多数的机化会吸收，如果损伤持续存在，肺泡功能遭到破坏，则会进一步纤维化。

影像学表现 OP的影像学表现取决于肺组织损伤和修复的程度，主要的影像学征象为实变、结节、肿块、磨玻璃密度、反晕征、线状或带状影等。根据每种征象的特点又将其分为以下两类。

1. 典型征象 占60%～80%，为双肺外周分布，胸膜下或支气管周围多发实变影、磨玻璃密度影，不按肺叶及肺段分布，以双肺下叶为著，可见空气支气管征，实变是终末气腔内有分支状的肉芽组织填充;磨玻璃密度影是终末气腔内的肺泡间隔炎症表现。

2. 不典型征象　占 15%～50%。①单个结节或肿块,实性或亚实性密度,大于 1cm,见空气支气管征、粗长毛刺。病灶呈多边形或不规则形、位于支气管周围,PET 图像上表现为摄取增加。②多发结节或肿块,边缘毛刺、空气支气管征、紧贴胸膜或位于胸膜下,部分有空洞,外周或支气管周围分布,另外还有小叶间隔增厚、实质带或局部胸膜增厚,血管穿行征。③反晕征,约 20% 的病例会出现"环礁"征或"反晕"征,在 COP 中常见,表现为周围环形或新月形致密影环绕磨玻璃密度影,周围致密影主要是肺泡管内的 OP,中心磨玻璃密度影相当于肺泡间隔炎症。④线状或带状影,向胸膜面延伸的线状密度影,可见小叶间隔增厚。⑤小叶周围型,小叶周围的弯曲或弓形的实质带,边缘模糊,小叶间隔增厚,空气支气管征有助于鉴别实变和纤维化。⑥增强扫描病灶周围由于炎性细胞浸润及炎性肉芽组织而明显强化,病灶中央脓肿形成而无强化,表现为环形强化。⑦其他,20%～30% 患者中纵隔淋巴结增大,短径＞1cm;10%～35% 的患者可见少量双侧胸腔积液。

鉴别诊断　机化性肺炎影像学表现复杂,需要与多种疾病进行鉴别。

1. 周围型肺癌　是起源于细支气管或肺泡的癌组织呈浸润性生长,周围型肺癌多位于右肺上叶,边缘深分叶,可见长细毛刺、空泡征,密度较均匀,也呈渐进性强化,但强化程度较 OP 低,可见支气管截断。

2. 慢性嗜酸性细胞性肺炎　类似 OP,多见肺外周,可表现为实变影、磨玻璃密度影、线状或带状影,但是其常以上叶分布为主,OP 则常以双肺下叶为主,且程度更重。外周血嗜酸性粒细胞增多,肺活检有嗜酸性粒细胞浸润。

3. 病毒性肺炎　有季节流行性,起病急,白细胞正常、稍高或稍低,病变不对称分布,病变动态变化快,胸腔积液少见。

4. 间质性肺炎　以纤维化为主、蜂窝、牵拉性支气管或细支气管扩张、小叶间隔增厚和小叶内网状影、不规则界面等表现。

诊断启示　机化性肺炎临床症状不典型,影像学表现为双肺外周多发斑片状实变或磨玻璃影,存在支气管充气征,或沿支气管血管树分布的斑片影,"环礁征"或"反晕征",小叶周围的弯曲或弓形的边缘模糊实质带时,经抗生素治疗后复查,持续无改善,需要考虑到 OP。

部分参考文献

[1] 魏淑珍,朱思红,李素娟,等.隐源性机化性肺炎及继发性机化性肺炎的临床特征及影像特点分析[J].国际呼吸杂志,2018,38(3):192-196.
[2] 杨雪,孔君,杨明夏,等.21 例急性纤维素性机化性肺炎临床特征分析[J].中华结核和呼吸杂志,2020,43(08):670-676.
[3] 葛艳,李南,朱岩,等.局灶性机化性肺炎 40 例误诊分析[J].国际呼吸杂志,2020,40(03):178-182.
[4] 沈威,李慧,代静泓,等.隐源性机化性肺炎及结缔组织病相关性机化性肺炎的临床及影像特点分析[J].中华结核和呼吸杂志,2015,38(9):669-674.
[5] Seth J,Kligerman,Teri J,et al. Organization and Fibrosis as a Re-sponse to Lung Injury in Diffuse Alveolar Damage,Organizing Pneumonia,and Acute Fibrinous and Organizing Pneumonia[J].RadioGraphics,2013,33:1951-1975.

病例 47　　肺结节病

临床资料　女性,51岁。2年前无明显诱因出现咳嗽、咳痰,呈白色泡沫样痰,无咳血、呕血、发热,无盗汗、反酸、呕吐。曾自行口服消炎药物,效果欠佳。后患者出现胸背部及双下肢酸痛不适,痰液变为白色黏痰。查体:神志清,自主体位,T36.8℃,P92次/分,R19次/分,血压130/85mmHg。口唇及四肢末梢未见发绀,双肺呼吸音清,未闻及干湿啰音。实验室检查:白细胞 $4.03×10^9$/L,红细胞 $4.59×10^{12}$/L,血红蛋白132g/L,血小板 $323.00×10^9$/L,中性粒细胞比率66.10%,嗜酸性粒细胞比率3.20%,中性粒细胞数 $2.66×10^9$/L,嗜酸性粒细胞数 $0.13×10^9$/L,C反应蛋白8.10mg/L;抗酸杆菌未找到;抗SSA/RO52KD抗体(SSA/RO52KD)强阳性。腹部彩超:第一肝门处多发实性结节。CDFI:内可见少许血流信号。

影像学检查

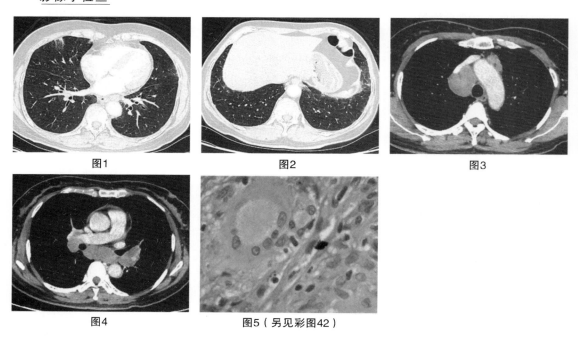

图1　　　　　　　　图2　　　　　　　　图3

图4　　　　　图5(另见彩图42)

图例说明　图1和图2为CT肺窗轴位,双肺弥漫性分布微小磨玻璃样结节伴小叶间隔增厚,以双肺下叶及外周分布为主。图3和图4纵隔窗轴位增强扫描,纵隔内及双侧肺门多发增大、强化淋巴结,部分有融合,未见坏死和钙化。图5为病理(HE ×200),非坏死性肉芽肿结节,内见上皮样细胞及多核巨细胞。

临床诊断　结节病的诊断目前仍无金标准,主要是基于以下3个主要标准:与影像诊断相符合的临床表现,在一个或多个组织样本中发现非坏死性肉芽肿性炎症(非必须),以及排除肉芽肿性疾病的其他原因。该患者临床症状咳嗽、咳痰,伴胸背部及双下肢酸痛;影像学表现为双肺门、纵隔内对称性增大淋巴结,双肺外周轻度间质性改变;淋巴结活检为非坏死性肉芽肿,并排除了其他潜在病因,因此综合考虑为肺结节病。

病例分析 结节病(sarcoidosis)是一种病因不明的多系统慢性免疫性炎性疾病,以非干酪样肉芽肿的形成为特征。它可以累及全身几乎任何器官,其中以肺部最常见,称为肺结节病(pulmonary sarcoidosis,PS),约占所有结节病患者的90%。结节病的发病机制尚未完全清楚,普遍认为是一种或多种特定的环境因子在免疫系统中触发易感人群的炎症反应,有以下3个环节。①遗传易感性,人群中存在 HLADRB1*12、DRB1*14,和 DRB1*15 等位基因及 CCR5 等的易感基因。②环境因素,认为在触发结节病发病机制中起着关键作用,环境暴露与细菌、病毒、真菌及化工材料铍和铝等接触有关。③自身免疫反应,抗原激活巨噬细胞和 T 细胞,释放白细胞介素等细胞因子,细胞因子又激活和聚集更多的 T 细胞和成纤维细胞,引起细胞免疫反应,广泛形成非干酪样肉芽肿和纤维化。结节病流行病学资料显示,不同种族、不同地域发病率和疾病的预后差异较大,结节病的发病率为(1~40)/100 000,其中非裔美国人和北欧人发病率最高,而亚洲人口的年发病率最低。总的来说,大多数研究的结节病平均发病年龄在47—51岁,而发病的高峰年龄接近30—55岁。结节病最常累及肺部,表现为干咳、呼吸困难和胸部不适等症状,偶有疲劳、盗汗、体重减轻和结节性红斑等全身症状。

临床病理 结节病是一种免疫介导的多系统疾病,可以累及肺、皮肤、眼、肝、脾和肝周淋巴结、心脏和中枢系统,其中以肺部最为常见。结节病肺内受累部位包括肺门淋巴结、气道、肺实质以及血管,较少累及胸膜。大体为纵隔和双侧肺门淋巴结增大,肉芽肿结节在支气管血管束周围、胸膜下、小叶间隔沉积,以中上叶肺叶为主。结节病的组织学特征是非干酪样肉芽肿,由组织细胞、上皮样细胞和多核巨细胞组成,周围分布着淋巴细胞、浆细胞,以及不同数量的成纤维细胞和胶原蛋白。肉芽肿中心部分主要是表达 CD4 蛋白的淋巴细胞,而表达 CD8 的淋巴细胞在外周区域。成纤维细胞、肥大细胞、胶原蛋白和蛋白聚糖的致密带可能包裹肉芽肿并导致纤维化。纤维化改变通常从肉芽肿外周开始,向中心延伸,导致完全纤维化、玻璃样变或两者兼有。

影像学表现 肺结节病的影像学表现依据 Siltzbach 分类系统将其分为以下5个阶段:0期(5%~10%),胸部表现正常;1期(50%),纵隔和双侧肺门淋巴结增大;2期(25%~30%),有纵隔和双侧肺门淋巴结增大和肺实质浸润;3期(10%~12%),仅有肺实质浸润;4期(5%),肺纤维化。

肺结节病影像学特征:主要为如下表现。①淋巴结病变,双侧肺门淋巴结对称性增大,或合并纵隔淋巴结增大,增大的淋巴结边界清楚,淋巴结可以钙化。②肺实质病变,最常见的实质表现是边界清楚的微结节(2~5mm)沿淋巴管和支气管血管周围分布,较少见于小叶间隔,通常是双肺上部或肺中部对称分布,CT 表现为支气管血管束增粗、胸膜下线和小叶间隔不规则增厚。15%~25%患者可表现为肺门旁或外周边界不清、形态不规则实变影,周围可见微结节影,形成"彗星"征。10%~20%的肺结节病累及腺泡或小气道,表现为肺上中部的支气管血管周围,双侧对称分布的中心为实变区,其内含空气支气管征,边缘不清。40%的肺结节病患者 CT 上表现为边界不清的磨玻璃影,主要为多发性微结节性肉芽肿和纤维化间质病变融合而成。③纤维化,在大多数患者中,结节性肉芽肿随着时间的推移而消退。然而,估计在20%的患者中,随着时间的推移,纤维化病变更加明显,典型的 HRCT 表现为网状磨玻璃影、牵拉性支气管扩张和结构扭曲(纤维条索和支气管血管束移位)。

鉴别诊断 肺结节病的影像学表现复杂多样,与肺部多种疾病有重叠,需要在临床、病理和影像学表现上进行鉴别。

1. 肺结核　肺结核患者除了咳嗽、咳痰之外,咳血及午后低热是其特征性表现。其肺门处增大淋巴结常为非对称性分布,肺内随机分布结节常伴空洞形成,组织病理学为坏死性肉芽肿。结核分枝杆菌培养呈阳性是其诊断的金标准。

2. 肺尘埃沉着病(尘肺)　尘肺需要有足以导致疾病的职业暴露史,临床症状常表现为干咳、呼吸困难,肺门增大淋巴结有时表现为蛋壳样外观,肺内结节组织病理学为硬化结节,硅沉着病(矽肺)患者可见硅颗粒。

3. 淋巴瘤　患者除了双侧肺门、纵隔内多发增大淋巴结外,颈部、腹膜后和腹股沟区亦可见增大淋巴结。

诊断启示　肺结节病临床症状不典型,影像学表现为双侧肺门对称性淋巴结增大,双侧多发沿支气管血管束和淋巴管区分布的微结节时,要考虑结节病的可能。

部分参考文献

[1] Bernardinello N,Petrarulo S,Balestro E,et al. Pulmonary Sarcoidosis:Diagnosis and Differential Diagnosis[J]. Diagnostics (Basel),2021,11(9):1558.

[2] Carmona EM,Kalra S,Ryu JH. Pulmonary Sarcoidosis:Diagnosis and Treatment[J]. Mayo Clin Proc,2016,91(7):946-954.

[3] Sève P,Pacheco Y,Durupt F,et al. Sarcoidosis:A Clinical Overview from Symptoms to Diagnosis[J]. Cells,2021,10(4):766.

[4] Crouser ED,Maier LA,Wilson KC,et al. Diagnosis and Detection of Sarcoidosis. An Official American Thoracic Society Clinical Practice Guideline[J]. Am J Respir Crit Care Med,2020,201(8):e26-e51.

病例 48　原发性胸腺黏液腺癌

临床资料　女性,47岁。2个月前无明显诱因出现剧烈活动后气短,无发热、咳嗽、咳痰、胸痛、心慌等症状。患者自发病以来精神、饮食正常,大、小便正常,体重无明显减轻。查体:神清语利,查体合作。双侧胸廓对称无畸形,双肺呼吸音清,未闻及明显啰音;心律齐,各瓣膜听诊区未闻及病理性杂音;腹软,无压痛及反跳痛;四肢活动正常。实验室检查:肿瘤标记物未检查。

影像学检查

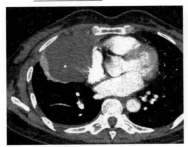
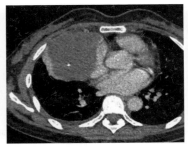
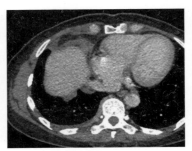

图1　　　　　　　　图2　　　　　　　　图3

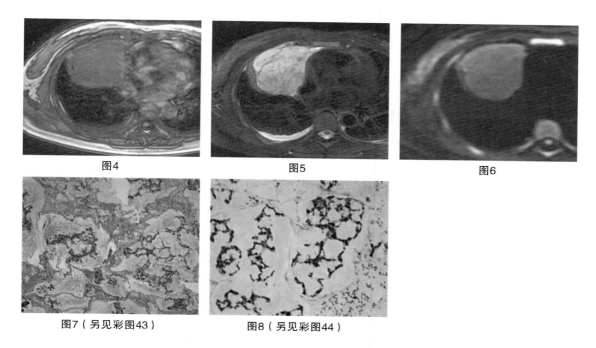

图4   图5   图6

图7（另见彩图43）   图8（另见彩图44）

图例说明 图1至图3分别为CT纵隔窗轴位动脉期、静脉期，右前下纵隔肿块，呈类圆形，大小为6.8cm×7.3cm×6.5cm，密度尚均匀，动脉期CT值约30Hu，静脉期CT值约29Hu，内见点状钙化，相邻肺组织、右心受压。胸膜下、心膈角区见多发结节。图4至图6分别为MRI T_1WI、T_2WI、DWI序列，肿块T_1WI上为稍低信号，T_2WI上为高信号，内见分隔，DWI上为稍高信号。图7为病理（HE ×40），大量黏液内见漂浮的肿瘤细胞巢。图8为病理（IHC ×100），CK8/18（＋）。

病理结果 大体标本（纵隔肿瘤）灰白灰红色肿物1个，大小为9.5cm×8.5cm×6cm，质硬，包膜完整，与肺组织界限尚清。剖面灰白细腻，实性、黏液样外观，可见散在钙化灶。镜下大量黏液内见漂浮的肿瘤细胞巢，可见腺样排列，细胞核深染、异型，核分裂象可见，未见明确脉管内癌栓及神经侵犯。免疫组化：CA125（－）、Villin（＋）、p40（－）、p63（－）、WT-1（－）、p53（－）、CK20（＋）、CK7（－）、CK8/18（＋）、CEA（＋）、CDX-2（＋）、Ki-67（＋约40%）。考虑为：（纵隔肿瘤）黏液腺癌。

病例分析 原发性胸腺黏液腺癌（primary thymic mucinous adenocarcinoma，PTMA）是源于胸腺的一类具有特定形态的腺癌，在2015版WHO胸腺肿瘤分类中，黏液腺癌为胸腺腺癌的亚型，在2021版WHO胸腺肿瘤分类中，黏液腺癌更名为肠型腺癌。原发的胸腺癌发病率低，约占胸腺上皮肿瘤的14.1%，其中以鳞癌常见，腺癌少见，约占2.7%，其中的黏液腺癌就更为罕见，至今均为个案报道。部分文献报道好发于中年人，女性略多于男性。肿瘤体积较小时，一般无明显临床症状。随着肿瘤的增大，表现为纵隔压迫症状，如胸闷、气短等症状；上腔静脉受压时，可引起上腔静脉阻塞综合征；当肿瘤侵及肺和支气管时，可有咳嗽、胸痛等呼吸道症状。

临床病理 PTMA肿瘤体积一般较大，呈圆形或椭圆形，灰红色肿块，有包膜。切面呈灰白色，实性，质中，局部见囊腔，内含灰褐色黏液，外附少量脂肪组织。镜下癌细胞胞质中含有丰富的黏蛋白,常呈杯状细胞或印戒细胞形态,大量存在的细胞外黏液成分,肿瘤细胞(以腺体、条状或单细胞的形式)在扩张的腺体或黏液池中漂浮。此种类型的肿瘤通常与胸腺囊肿有关,如有良性囊肿上皮向腺癌转移,则支持原发于黏液腺癌而不是转移性黏液腺癌。PTMA是一种排他性诊断,所以在常规的镜下检查时,应排除发生于胃肠道、胰腺、乳腺、肺或卵巢的转移性黏液腺癌。免疫组化中,大部分文献报道PTMA显示为CK7或CK20和CDX-2阳性,TTF-1是原发性肺黏液腺癌特异性的标记物,在PTMA中不表达,所以TTF-1有助于两者的鉴别。PTMA较其他类型的胸腺癌的侵袭性更强,预后差。

影像学表现　PTMA影像评估一般是胸部增强CT检查,对于囊性病变,磁共振(MR)更优。正电子发射计算机断层扫描(PET-CT)不常规推荐,PET-CT常用于远处转移情况的评估。由于PTMA极为罕见,所以需做胃肠道内镜、腹部CT、妇科超声等检查,以排除转移性黏液腺癌。

PTMA发生在前纵隔时,一般较大,病灶内含大量黏液成分,CT上的密度不均匀,可为囊实性。MRI软组织分辨率高,在MR上可更好地显示其中的黏液成分,在T_1WI上常为等、低信号,部分表现为高信号。主要是因为蛋白质含量的增高,蛋白质通过其表面的亲水性侧链与自由水结合,产生结合水层,导致质子的运动频率减低,缩短T_1,表现为高信号。T_2WI上常为混杂高信号,在DWI和ADC多为稍高信号,可能与T_2透射效应有关。强化程度与病灶内黏液和肿瘤细胞含量的分布有关,肿瘤无强化是以黏液为主要成分;肿瘤不均匀强化,则是黏液湖中漂浮的散在肿瘤细胞巢;可见强化分隔。常伴囊性变,病灶侵袭性强,边界不清,侵犯心包、肺及血管等,可有心包、胸膜种植播散,纵隔淋巴结及远处转移,伴有心包及胸腔积液。

鉴别诊断　PTMA需要与前纵隔其他类型肿瘤和非恶性胸腺病变相鉴别。

1. **胸腺囊肿**　多无临床症状,偶然发现,囊内密度均匀,CT值较高,囊肿内多无分隔,囊壁光滑均匀,无实性结节或肿块,形态易发生变化。

2. **囊性胸腺瘤**　也可表现为囊实性,囊腔内可有出血或蛋白沉积,致使病灶与PTMA信号特征相似,但囊性胸腺瘤侵袭性低,大多包膜完整,边界不清,远处转移少见。

3. **胸腺神经内分泌肿瘤**　表现为前纵隔实性肿物,分叶,侵袭性强,不均匀强化,病灶内可出现坏死、出血及点状钙化,相比于胸腺癌,胸腺神经内分泌肿瘤淋巴结转移更多见,可出现副肿瘤综合征。

4. **囊性畸胎瘤**　肿瘤内密度、信号混杂,可见脂肪、牙齿、骨骼、毛发等成分,有助于鉴别。

诊断启示　PTMA极为罕见,应在充分排除转移性黏液腺癌后才能做出诊断,诊断以MR为主,病灶中发现大量黏液成分,并侵犯周围结构时,可提示诊断。

部分参考文献

[1] 徐艳华,周秋媛,王红莉.胸腺原发性黏液腺癌1例并文献复习[J].临床与实验病理学杂志,2020,36(3):347-349.

[2] 程显魁,林万润,苏贞辉,等.胸腺粘液腺癌的临床病理特征分析[J].西南医科大学学报,2018,41(1):49-53.

[3] Hamahiro T,Maeda R,Ayabe T,et al. Primary mucinous adenocarcinoma of the thymus:A case report[J].Respir Med Case Rep,2021(34):101497.

[4] Tomoshige K,Tomoshi T,Keitaro M,et al. Primary mucinous adenocarcinoma of the thymus:a rare type of thymic carcinoma.Case Report[J]. SN Compr Clin Med,2021,3(5):1233-1237.

[5] Kinoshita F,Shoji F,Takada K,et al. Mucinous adenocarcinoma of the thymus:report of a case[J]. Gen Thorac Cardiovasc Surg,2018,66(2):111-115.

病例 49　胸壁原始神经外胚层瘤

临床资料　女性,30 岁。1 个月前体检发现左侧胸腔肿物,偶有左侧胸痛,无心慌、气短、发热、咳嗽、咳血、恶心、反酸、呼吸困难、乏力、盗汗等。查体:神清语利,口唇无发绀,颈软,左侧胸壁第 5 肋轻压痛,双肺呼吸音轻,左侧呼吸音稍弱,无干湿啰音,心律齐,心前区未闻及杂音。心率 72 次/分,律齐,腹软,无压痛,四肢末梢无发绀。实验室检查:白细胞 6.35×10^9/L,红细胞 4.11×10^{12}/L,中性粒细胞比率 67.40%。肿瘤标记物:铁蛋白(SF) 3.24ng/ml(参考值 11~306.8ng/ml),余肿瘤指标甲胎蛋白、癌胚抗原、糖类抗原 19-9、糖类抗原 125 等均阴性。

影像学检查

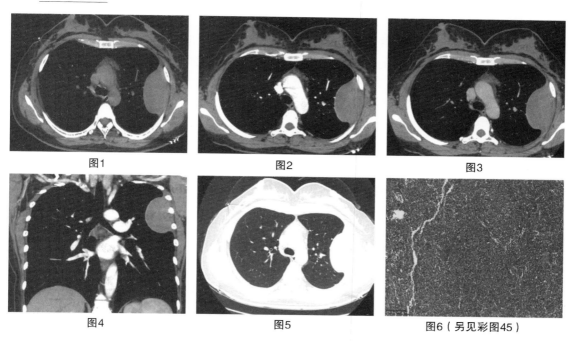

图1　　　　　　　　　图2　　　　　　　　　图3

图4　　　　　　　　　图5　　　　　　　图6（另见彩图45）

图例说明　图 1 为 CT 纵隔窗轴位平扫,左侧胸膜下软组织肿块,大小为 7.5cm×6.6cm,实质密度均匀,CT 值为 34~39Hu,边缘光整,与胸膜呈宽基底相连,邻近肺组织受压。图 2 为 CT 增强动脉期,肿块实质轻度强化,CT 值为 52~58Hu。图 3 为静脉期,肿块呈持续强化,CT 值为 63~72Hu。图 4 为 CT 增强动脉期冠状位,肿块跨越 2 个肋间隙,边缘可见线状膨胀不全的强化肺组织。图 5 为肺窗,病灶边缘光整,邻近肺组织未见异常受侵征象。图 6 为病理(HE ×40),镜下见弥漫分布的小圆形细胞浸润生长,细胞具有异型性。

病理结果 CT引导下穿刺活检,穿刺出条索样软组织。镜下见弥漫分布的小圆形细胞浸润性生长,核浆比例增大,胞质少,细胞核异型,染色质细腻。结合HE形态和免疫表型,诊断为原始神经外胚层肿瘤。

病例分析 原始神经外胚层瘤(primitive neuroectodermal tumor,PNET)是一种罕见的、高侵袭性的起源于神经嵴的肉瘤,依据发生的部位通常分为中枢性原始神经外胚层瘤(cPNET)和外周性原始神经外胚层瘤(pPNET)两类。外周性原始神经外胚层瘤主要发生于骨骼和软组织,WHO曾将该肿瘤归为尤因肉瘤家族肿瘤之一。由于与同家族内其他肿瘤相似,pPNET发病率难以统计,但也有文献报道,其发病率为0.6/100万,多见于儿童和青少年,且发病高峰年龄在10-24岁,男性多于女性,男女之比约为1.5∶1。外周性原始神经外胚层瘤临床症状无特异性,主要在累及的部位产生局部症状,腹膜后、盆腔、肠道、胸部、纵隔、脊柱旁及骨关节等部位均有pPNET的报道,其中以胸部的软组织和骨关节最为常见。发生于胸部的PNET也被称为Askin瘤,临床主要表现为胸闷、咳嗽、气促、胸痛等。

临床病理 PNET来源于未分化的原始神经上皮细胞,中枢性原始神经外胚层瘤和外周性原始神经外胚层瘤病理表现相似。大体上肿瘤体积一般较大,呈类圆形或不规则分叶状实性肿物,部分可为囊实性肿物,内含灰黄透明黏稠液体,剖面实性部分呈灰黄质软,也可灰白质韧,呈鱼肉样改变,局部见囊变、坏死。邻近组织常被累及,与周围组织粘连分界不清。镜下肿瘤由大小形态一致的原始小圆细胞组成,细胞呈卵圆形或梭形,细胞核仁小,胞质稀疏,核分裂象多见,瘤细胞被纤维血管间质分割排列成片状或不规则分叶状。因其肿瘤细胞具有多向分化的潜能,镜下还常见特异性的Homer-Wright菊形团。免疫组化:CD99、NSE、FLI-1、CD56和波形蛋白阳性,LCA、细胞角蛋白、上皮膜抗原阴性,诊断时至少两个以上的神经标记呈阳性。分子遗传学:由于PNET和尤因肉瘤(ES)存在相同的t(11、22)(q24、q12)染色体易位,$EWSR1$基因断裂是敏感指标。因此,PNET的诊断是基于组织病理学、免疫组化和分子遗传学。

影像学表现 PNET以儿童和青少年多见,肿块大小不一,较大者居多,直径多>5cm,呈类圆形或分叶状,边界清晰,周围光滑,无明显毛刺,实质密度均匀,局部可伴有囊变或坏死,钙化少见,但部分可形成反应性新生骨,多表现为"棉絮状"不规则稍高密度影。增强扫描肿瘤呈轻度渐进性强化,强化多不均匀,外周高于中央。肿块早期常具有包膜,与邻近组织有分界,但由于肿瘤恶性度高,生长较快,较早期就可浸润邻近组织。PNET早期就可以发生淋巴结转移,而血行转移比较少见。

鉴别诊断 原始神经外胚层瘤发生于外周软组织和骨关节时需要与以下疾病进行鉴别。

1. 尤因肉瘤 pPNET与尤因肉瘤均起自于神经嵴细胞,故两者在一段时间内被认为是同一类肿瘤,随着免疫组学及基因分析的发展,pPNET含有$CIC-DUX4$和$BCOR-CCNB3$的隐形融合基因,而尤因肉瘤没有。其次,pPNET有向神经方向不同程度的分化,而尤因肉瘤却甚少,因此尤因肉瘤缺乏Homer-Wright菊形团结构及神经源性免疫组化,如CD56、Syn及NSE等蛋白表达。影像学上,发生于骨的pPNET通常无骨膜反应,尤因肉瘤常伴有葱皮样骨膜反应、Codman三角。

2. 脂肪肉瘤 多位于腹膜后的恶性肿瘤,具有高度侵袭性,常侵犯邻近组织器官,约80%的脂肪肉瘤伴有不同程度的脂肪成分,典型征象者与pPNET容易区分。

3. 转移瘤　pPNET 还需要与单发的转移瘤相鉴别。转移瘤首先有原发肿瘤病史。其次,转移瘤影像学征象复杂多样,常与原发病灶表现相似。因此,当考虑骨的 pPNET 时,首先得排除转移瘤的可能性。

4. 神经源性肿瘤　后纵隔及肋间隙常见,典型的神经源性肿瘤会有椎间孔扩大或肋间隙增宽,邻近骨质受压推挤,很少有骨质破坏。

诊断启示　PNET 是一种罕见、恶性程度高、侵袭性强的恶性肿瘤,可出现在骨和软组织内,术前诊断较困难,最终需结合病理及免疫组学证实。年轻患者出现软组织肿块,伴骨质溶骨性破坏,无明显骨膜反应时,应想到该病的可能性。

部分参考文献

[1]　刘斯润,蔡香然,邱麟. 新版(2020)WHO 骨肿瘤分类解读[J]. 磁共振成像,2020,11(12):1086-1091.

[2]　Woeste,Matthew R,Bhutiani N,et al. "Primitive neuroectodermal tumor incidence,treatment patterns,and outcome:An analysis of the National Cancer Database"[J]. Journal of surgical oncology vol,2020,122(6):1145-1151.

[3]　Jin X,Cao JF,Liu Y,et al. Primitive neuroectodermal tumor originating from the lung:A case report[J]. Oncology letters vol,2016,12(4):2692-2695.

[4]　孙朋涛,都雪朝,孙小丽,等. 外周性原始神经外胚层肿瘤的 CT 表现分析[J]. CT 理论与应用研究,2021,30(02):192-198.

病例 50　胸膜孤立性纤维瘤

临床资料　女性,56 岁。咳嗽、咳痰、间断发热 2 周,体温最高达 39℃,伴乏力。查体:双肺呼吸音粗,可闻及湿啰音,右下肺呼吸音减弱,心律齐,各瓣膜听诊区未闻及杂音,腹软,无压痛、反跳痛,肝脾肋下未及,双下肢无水肿。实验室检查:白细胞(WBC)9.77×10^9/L,肿瘤标记物值在正常范围。

影像学检查

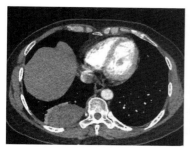
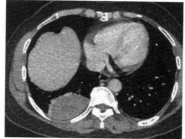
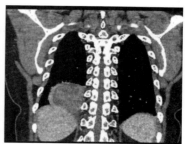

图1　　　　　　　　图2　　　　　　　　图3

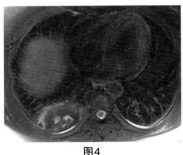 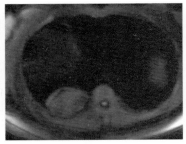 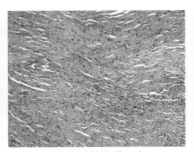

图4 图5 图6（另见彩图46）

图例说明 图1至图3分别为CT纵隔窗轴位动脉期、静脉期、静脉期冠状位,右肺下叶胸膜下见椭圆形肿块,大小为6.3cm×3.7cm×5.5cm,内部密度均匀,动脉期CT值约43Hu,静脉期约53Hu,边界清晰,相邻内侧见右肺下叶局限性膨胀不全。图4为MRI T_2WI图像,示病灶呈稍低信号为主,内见斑片状高信号。图5为DWI序列图像,病灶呈稍高信号。图6为病理(HE ×100),镜下瘤细胞核呈短梭形,未见明显异型,核分裂象罕见。

病理结果 大体标本示(右肺下叶)送检肺组织大小为5cm×1.6cm×1cm,已部分剖开,另见灰白色组织多块,共为9cm×7cm×3cm,切面均灰白色,实性,编织状,质韧。镜下梭形细胞弥漫分布,瘤细胞核呈短梭形,未见明显异型,核分裂象罕见。诊断意见:考虑孤立性纤维瘤。

病例分析 孤立性纤维瘤(solitary fibrous tumor,SFT)是一种罕见的来源于间质的梭形细胞肿瘤。SFT来源于CD34$^+$树突状间质(干细胞)细胞,具有形成成纤维细胞、肌成纤维细胞或血管内皮细胞的潜能,一般认为与石棉接触史及吸烟无关,偶有报道家族性发病。SFT发病率估计为1.4/100万,恶性率为13%～37%。SFT可以发生于身体的多个部位,如胸部、头部、腹部等,最常见于脏胸膜。胸膜孤立性纤维瘤(solitary fibrous tumors of the pleura,SFTP)占胸膜肿瘤的比例小于5%,仅次于间皮瘤。可发生于各个年龄段,多发生于50－70岁,男女无差别。多数患者无临床症状,由于肿瘤的增大可有胸痛、咳嗽、发热和呼吸困难等症状,少部分会引起副肿瘤综合征(paraneoplastic syndrome,PS),如肥大性骨关节病、低血糖。

临床病理 胸膜孤立性纤维瘤在2020年WHO中归类为成纤维细胞/肌成纤维细胞性肿瘤,为中间性(局部侵袭型),罕见转移。SFTP多为局限性、单发肿块,病灶80%来源于脏胸膜,20%来源于壁胸膜。瘤体大小不等、差异较大,直径1～33cm,良性的一般较小(直径<10cm),呈宽基底与胸膜相连,瘤体较小时夹角呈钝角,较大时常为锐角。大体标本边界较清,部分有包膜,切面呈灰白色,可有黏液样变、出血及坏死。镜下主要见梭形细胞疏密交替排列,低倍镜下见粗大胶原纤维及小血管成分。有文献认为如果有大量细胞、拥挤的细胞核及HPF>4/10、Ki-67细胞高表达的情况,需要考虑恶性的SFTP。免疫组化:CD34(阳性率85%～95%),Bcl-2(阳性率75%),CD99(阳性率75%),STAT6(敏感性98%～100%,特异性98%～100%)。

影像学表现 MSCT是诊断SFTP的重要检查方法,因为CT可通过MIP、MPR重建,显示肿瘤的位置、形态、密度和增强特征;MR成像是评估患者病情的补充,PET/CT对疑似恶性的有一定价值。SFTP组织学上由梭形细胞、胶原纤维和小血管成分构成,由于瘤体内部三者数量的分布,以及并发坏死、囊变、黏液样变的程度上的差异,决定了SFTP的密度、信号及强化方式和程度。CT平扫上肿瘤常呈均匀的等或稍高密度,这与肿瘤内部致密的胶原组织及大量的血管网有关,部分并发囊变、坏死及钙化时,瘤体密度不均匀。一般来说瘤体较小者,病灶内密度均匀;瘤体较大者,密度常不均匀。增强扫描后病灶呈轻中度强化,如瘤体内血管成分丰富可表现为明显强化,其内可见血管强化影,部分增强扫描可见"胸膜尾"征。胸膜外脂肪间隙可见,相邻肺组织受压呈局限性膨胀不全;有时病灶位于肺叶间裂内,瘤体伸入叶间裂内表现为"鸟嘴"征、"棘"征。有时定位困难,需要做 CT 后处理行薄层及三维重建,观察病灶与肺、相邻支气管及纵隔的关系。MRI 信号特点与肿瘤的成分有关,肿块内的细胞成分在 T_2WI 上为高信号,胶原纤维为低信号,富含梭形细胞的中等度强化,富含血管的明显强化;胶原纤维含量多呈渐进性强化。

恶性 SFTP 的瘤体常较大,直径>10cm,肿瘤内血管丰富,明显、不均匀强化,呈"地图样"改变,常伴有胸腔积液;肿瘤越大,发生副肿瘤综合征的可能性高。肿瘤切除后,副肿瘤综合征可逐渐消失,如再次出现,常提示肿瘤复发。

鉴别诊断 胸膜孤立性纤维瘤需要与以下疾病鉴别。

1. **胸膜间皮瘤** 良性的间皮瘤与 SFTP 鉴别困难,间皮瘤常有石棉接触史,而 SFTP 多无;恶性胸膜间皮瘤多呈弥漫性、结节状胸膜增厚,呈浸润性生长,多伴有胸腔积液,有远处转移、"纵隔冻结"征;恶性 SFTP 常为局限性肿块。

2. **神经源性肿瘤** 明显强化,一般位于脊柱旁,最常见于肋间神经及脊神经,呈"哑铃状",可见椎间孔扩大;SFTP 常无相邻椎间孔的表现。

3. **胸膜转移瘤** 常为多发,有原发肿瘤病史,对于孤立的胸膜转移瘤与 SFTP 鉴别困难。

4. **周围型肺癌** 周围型肺癌多有分叶、毛刺、血管集束征和胸膜牵拉征等恶性浸润表现,纵隔内常有淋巴结转移。病灶位于肺实质内,与胸膜呈锐角,内侧面边界不清,包绕而非推移邻近血管。SFTP 定位于胸膜,常表现为良性,可有浅分叶,边界光滑,无毛刺、胸膜牵拉等征象。

诊断启示 SFTP 常被误诊,因为缺乏特征性临床症状,影像表现不具有特异性。影像学发现肺外周的带蒂的病灶,瘤体与胸膜呈钝角,增强扫描见"胸膜尾"征,密度均匀或不均匀,轻-中度强化,边缘光滑,无分叶和棘状突起,结合无石棉接触史,应在鉴别诊断中想到 SFTP 可能。

部分参考文献

[1] 孙宗琼,岳建国,谈旭东,等.肺孤立性纤维瘤 CT 征象及病理对照分析 [J].中华放射学杂志,2012,46(05):464-465.

[2] 程克斌,顾淑一,高蓓兰,等.胸膜孤立性纤维瘤 38 例误诊分析 [J].中华结核和呼吸杂志,2015,38(7):520-523.

[3] 王海亮,阮圆,黎良山,等.胸膜外孤立性纤维瘤的 CT 和 MRI 表现及临床特点 [J].中国医师进修杂志,2019,42(5):444-448.

[4] You Xf,Sun Xw,Yang Chy,et al. MDCT diagnosis and differentiation of benign and malignant varieties of solitary fibrous tumor of the pleura [J].Medicine,2017,96:49.

[5] Sun N,Wang JL,Cheng Zhzh,et al. Solitary fibrous tumor of the pleura in a 22-year-old woman:a case report [J]. Journal of International Medical Research,2020,48(9):1-6.

病例 51   心包脂肪瘤

临床资料 男性,59 岁。活动后胸憋、气短 1 个月,加重伴腹胀 20 余天。患者诊断为高血压 10 余年,最高达 180/95mmHg,平素口服苯磺酸左旋氨氯地平片控制血压,血压控制尚可。体格检查:双肺呼吸音清,未闻及明显干湿啰音,心律绝对不齐,心音强弱不等,三尖瓣听诊区可闻及收缩期吹风样杂音,腹软,无压痛、反跳痛,肝脾肋下未及,双下肢无水肿。心脏彩超:左心房增大,左心室后壁增厚,余室壁厚度正常,运动协调。主动脉瓣无瓣膜增厚,回声增强,启闭尚可,余瓣膜形态结构、启闭运动未见明显异常。大动脉内径及连接关系未见异常。心包腔右心室前、右心房顶、左心室后、左心室侧可见液性区,分别约 7mm、28mm、12mm、26mm。左心房室侧心包腔可见大小 156mm×105mm 实性高回声团,边界清,光滑。CDFI:其内未见明显血流信号。多普勒检查:二尖瓣舒张期血流呈单峰,收缩期可见少量反流。三尖瓣收缩期可见中量反流,估测肺动脉收缩压约 70mmHg。主动脉瓣舒张期可见少量反流,反流容积约 2ml。TDI:e 峰 5.3cm/s,a 峰 2.8cm/s,e/a＞1。心电图:心律失常,心房纤颤。

影像学检查

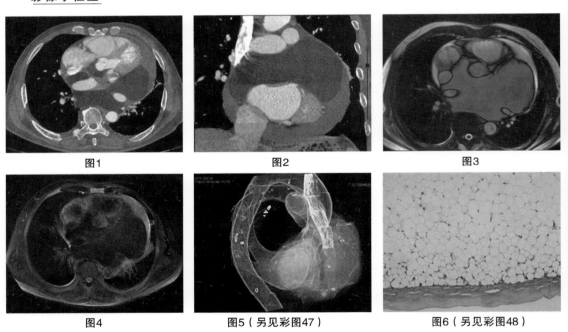

图1   图2   图3

图4   图5（另见彩图47）   图6（另见彩图48）

图例说明 图 1 和图 2 为 CT 纵隔窗轴位和冠状位增强扫描,心包内见均匀的脂肪密度影,边界清楚,未见强化,心包内大量积液。图 3 为 MR T_2WI,心包内均匀高信号影。图 4 为 T_2STIR,脂肪组织呈均匀低信号,心包积液仍然呈均匀高信号。图 5 为 VR,显示相邻血管及心脏受压。图 6 为病理(HE ×100),镜下见大量均匀一致的圆形空泡。

病理结果 大体标本示(心包肿物)灰黄色组织 1 块,大小为 16cm×13cm×5cm,部分有包膜,切面灰黄色、小灶灰红色,实性,质软。镜下见细胞呈大量均匀一致的圆形空泡。诊断意见:(心包)脂肪瘤,局灶伴出血。

病例分析 心包是包裹心和出入心的大血管根部的纤维浆膜,外层是坚韧的纤维心包,内侧是浆膜心包,浆膜心包又分为紧贴纤维心包的壁层和紧贴心肌表面的脏层。壁、脏层移行形成的间隙,称为心包腔,正常的心包腔内有少量液体和脂肪组织。原发于心包的肿瘤罕见,其中大约90%是良性病变,最常见的良性病变是心包囊肿、心包内脂肪瘤、血管瘤和畸胎瘤。原发性心包脂肪瘤(primary pericardial lipomas,PPL)非常罕见,患病率为 0.001% ~ 0.007%,由于少见,好发性别或年龄偏好在文献中没有具体的报道。原发性心包脂肪瘤患者大多无症状,多为偶然发现,肿瘤体积较大时对周围组织产生压迫,使得心脏舒张受限或流入道、流出道梗阻等,从而产生相应的症状,最常见的有胸痛、心悸及呼吸困难。

临床病理 心包脂肪瘤在心包囊内生长,体积多较大。心包脂肪瘤通常是类圆形或不规则形黄色、质软、光滑、边界清楚、有包膜的肿块。镜下脂肪瘤为纤维包膜包裹的成熟脂肪组织,边界清楚,有包膜。

影像学表现 大部分心包脂肪瘤患者没有症状,多是由影像学检查时偶然发现。

1. 超声 脂肪组织在超声图上常表现为高回声,但心包的脂肪瘤可表现为低回声占位病变。

2. CT 和 MRI 具有较高的组织分辨率,是识别和评估心包脂肪瘤的首选方法,在 CT 上主要表现为心包内的极低密度影(CT 值约 $-100 \sim -20$ Hu),在 MR 上表现为在 T_1WI、T_2WI 上为均匀稍高信号影,T_2WI STIR 序列上为低信号,边界清楚,增强扫描未见强化,内未见明显分隔及结节。常合并心包积液和周围结构受压、变形、移位。

鉴别诊断 心包脂肪瘤需与以下疾病鉴别。

1. 胸腺脂肪瘤 是一种罕见的良性、生长缓慢的前纵隔肿瘤,含有胸腺和成熟脂肪组织,一般为脂肪组织和软组织密度影混合。心包脂肪瘤一般为均匀脂肪组织,位于心包窦内常见。

2. 单纯食管裂孔网膜疝 表现为食管裂孔增宽,可见纵隔内脂肪密度影与腹腔内网膜相邻,内可见线状血管影。

3. 纵隔脂肪沉积症 一般有肾上腺皮质增生、激素治疗或其他等病因,其通常双侧分布、范围广泛,上纵隔及心膈角多见,无包膜。

诊断启示 心包脂肪瘤罕见,但在 CT 和 MR 见到均匀、一致的脂肪密度影,边界清楚,无强化肿块的典型表现时,一般均可明确诊断。

部分参考文献

[1] 周茜洋,唐春香,杨桂芬,等.心包脂肪影像学的研究进展[J].国际医学放射学杂志,2020(4):447-451.
[2] 崔亚艳,陈东,方微,等.心脏及心包脂肪瘤临床病理观察[J].心肺血管病杂志,2018(1):5-8.
[3] Younes A,Ahmad S,Yousaf A,et al. A Rare Presentation of Cardiac Lipoma as an Acute Coronary Syndrome:A Case Report and Review of Literature[J].Cureus,2021,13(6):e15503.
[4] Pueyo Balsells N,Matute-Blanco L,Zielonka MZ,et al. An Uncommon Cause of Dyspnea:Usefulness of Multimodality Cardiac Imaging[J].JACC Case Rep,2021,3(17):1855-1857.
[5] Turek L,Sadowski M,Kurzawski J,et al. A 64-Year-Old Woman with Imaging Features Consistent with a Posterior Intrapericardial Lipoma and 5-Year Imaging Follow-Up[J]. Am J Case Rep, 2021, 22:e934500.

病例52　心肌淀粉样变

临床资料　男性,60岁。双下肢水肿、乏力、气短4月余。查体:神志清楚,查体合作,贫血貌,双侧睑结膜及甲床苍白;全身皮肤黏膜未见出血点,下颌可触及数个增大淋巴结,约蚕豆大小,质软,活动度可,触痛阴性;双肺呼吸音粗,未闻及干湿啰音;律齐,心脏各瓣膜听诊区未闻及杂音;腹部膨隆,移动性浊音阳性,无压痛、反跳痛,肝脾触诊不满意,双下肢轻度水肿。实验室检查:白细胞$6.3×10^9/L$,血红蛋白81g/L,血小板$406×10^9/L$。外院冠脉造影示:冠状动脉分布呈均衡型,左主干未见明显狭窄,前降支近段不光滑。回旋支远段分支开口41%～60%有5mm狭窄。右冠远段分叉前60%～70%局限性狭窄,后侧支终段50%～70%有10mm狭窄。诊断:冠状动脉双支病变,累及回旋支及右冠。

影像学检查

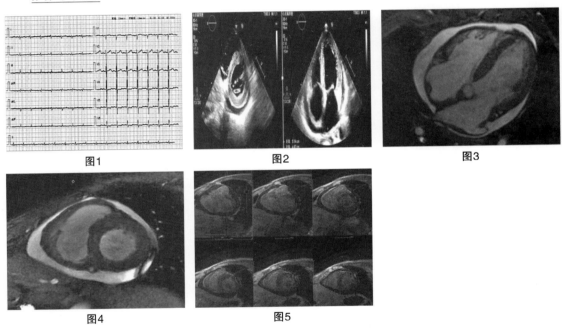

图1　　　　　　　　　图2　　　　　　　　　图3

图4　　　　　　　　　图5

图例说明　图1为心电图,心电图示窦性心律,电轴右偏,肢导低电压,下壁、侧壁T波低平。图2为心脏超声,左右心房增大,左心室肥厚,左心舒张功能Ⅳ级,心包少量积液。图3至图5分别为MRI心脏四腔心、二腔心短轴位基底部、心脏延迟增强图像,可见左心室肥厚(室间隔最厚约1.58cm),左心房增大,右心室侧壁、左心室前壁及心尖部心内膜下延迟强化,心包积液,二尖瓣、三尖瓣、主动脉瓣少量反流。

临床诊断　系统性轻链型淀粉样变(轻链κ型)Ⅳ期(梅奥2012分期),累及心脏。

病例分析　淀粉样变是以不同来源的β-折叠纤维蛋白在体内多种器官的细胞外沉积为特征的一类系统性疾病,淀粉样物质沉积在心肌细胞外基质时,称为心肌淀粉样变(cardiac amyloidosis,CA)。CA是一种罕见疾病,已知的淀粉样物质有35种之多,最常见的类型是免疫球蛋白轻链沉积(AL 型)和遗传型/野生型甲状腺素转运蛋白变体沉积(ATTR 型)。AL 型是一种单克隆性浆细胞增殖产生的免疫球蛋白轻链(κ 或 λ 链)组成,约一半的病例累及心脏。据欧美的统计数据,AL 型淀粉样变男性略多于女性,平均年龄约 63 岁,发病率(9～14)/100 万。转甲状腺素是一种来源于肝的血浆蛋白,其野生型(wt)是非遗传性蛋白中的淀粉样纤维前体蛋白,遗传型基因位于 18 号染色体上,包含 4 个外显子和 5 个内含子,有超过 150 个基因突变,其中大多数编码 TTR 的致病变异,增加淀粉样变潜能。心肌淀粉样变临床主要表现为心肌舒张功能受损导致的限制型心肌病,为左侧心力衰竭所致的呼吸困难,夜间阵发性呼吸困难、端坐呼吸,以及下肢水肿、腹水、舌体肥大、眶周紫癜、肝大等。

临床病理　心脏内膜活检是诊断心肌淀粉样变的金标准,病理上经刚果红染色后淀粉样物质在光镜下表现为砖红色,偏振光显微镜下表现为双折光苹果绿色,电镜下见排列紊乱的无分支纤维丝状结构。当高度怀疑 CA 时,也可使用腹部脂肪、皮下组织和胃肠道等心脏外组织活检来证实诊断。淀粉样物质沉积在心肌细胞外基质,呈聚集结节状浸润,可导致心肌细胞坏死和纤维化。淀粉样物质沉积的部位不同会引起不同的病理生理学改变,沉积心肌细胞间质导致室壁增厚,舒张功能受限,室内压增高,排血量下降,最终导致心力衰竭;浸润传导系统导致心律失常和传导阻滞;累及冠状动脉微血管和血管周围间隙时,引起相应区域微血管壁增厚,管腔狭窄,心肌灌注减低,导致心肌缺血和坏死。淀粉样物质还可以沉积在心包,引起心包积液。

影像学表现

1. **心脏超声**　简单易行。CA 主要表现为心室壁对称性增厚、心房扩大,室间隔厚度＞12mm;心肌的颗粒状斑点改变,舒张功能障碍,充血性心力衰竭,射血分数常正常。

2. **心脏 MRI**　因其软组织分辨率高,多参数成像的优点,已成为 CA 的首选检查方法。①结构和功能成像,心肌内弥漫性淀粉样蛋白纤维沉积,导致心肌呈向心性、对称性增厚。节段性运动异常,左心房增大,二尖瓣、三尖瓣和主动脉瓣瓣膜增厚或出现反流。一般 CA 的患者以舒张功能受限为主,收缩功能保留,左室射血分数不降低。累及心包时出现心包积液。②灌注成像,在静息灌注成像中,可能 1/3 患者由于部分心脏小血管壁浸润,管腔变窄,所以出现灌注减低。③延迟增强成像,淀粉样物质沉积在心肌细胞外间质引起细胞外间隙扩大,心肌细胞坏死和纤维化,导致心内膜下或透壁性延迟强化,形态多为线状、斑点状、斑片状,可累及左心室壁、右心室壁、左心房、右心房、瓣膜和乳头肌。另外 CA 的血液钆清除更快,延迟扫描心室血池信号减低。延迟强化的范围和严重程度与预后相关。④组织特异学成像,T_1 Mapping 可以无创量化心肌水肿、纤维样物质沉积。Native T_1 值反映心肌细胞和间质的疾病,并计算细胞外容积分数 ECV。与其他心肌病相比,CA 的患者 Native T_1、ECV 显著升高。⑤心肌应变成像,淀粉样蛋白主要沉积在心脏基底部,早期心尖部不受累,所以表现为心脏基底部和中间部纵向应变减低,表现为典型的“顶端保留”征象。

鉴别诊断　CA 需要与以下疾病鉴别。

1. **缺血性心肌病**　冠心病的延迟钆增强强化以心内膜下为主,并且与责任冠脉血管分布区域相对应,受累心肌壁变薄,运动减低。CA 表现的是弥漫性心内膜强化,心室壁增厚,射血分数保留。

2. **肥厚型心肌病**　常表现为非对称性增厚,延迟钆增强为室间隔与右心室游离壁交界处的斑片状、团状强化,以室壁增厚区域分布为特征。

3. 高血压性心脏病　有长期高血压病史，表现为心肌肥厚，但一般厚度<16mm，并且无明确延迟强化。

4. Anderson-Fabry 病　左心室心肌 NativeT$_1$ 值减低，延迟强化多见于基底部后侧壁肌壁中层。CA 的 NativeT$_1$ 值增高，延迟强化多见于心内膜下。

5. 心肌炎　心肌水肿 T$_2$ 值增高，延迟强化多为心外膜强化。

诊断启示　临床上患者有射血分数保留性心力衰竭、对称性向心性心肌肥厚、心电图低电压与左心室肥厚不匹配、限制性舒张功能减低，以及 CMR 心肌弥漫性延迟强化，NativeT$_1$ 值和 ECV 明显增高，则要高度怀疑心肌淀粉样变性。

部分参考文献

[1] Seitaro Oda, Masafumi Kidoh. Trends in Diagnostic Imaging of Cardiac Amyloidosis: Emerging Knowledge and Concepts[J]. RadioGraphics, 2020, 40(4): 961-981.

[2] Martinez-Naharro A, Hawkins PN, Fontana M. Cardiac amyloidosis[J]. Clin Med (Lond), 2018, 18(2): s30-s35.

[3] Quock TP, Yan T, Chang E, et al. Epidemiology of AL amyloidosis: a real-world study using US claims data[J]. Blood Adv, 2018, 2(10): 1046-1053.

[4] 中华医学会心血管病学分会, 中国医师协会心血管内科医师分会, 中华心血管病杂志编辑委员会. 心肌病磁共振成像临床应用中国专家共识[J]. 中华心血管病杂志, 2015, 43(8): 673-681.

[5] 冀晋, 方理刚, 方全, 等. 心肌淀粉样变104例临床分析[J]. 中华心力衰竭和心肌病杂志, 2017, 1(2): 98-103.

病例 53　大动脉转位

临床资料　女性，8岁。出生时体检发现心脏杂音，伴气喘、哭闹后发绀，未予重视。8年来，患者易患感冒、发热，给予对症治疗。期间行心脏彩超提示"先天性心脏病"，建议手术治疗。自发病以来，神志清，精神尚可，饮食可，大小便正常，体重较同龄人轻。查体：发育正常，营养良好，正常面容，安静表情，自主体位，神志清醒，检查合作。心脏超声：先天性心脏病：矫正型大动脉转位(SLL型)、室间隔缺损(膜周部)、室水平双向分流、房间隔缺损(中央Ⅱ孔型)、房水平左向右分流、肺动脉主干及分支狭窄、右位主动脉弓、主动脉瓣少量反流、二尖瓣和三尖瓣少量反流。实验室检查：血气分析，二氧化碳分压(PCO$_2$)31.40mmHg(参考值35～45mmHg)，氧分压(PO$_2$)61.20mmHg(参考值80～100mmHg)，氧合血红蛋白(HbO$_2$)90.60%(参考值95%～100%)，氧饱和度(SO$_2$)91.80%(参考值91.9%～100%)。

影像学检查

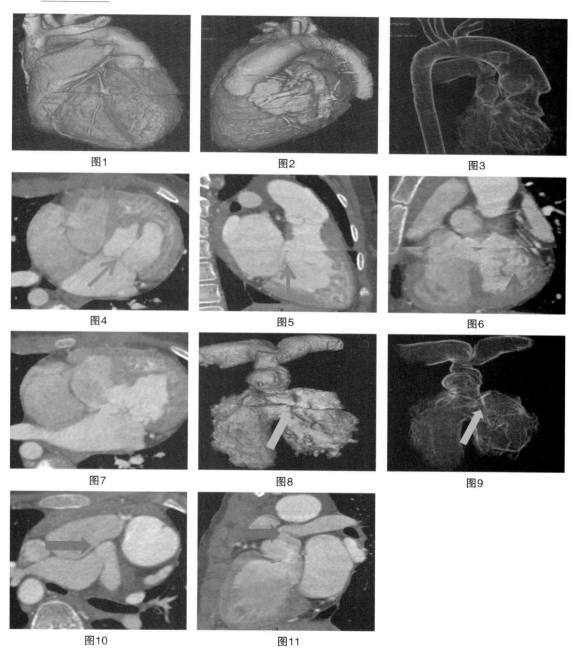

图1 图2 图3

图4 图5 图6

图7 图8 图9

图10 图11

　　图例说明　图1至图3为心脏VR图像，升主动脉位于肺动脉左前侧，向右后方走行，延续为降主动脉，主动脉瓣位置高于肺动脉开口水平。图4至图6为心脏增强横断位、斜矢状位、斜冠状位，左心房连接右心室，房室瓣为三尖瓣（箭）。图7至图9为增强轴位和VR图像，室间隔膜周部缺损，左右心室双向血流（箭）。图10和图11为增强轴位、冠状位，肺动脉主干狭窄纤曲（箭）。

手术记录及临床诊断 胸骨正中切口,探查见心脏较大,未见动脉导管未闭及永存左上腔静脉,主动脉位于左前方,右位主动脉弓,肺动脉较细位于右后方。平行右房室沟切开右心房,见房间隔缺损,解剖左心室为功能右心室,解剖右心室为功能左心室,室间隔缺损位于二尖瓣后,肺动脉骑跨,大小为20mm×20mm,肺动脉瓣重度狭窄,主肺动脉直径约0.5cm。剪取相应大小的牛心包补片修补室间隔缺损,切开肺动脉瓣叶连接处,再剪取部分牛心包加宽主肺动脉,缝闭房间隔缺损并左心排气,开放升主动脉。心室颤动,20J电除颤2次,心脏复跳,缝合右心房切口,开放上下腔静脉,给予心室起搏,钢丝固定胸骨,逐层关胸。临床诊断:先天性心脏病、矫正型大动脉转位、室间隔缺损、房间隔缺损、肺动脉缩窄、肺动脉瓣狭窄(重度)、心功能Ⅲ级。

病例分析 大动脉转位(transposition of great arteries,TGA)是一种临床较为罕见的先天性心脏病,发病率占先天性心脏病的5%～7%,仅次于法洛四联症,排第2位。大动脉转位由于胚胎期动脉干的圆锥部反向旋转和吸收反常引起的主动脉与肺动脉两支动脉之间的空间位置关系及与心室的连接关系异常,分为完全型大动脉转位(complete transposition of great arteries)和矫正型大动脉转位(corrected transposition of the great arteries)。完全型大动脉转位是心室与大动脉连接不一致,而心房与心室的连接相适应的复杂性发绀型先天性心脏发育畸形,发病机制是由于主肺动脉隔膜失去螺旋状发育,致使肺动脉不能环绕主动脉发育,或者主肺动脉隔膜呈反向旋转发育形成,致使左心室与肺动脉连接而右心室与主动脉连接,从而使得未经氧合的静脉血液直接进入体循环,氧合的血液进入肺循环,患者出现严重发绀。矫正型大动脉转位是心室与大动脉连接不一致,并且房室连接也不适应的心脏畸形,即左心房连接形态学右心室及主动脉、右心房连接形态学左心室及肺动脉,使其血流方向得到矫正而接近生理状态,患者可存活到成年。

大动脉转位的房室连接区结构异常相当复杂,其心房与心室、大血管与心室的连接形式及合并的畸形,与临床症状、预后、手术矫正方式及手术方法的选择有着密切的联系。

1. Van Praagh 心脏节段分析法分型

第一位字母:S=situs solitus,心房正位;I=situs inversus,心房反位。

第二位字母:D=D-loop,右旋;L=L-loop,左旋。

第三位字母:D=D-transposition,右转位;L=L-transposition,左转位。

(1)完全型大动脉转位

右位型 SDD:心房正位,心室右襻,大动脉右转位,主动脉位于肺动脉右前方。

右位型 SDL:心房正位,心室右襻,大动脉左转位,主动脉位于肺动脉左前方。

左位型 ILL:心房反位,心室左襻,大动脉左转位,主动脉位于肺动脉左前方。

左位型 ILD:心房反位,心室左襻,大动脉右转位,主动脉位于肺动脉右前方。

(2)矫正型大动脉转位

SLL 型:心房正位,心室左襻,大动脉左转位,主动脉位于肺动脉左前方(最常见)。

SLD 型:心房正位,心室左襻,大动脉右转位,主动脉位于肺动脉右前方。

IDD 型:心房反位,心室右襻,大动脉右转位,主动脉位于肺动脉右前方。

IDL 型:心房反位,心室右襻,大动脉左转位,主动脉位于肺动脉左前方。

2. 合并畸形 ①房间隔缺损;②室间隔缺损;③完全性心内膜垫缺损;④肺动脉狭窄;⑤动脉导管未闭;⑥主动脉弓离断;⑦永存上腔静脉;⑧冠状动脉异常。冠状动脉异常是圆锥动脉干畸形型先天性心脏病的一种,其形成与圆锥动脉的发育情况密切相关。当圆锥动脉干发育畸形时，可使大动脉的位置与正常发育的大动脉的位置产生不同，从而使晚发育的冠状动脉憩室与主动脉窦的融合出现偏差，导致错位融合；也可能直接与肺动脉窦发出的冠状动脉芽融合，发生异常起源的冠状动脉；错位融合以及异常起源的冠状动脉在发育过程中易形成夹角、扭曲等畸形。

鉴别诊断 大动脉转位是主动脉与肺动脉两支动脉之间的空间位置关系，以及大动脉与心室、心室与心房的连接关系异常，需要与右心室双出口鉴别。共同点是主动脉均起自右心室，矫正型大动脉转位的肺动脉完全起自左心室，而右心室双出口的肺动脉完全或大部分起自右心室。

诊断启示 对于先天性心脏病怀疑大动脉转位的患者，可以通过 CTA 检查和图像三维后处理得出明确清晰的诊断，且能同时发现其合并的各种畸形，并通过对大动脉转位进行准确分型，为临床术前提供客观依据和评估术后疗效。

部分参考文献

[1] 颜立群，刘永，侯亚平，等.256 层螺旋 CT 对大动脉转位房室连接区结构异常的影像学观察[J].临床荟萃,2015,30(07):769-772.

[2] Van Praagh R. Terminology of congenital heart disease. Glossary and commentary[J]. Circulation,1977,56(2):139-143.

[3] 文强.TGA 并冠状动脉异常 DSCTA 诊断价值和临床意义[J].医药论坛杂志,2020,41(12):95-98.

[4] 曾涵江，徐忠孜，张丽芝，等.双源 CT 对大动脉转位冠状动脉评估的应用价值[J].第三军医大学学报,2018,40(20):1876-1882.

病例 54　冠状动脉左心室瘘

临床资料 男性,37 岁。活动后心慌气短 20 余年,曾外院诊断为先天性心脏病,具体病种不详,近日心悸、胸憋、气短加重,来我院就诊。体格检查未做。心脏超声:左心室明显增大,主动脉窦部及升主动脉增宽,主动脉右外上方囊性包块,冠状动脉瘤? 右冠窦瘤? 左心室瘘形成,二尖瓣、三尖瓣少量反流,心包积液(少量)。

影像学检查

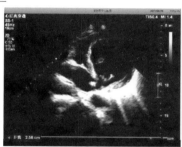
图1

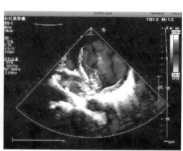
图2

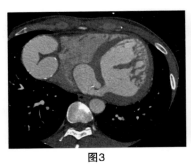
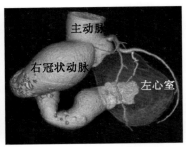

图3　　　　　　　　　　　　　图4

图例说明　　图1和图2为心脏超声,增粗纡曲的右冠状动脉,右冠状动脉远端汇入左心室,右冠状动脉-左心室瘘口双向混杂血流。图3和图4为心脏CTA,右冠状动脉增粗、纡曲走行,于左心室后壁瘘口形成。

病例分析　　冠状动脉瘘(coronary artery fistula,CAF)是指冠状动脉或其主要分支,与心腔、心脏的大血管及静脉窦之间存在异常交通的一种心血管畸形。冠状动脉瘘的病因学主要分为原发性和继发性两种。原发性通常是由于发育异常而形成,系胚胎时期心肌某部发育迟缓,小梁间隙保持胚胎早期状态,与心脏的冠状动脉相通而致。继发性多来自于创伤或侵入性心脏手术,如冠状动脉造影、心肌内膜活检或起搏器置入等。大多数CAF是先天性的,发病率为0.3%～0.8%,男女发病相当。冠状动脉瘘的临床表现与瘘发生位置、数量、分流的方向及大小相关,大部分患者没有症状,部分可表现为心悸、胸痛、胸闷、气短等症状。

临床病理　　冠状动脉瘘的病理学改变主要为冠状动脉与心脏、大血管或静脉窦间形成的异常交通,异常交通绕过了供应心肌的毛细血管导致血液异常分流,从而引起血流动力学变化。通常情况下,冠状动脉瘘向心脏、大血管的相对低压区域的分流较多见,常向右心室、右心房、肺动脉甚至上腔静脉分流等,而到左心室的分流则较少见,约占总数的3%。根据瘘口引流部位的不同,冠状动脉瘘分为5型:Ⅰ型,引流入右心房;Ⅱ型,引流入右心室;Ⅲ型,引流入肺动脉;Ⅳ型,引流入左心房;Ⅴ型,引流入左心室。在冠状动脉的3支血管中,冠状动脉瘘最好发于右冠状动脉,其次为前降支,回旋支相对较少见;单支血管受累多见,2支或2支以上同时受累少见。冠状动脉瘘对血流动力学的影响主要取决于瘘的位置、大小和数量,如向右心或肺动脉系统的引流则导致左向右分流型的心脏病,异常交通形成也可导致部分冠状动脉的窃血现象,远端心肌出现缺血性心绞痛或心肌梗死改变。

影像学表现　　冠状动脉造影是诊断冠状动脉瘘的金标准,可以明确供血动脉起源、引流的血管或腔室、静脉窦,瘘口的大小和血流动力学变化等。非侵袭性的检查方法包括超声心动图、CTA和MRI。影像学特征表现为冠状动脉近心端呈瘤样扩张,瘘口处异常血流信号等。

诊断启示　　冠状动脉瘘患者临床表现不典型,可以通过冠状动脉CTA检查得出明确清晰的诊断,并且可以通过MPR重建获得瘘口的精确位置、大小的测量,为临床是否需要手术治疗,提供客观依据。

部分参考文献

[1]　王钢,李丽,宣之东,等.冠状动脉左心室瘘一例[J].中华老年心脑血管病杂志,2009,11(11):893.

［2］　何同达,徐承义,易东,等.急性心肌梗死合并冠状动脉假性动脉瘤及冠状动脉左心室瘘1例［J］.中国介入心脏病学杂志,2022,30(01):71-74.

［3］　Sato K,Misumi I,Nagano M,et al. A Coronary Artery-left Ventricular Fistula through the Sinusoid［J］. Intern Med,2021,60(23):3755-3758.

［4］　Taha ME,Al-Khafaji J,Abdalla AO,et al. Coronary Artery-Left Ventricular Fistula and Takotsubo Cardiomyopathy-An Association or an Incidental Finding? A Case Report［J］. Am J Case Rep,2018,19:614-618.

［5］　Iyer P,Yelisetti R. Multiple left anterior descending coronary artery to left ventricular fistula-A case series and literature review［J］. J Community Hosp Intern Med Perspect,2017,7(4):258-261.

病例 55　共同动脉干

临床资料　男性,20岁。17年前体检发现心脏杂音,相关检查提示"先天性心脏病",未进一步手术治疗。7小时前患者休息时出现心慌、气短等症状,入院治疗。自发病以来,患者神志清,精神差,饮食尚可,大小便正常,体重较前减轻。查体:唇粉红色,双手轻度发绀,胸廓凸起,心尖搏动明显,双肺呼吸音粗,未闻及干湿啰音,心率78次/分,律齐,整个心前区可闻及双期杂音,心尖部最响。腹软,无压痛及反跳痛,双下肢无水肿。心脏超声(外院):先天性心脏病,法洛四联症,肺动脉高压,心包积液。心电图:窦性心律,右束支传导阻滞。实验室检查:无特殊。

影像学检查

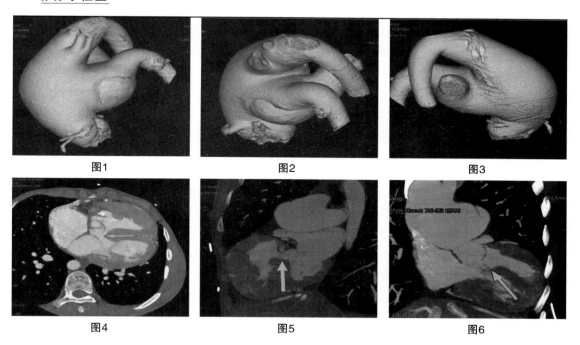

图1　　　　　　　　　图2　　　　　　　　　图3

图4　　　　　　　　　图5　　　　　　　　　图6

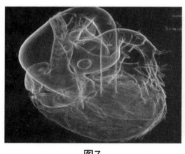 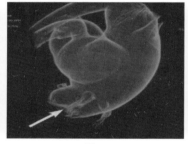 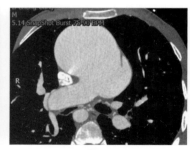

图7　　　　　　　　　　图8　　　　　　　　　　图9

图例说明　图1至图3为心脏VR图像,可见一条动脉干起自右心室,未见左心室流出道,动脉干起始段增粗、扩张,主肺动脉干较短、扩张,左右肺动脉干增粗。图4至图6为心脏MPR,室间隔膜周部缺损,左右心室双向血流(箭)。图7和图8为心脏VR像,主动脉瓣二瓣化畸形(箭)。图9为横断位,增宽的动脉干、肺动脉主干和左右肺动脉。

临床诊断　根据心脏彩超及心脏增强CT结果,诊断为:①先天性心脏病,共同动脉干(Ⅱ～Ⅲ型);动脉干瘤形成;室间隔缺损(膜周部);主动脉瓣二瓣化畸形伴关闭不全(少量);肺动脉高压(中-重度);右位主动脉弓。②心功能Ⅳ级。③心律失常,完全性右束支传导阻滞。

病例分析　共同动脉干(truncus arteriosus,TA)是指心脏发出单一动脉干,此动脉干发出冠状动脉、主动脉和肺动脉的一种极其罕见的先天性心脏畸形,占先天性心脏病的0.21%～0.34%。TA的病原学可能是多因素的,遗传基因的缺失在该病的发生中占主要作用,文献报道染色体22q11.2中的3个基因(TBX1、CRKL和ERK2)缺失导致神经嵴细胞和心脏前部分化障碍,导致TA畸形。另外,也与流出道垫发育异常有关。母体糖尿病是TA的独立危险因素,新生儿发病率为(9～11)/10万。主要临床表现:活动后或平静时发绀,充血性心力衰竭引起的心动过速、呼吸急促,瓣膜反流严重引起的动脉远端器官缺血症状,体重下降等。

临床病理　共同动脉干畸形主要涉及3部分的异常。①近端是左右心室瓣膜下流出道异常,左右心室流出道汇成为共同流出道,几乎所有TA均合并较大膜周部或肌部室间隔缺损。②动脉干瓣,多有数目和功能异常。瓣膜数目不等:三叶瓣60%,四叶瓣25%,二叶瓣5%,五叶瓣及一叶瓣罕见。功能异常与瓣膜的关闭不全和狭窄有关。动脉干瓣骑跨于室间隔上,左右心室排血均进入动脉干(动静脉混合血)。③远端是动脉干及其分支,依据肺动脉从动脉干起源的部位进行解剖分类,常用的是Collett-Edwards分类法(见图10):Ⅰ型,有一短的肺动脉干起源于动脉干左侧,肺动脉干分出左、右肺动脉;Ⅱ型,左、右肺动脉分别起源于动脉干后方,相距较近;Ⅲ型,左、右肺动脉分别起源于动脉干两侧,相距较远;Ⅳ型,没有真正的肺动脉分支,肺血由侧支动脉供给。冠状动脉发育异常也常见,约1/5的患者存在单支冠状动脉供血。心血管合并的其他畸形有左上腔静脉异常引流、房间隔缺损等。DiGeorge综合征患者中约1/3存在TA,心脏外异常包括腭裂、面部畸形、胸腺和甲状旁腺发育不全。

影像学表现　TA的主要影像学特征为:心底部发出粗大的动脉干,骑跨于室间隔缺损之上,室间隔缺损较大,动脉干上发出肺动脉。合并畸形包括:房间隔缺损,右位主动脉弓,冠状动脉起源和数目异常,主动脉弓离断或缩窄,迷走右锁骨下动脉,动脉干瓣四叶畸形,肺动脉高压等。不同影像学技术在TA的诊断中各有优缺点。①心脏超声因简便、无创、安全等优势是TA的首选检查方法,约90%的患者经心脏超声能够得到诊断。②CTA的优势在于可以薄层

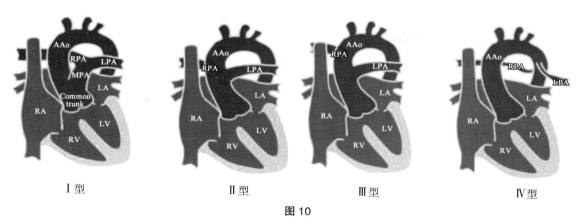

| I 型 | II 型 | III 型 | IV 型 |

图 10

AAO. 升主动脉；RA. 右心房；RPA. 右肺动脉；MPA. 主肺动脉；Common trunk. 共干；RV. 右心室；LV. 左心室；LPA. 左肺动脉；LA. 左心房。

扫描、MPR、MIP 及 VR 等多种图像重建技术，可观察肺动脉干、肺内肺动脉分支形态和发育、动脉导管未闭、体-肺动脉侧支血管等异常。扫描视野大，也可观察到伴随畸形，如主动脉缩窄、主动脉弓离断、动脉导管未闭、右位主动脉弓、主动脉憩室等。③MRI 具有无辐射、软组织分别率高、多参数成像的优势，血液流空信号无需造影剂可直接显示心内及大血管结构，显示肺动脉自动脉干的起始部位，从而进行准确分型。④DSA 目前仍是诊断复杂先天性心脏病的金标准，因其为有创检查，对于无手术机会者不推荐行 DSA 造影检查。

鉴别诊断　共同动脉干需要与以下疾病进行鉴别。

1. 肺动脉闭锁合并室间隔缺损　两者的特征都是单一血管从心脏发出，肺动脉闭锁时右心室和肺动脉之间常有纤维连接，且主动脉瓣形态正常。共同动脉干时肺动脉从动脉干发出，动脉瓣数目不等，常合并瓣膜反流，注意观察肺动脉的起始部位则容易区别。

2. 主动脉-肺动脉窗　主动脉-肺动脉窗的解剖特征是大动脉间存在交通，当缺损的直径较大时，可表现为两个相邻动脉整个血管壁缺失，与共同动脉干的血流动力学相似。与共同动脉干不同的是，主动脉-肺动脉窗的心脏、两组半月瓣单独存在，并且主动脉-肺动脉窗的室间隔常完整。

诊断启示　TA 多发生于新生儿和婴幼儿，患儿出现发绀，胸骨左缘闻及收缩期杂音时，经影像学检查发现心底部发出粗大的动脉干，骑跨于室间隔缺损之上，室间隔缺损较大，动脉干上发出肺动脉，即可明确 TA 的诊断。

部分参考文献

[1] 张戈军，戴汝平，曹程，等.电子束 CT 在共同动脉干诊断中的应用[J].中华放射学杂志，2005(07)：692-695.

[2] 陈新，赵志锋，唐莉，等.共同动脉干的 MRI 诊断及影像学比较[J].中华放射学杂志，2003(04)：26-28.

[3] 杨厚林，陈良生，唐仪，等.共同动脉干 11 例影像学诊断分析[J].福建医药杂志，2013，35(06)：107-109.

[4] Robinson Vimala L，Hanneman K，Thavendiranathan P，et al，Wald RM. Characteristics of Cardiovascular Magnetic Resonance Imaging and Outcomes in Adults With Repaired Truncus Arteriosus[J]. Am J Cardiol，2019，124(10)：1636-1642.

[5] Chikkabyrappa S, Mahadevaiah G, Buddhe S, et al. Common Arterial Trunk：Physiology, Imaging, and Management[J]. Semin Cardiothorac Vasc Anesth, 2019, 23(2)：225-236.

病例 56　　主动脉缩窄

临床资料　　男性，11岁。患者于入院4天前学校体检时发现血压升高，测得血压160/100mmHg，无发热，无咳嗽、咳痰，无恶心、呕吐，无头晕、头痛，无胸闷、心悸，无乏力、黑矇，未做特殊处理。查体：血压149/111mmHg，桡动脉搏动较弱，双侧颈部可闻及收缩期杂音，双肺呼吸音清，未闻及干湿啰音，心率80次/分，律齐，心音有力，心前区可闻及收缩期杂音，腹平软，未触及包块及肌紧张，颈软，Kernig征（－），布鲁津斯基征（－）。心脏超声：左心房增大，左心室肥厚，升主动脉增宽，主动脉瓣二瓣化畸形，主动脉瓣及瓣上狭窄，主动脉瓣上高回声，隔膜？降主动脉狭窄，降主动脉内高回声，隔膜？实验室检查：无特殊。

影像学检查

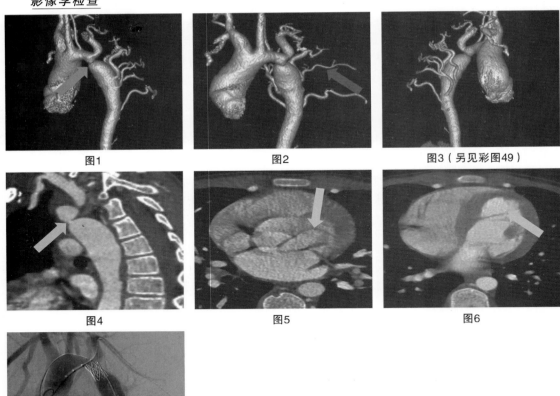

图1　　　　　　　　　　图2　　　　　　　　图3（另见彩图49）

图4　　　　　　　　　　图5　　　　　　　　　　图6

图7

　　图例说明　图1至图3为主动脉VR图像,主动脉峡部局限性缩窄(图1箭),升主动脉增粗,肋间动脉增粗(图2箭)。图4为主动脉增强斜矢状位,主动脉峡部局限性缩窄(箭)。图5为增强轴位,主动脉瓣二瓣化畸形(箭),双侧乳内动脉增粗。图6为增强轴位,左心室心肌肥厚(箭)。图7为介入支架置入后改变。

　　病例分析　主动脉缩窄(coarctation of the aorta,CoA)是一种先天性血管异常,其特征是主动脉弓狭窄,通常发生于动脉导管的插入处。主动脉缩窄形成的原因与胚胎时期血液循环的特殊形式有关,胚胎时期主动脉供血分为上、下两部分,两部分的交界是与动脉导管相连的主动脉峡部。峡部血流量与动脉导管发育有直接关系,若峡部血流量过少,将导致该部位发育不全、狭窄以致完全闭锁。主动脉缩窄的发病率为活产婴儿的1/2500,占所有先天性心脏病的6%～8%,男女之比为(1.27～1.74)∶1。主动脉缩窄的临床表现与年龄、合并畸形有关,婴幼儿常出现呼吸急促、喂养困难、多汗好动等心力衰竭表现。年龄较大无合并畸形者,多数无明显症状,部分主诉头痛、乏力等,部分可有血压升高,上肢血压高于下肢,胸骨左缘可闻及收缩期杂音。伴有动脉导管未闭者,出现差异性发绀,即足趾发绀,而手指、口唇无发绀。

　　临床病理　主动脉缩窄约90%以上发生在左锁骨下动脉开口的远端,动脉导管或韧带所在的区域,因此将CoA分为导管旁型、导管前型和导管后型。按照累及的范围分为局限性和管状主动脉缩窄,典型的缩窄是指主动脉管腔局限性狭窄,病变处的管腔内为隔膜样结构,此即所谓"真性缩窄";另一类缩窄段较长,狭窄程度不一,腔内无隔膜样结构,称之为"管性缩窄"。主动脉管性缩窄中约有25%的病例因管腔严重缩窄以致完全闭锁,但闭锁的血管近端和远端管壁是连续的,此为与主动脉弓离断相区别的关键所在。主动脉缩窄会引起血流动力学改变和分流,狭窄面积超过50%就会引起血管压力增高,主动脉缩窄引起狭窄血管近端压力增高,进而引起心脏射血阻力增大,左心室心肌肥厚,左心室心功能衰竭。由缩窄远端进入降主动脉的血流量下降,降主动脉发育不良,伴远端器官灌注不足引起功能低下。主动脉缩窄常会出现扩张的侧支动脉,肋间动脉、胸内动脉、肩胛动脉等形成一张相互交织的血管网,供应降主动脉。

　　主动脉缩窄分型。①单侧型(成人型),单纯主动脉缩窄,不合并其他畸形。②复杂型(分为2个亚型):婴儿型,合并动脉导管未闭等其他心血管畸形;不典型型,主动脉缩窄伴主动脉弓或头臂动脉发育不良。主动脉缩窄常合并其他畸形,如主动脉瓣二瓣化、狭窄,二尖瓣病变,房间隔缺损,室间隔缺损,动脉导管未闭,主动脉峡部发育不良或主动脉弓发育不良等。

　　影像学表现　主动脉缩窄的主要影像学检查方法有超声、CTA和MRA,常见的影像学表现为左侧锁骨下动脉远端主动脉管腔相对均匀,局部向心性狭窄、离断,狭窄部位边缘光滑。近端常见扩张的肋间动脉、胸内动脉、肩胛动脉等侧支动脉。

　　鉴别诊断　主动脉缩窄需要与引起动脉狭窄的常见原因进行鉴别。

　　1. 大动脉炎　常发生于中青年女性,大动脉炎累及范围较长,且累及血管较多,实验室检查以红细胞沉降率和C反应蛋白升高为重要指标。典型影像学表现为主动脉管壁环形增厚,活动期因有炎性改变,增强扫描后增厚的管壁明显强化。

　　2. 动脉粥样硬化　多见于中老年人,有高血压、高血脂、糖尿病病史,血管管壁增厚有附壁血栓形成,常见形态不规则的管腔狭窄,多见钙化斑块。

　　诊断启示　临床中对于婴幼儿和青少年出现难治性高血压或不明原因心力衰竭,影像学检查发现左侧锁骨下动脉远端主动脉呈局限性向心性狭窄，可诊断为主动脉缩窄。

部分参考文献

［1］ 张松林，马强，田红燕，等.典型先天性主动脉缩窄1例［J］.中华高血压杂志，2016，24(05)：493-495.

［2］ 宁武，罗松，张龙江.CT血管成像在主动脉缩窄诊断与随访中的价值［J］.CT理论与应用研究，2014，23(5)：829-834.

［3］ Yu Y，Wang Y，Yang M，et al. Evaluating the severity of aortic coarctation in infants using anatomic features measured on CTA［J］. Eur Radiol，2021，31(3)：1216-1226.

［4］ Rose-Felker K，Robinson JD，Backer CL，et al. Preoperative Use of CT Angiography in Infants with Coarctation of the Aorta［J］. World J Pediatr Congenit Heart Surg，2017，8(2)：196-202.

第三章

腹腔和盆部

病例 57　胃重复畸形

临床资料　女性,48岁。间断性上腹部不适 1 个月,无发热、寒战,无恶心、呕吐,无腹痛、腹泻,无呕血、黑便,无皮肤黏膜黄染,无肛门停止排气、排便等症状。查体:腹部平坦,未见胃肠型及蠕动波,未见腹壁静脉曲张,腹软,无腹肌紧张,无压痛,未及反跳痛,未及液波震颤,未及振水声,Murphy 征(一)。叩诊呈鼓音,肝区、肾区未及叩痛,移动性浊音(一),肠鸣音正常。肿瘤标记物检查未见明显异常。胃镜检查示十二指肠球部溃疡,慢性浅表性胃炎。

影像学检查

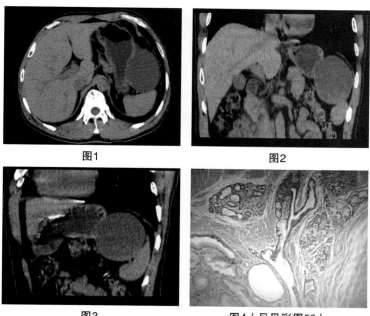

图1　　　　　　　　　　　图2

图3　　　　　　　　　图4（另见彩图50）

图例说明　图1至图3为上腹部CT轴位、冠状位、斜矢状位，左上腹胃体大弯侧可见类圆形囊性肿块，大小为7.9cm×7.2cm×7.5cm，CT值约1Hu，肿块与胃体大弯侧关系密切。图4为病理（HE ×40），镜下可见胃黏膜腺体灶状分布，个别腺体囊状扩张，胃壁附着处囊肿与胃黏膜共同肌壁。

病理结果　肉眼所见，肿物大小为8cm×7cm×7cm，位于胃大弯处，呈囊性，与周围组织轻度粘连。镜下可见胃黏膜腺体灶状分布，个别腺体囊状扩张，胃壁附着处囊肿与胃黏膜共同肌壁，符合胃重复畸形。

病例分析　胃重复畸形（gastric duplication malformation，GDM）又称为胃重复囊肿（gastric duplication cyst，GDC），是一种非常罕见的胃肠道畸形。胃肠道重复畸形病因和发病机制尚不清楚，在纵向褶皱的再通和融合中的畸变的假说是被广泛接受的理论。GDM占消化道重复畸形的3%左右，2/3的胃重复畸形发生于1岁以内婴幼儿，成年人胃重复畸形极其罕见。临床表现因GDM发生的年龄、部位、大小及黏膜分泌液体类型而不同。大多数GDM在生后1年内出现腹痛、呕吐、肠梗阻、出血或穿孔的症状，而成年人患者通常无特异症状，多因查体时偶然发现。

临床病理　胃重复畸形可发生于胃任何部位，以胃大弯近幽门部最常见，其次为胃后壁及胃小弯。依据与胃毗邻关系，胃重复畸形分为囊状或管状。囊状约占80%，一般与胃腔不相连通；管状比例约占20%，多与胃腔连通。胃重复畸形囊壁可见血管及平滑肌层，囊壁内可出现胃黏膜、肠黏膜或胃肠黏膜混合。有文献报道其内出现过异位胰腺组织或呼吸道黏膜组织。畸形多数紧密地附着于胃壁上，与正常胃壁组织共具同一总壁和同一血管。

胃重复畸形公认的镜下诊断标准为：①囊肿壁与胃壁相邻；②囊肿壁内平滑肌与胃壁平滑肌相延续；③囊肿壁由消化道上皮覆盖。胃重复畸形为先天性良性病变，但恶变为腺癌的文献也有报道。

影像学表现　消化道造影可发现与胃腔相通的胃重复畸形，表现为胃轮廓外造影剂充填。

1. CT　是最常用的检查方法，CT检查可发现重复胃的位置以及与正常胃的关系（胃内还是胃外）。重复胃表现为在胃周围的单发圆形或管状囊性包块，与胃壁关系密切，分界不清，囊壁略厚，厚薄均匀，平扫内层为稍低密度（黏膜），外层稍高密度（肌层），一般无分隔。增强扫描囊壁内黏膜强化明显，外壁强化稍弱，厚壁均匀强化，呈"晕环"征，囊液无强化。偶尔可见囊壁部分钙化。

2. MRI　可发现上腹部囊性肿物，还可显示其与周围毗邻器官的关系，由于MRI难以明确病变的起源，因此要想确诊本病仍然很困难。但对于囊肿内含有复杂成分时，是对CT表现不典型的一种重要补充检查手段。

3. ^{99m}Tc ECT扫描　尽管，胃黏膜对锝（^{99m}Tc）有特殊亲和力，与胃腔相通的胃重复畸形内含有胃黏膜，因此进行锝（^{99m}Tc）ECT扫描可见重复胃部有核素积聚，有高度的特异性。但该检查常出现阴性结果，阳性率低，不作为常规检查。

鉴别诊断　胃重复畸形需要与以下疾病进行鉴别。

1. 肠系膜囊肿　囊肿位于肠管系膜侧，壁薄，多有分隔，增强后囊液无强化，囊壁和分隔可见强化，有沿缝隙生长的特点。

2. 腹腔脓肿　临床多有发热病史，CT可见囊性病变，壁厚，周围见炎性渗出，增强后壁明显强化。

3. 胰腺假性囊肿 多发生于急性胰腺炎的亚急性期和慢性期,实验室多有血、尿淀粉酶增高。一般多合并胰腺形态、位置、密度的改变,胰腺周围脂肪间隙多浑浊。假性囊肿早期囊壁较薄,晚期多较厚且均匀,增强扫描囊壁可有不同程度强化。

4. 左侧肾上腺区囊性病灶 左侧肾上腺区囊肿分真性或假性囊肿。真性囊肿壁薄,部分可见囊壁钙化,囊液均质,增强后无明显强化。假性囊肿大多由肾上腺肿瘤坏死形成,囊壁厚薄不均,囊液密度较高,部分可见钙化。

5. 囊性畸胎瘤 以囊性成分为主,往往含有脂肪、钙化成分,且囊性畸胎瘤多位于腹膜后,而重复的胃多位于腹腔胃旁。囊性畸胎瘤囊壁一般菲薄,且多不强化。

诊断启示 胃重复畸形是一种少见疾病,临床表现缺乏特异性。影像学上表现为胃周围囊性肿块,与胃壁关系密切,应考虑胃重复畸形的可能。

部分参考文献

[1] 吴军,孙毅,龙黎.一例成人型重复胃畸形的诊治体会并文献复习[J].哈尔滨医科大学学报,2021,55(2):212-214.

[2] Mohamad A,Sacha A H,Alaa T,et al. Complicated Gastric Duplication Cyst in an Adult Patient:Uncommon presentation of an uncommon disease[J]. Journal of Radiology Case Reports,2017,11(8):16-23.

[3] Abdulla M A,Al S,Ameer A,et al. Adenocarcinoma arising from a gastric duplication cyst:a case report and literature review[J]. Int Med Case Rep J,2017,10:367-372.

[4] 万曼,田钊旭,刘婕,等.成人胃重复畸形1例[J].医学影像学杂志,2019,29(10):193-194.

[5] Xv F Y,Sun A,Gan Y,et al. Gastric duplication cyst mimicking large cystic lymphangioma in an adult:A rare case report and review of the literature[J]. 世界临床病例报告杂志(英文版),2019,7(15):2087-2093.

病例 58 胃异位胰腺

临床资料 男性,53岁。患者3年前无明显诱因出现上腹不适,间断发作,劳累后明显,无腹痛、腹胀,无恶心、呕吐,无呕血、黑便,无寒战、发热,未诊治。2天前再次出现上述症状,就诊于门诊。行胃镜检查:慢性萎缩性胃炎,胃窦溃疡,胃窦隆起,建议进一步检查。专科检查:腹部平坦、对称,腹式呼吸正常,未见胃型,未见肠型,未见蠕动波,未见腹壁静脉曲张,未见手术瘢痕,脐正常,无疝。无腹肌紧张,未及压痛,未及反跳痛,未及液波震颤,未及振水声。未及腹部包块。肝未触及,胆囊未触及,Murphy征(—)。肾未触及,输尿管压痛点(—),肋脊点(—),肋腰点(—)。肿瘤标记物:糖类抗原CA19-9:21.61U/ml,癌胚抗原(CEA)2.80μg/L,甲胎蛋白(AFP)2.39μg/L。

影像学检查

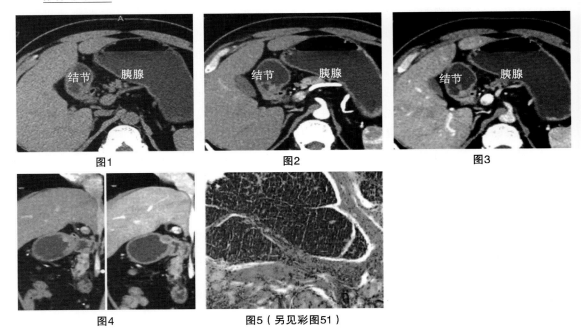

图1　　　　　　　　　　　　图2　　　　　　　　　　　　图3

图4　　　　　　　图5（另见彩图51）

图例说明　图1为轴位CT平扫，胃窦小弯侧壁可见向腔内隆起的软组织结节，边缘光滑。图2为轴位CT增强动脉期，病灶轻度强化，表面黏膜轻度强化。图3为轴位CT增强静脉期，病灶明显强化，与同层胰腺强化相似。图4为冠状位CT增强动脉期和静脉期，胃窦小弯侧壁隆起的软组织结节，明显强化，强化程度与同层胰腺相近，表面覆盖明显强化的胃黏膜。图5为病理（HE ×40），胃窦黏膜下可见异位的胰腺组织。

病理结果　胃窦游离黑组织1块，直径约0.2cm。另见灰白灰红色黏膜组织1块，大小2cm×1.2cm×0.4cm。黏膜中央略隆起，面积1.1cm×1.0cm，高出黏膜0.2cm。镜下胃窦黏膜中度慢性炎症，轻度急性活动，局部黏膜下可见异位的胰腺组织。病理诊断：胃异位胰腺。

病例分析　异位胰腺（heterotopic pancreas，HP）也称迷走胰腺，是指位于胰腺外，与主胰腺没有血管和神经解剖联系的完全分离的1块异位胰腺组织，可能是从胚胎的胰芽衍生而来。大部分病例因无明显临床症状，多为体检时发现，真正发病率很难准确评估，有报道该病的尸检率为0.55%～5.9%和0.5%～13.7%，可发生在任何年龄，以40－60岁高发，男性发病率略高于女性。好发于胃窦及十二指肠，其他如肺、胆囊、脾、回肠、结肠、肝等少见。临床症状与生长部位有关，无明显特异性，如有分泌功能，常破坏局部组织和血管，引起消化道出血。

临床病理　异位胰腺多为单发，肉眼观察为淡黄色或灰白色、质硬或韧的分叶状肿块，形状为扁圆形、半球形、乳头状，多无包膜的孤立性结节，表面欠光滑，可有典型的凹陷性隆起处的胰腺导管开口于胃肠道。异位胰腺多位于黏膜下层，也可贯穿黏膜下层和肌层，多凸向腔内生长。按照目前公认的Heinrich病理学分型，将异位胰腺分为4型：Ⅰ型，可见胰腺腺泡、胰腺导管和胰岛细胞；Ⅱ型，有大量腺泡细胞，少量导管细胞，无胰岛细胞；Ⅲ型，有丰富的导管细胞，少量腺泡细胞，不含胰岛细胞；Ⅳ型，为只有内分泌功能的胰岛细胞。

影像学表现　胃异位胰腺（gastric heterotopic pancreas，GHP）常见的影像学表现为：

①黏膜下结节或肿块,多较小,凸向腔内生长,不超过 3cm;②常为梭形或扁平状,长短径比多>1.4,表面光滑的隆起性病变;③部分为囊实性,囊壁厚,内有实性分隔;④结节表面黏膜常增厚,伴明显强化,可见脐凹征和中心导管征;⑤异位胰腺组织在 MRI T_1WI 像上多表现为高信号。

根据成分占比,所表现的增强特征多样:①正常胰腺成分,强化与胰腺同步;②腺体为主,明显强化;③间质与导管成分为主,低强化。如有导管扩张或假性囊肿时可表现为囊性密度或信号。

鉴别诊断　GHP 需要与胃间质瘤、平滑肌瘤等黏膜下病变鉴别。

1. 胃平滑肌瘤　好发于 50 岁以上人群,起源于胃的固有肌层或黏膜肌层,胃窦区好发。CT 下呈圆形或类圆形实性病灶,轻度强化,表面常可见溃疡形成。

2. 胃间质瘤　多见于中老年男性,起源于胃肠道原始间叶组织的 Cajal 细胞,或其干细胞样前体,常累及固有层,常突向腹腔内。影像特征:多为单发、较大的、腔内外生长的肿块,腔外生长多见,表面易发生溃疡,肿块中心多出现坏死,增强为不均匀强化。

诊断启示　胃窦部黏膜下病变,表面光滑或有脐凹征和中心导管征,呈梭形或扁平状,长短径比多>1.4,MRI T_1WI 像上多表现为高信号,CT 增强病灶强化程度与胰腺组织相似,可以考虑胃异位胰腺的诊断。

部分参考文献

[1] Rezvani M,Menias C,Sandrasegaran K,et al. Heterotopic pancreas:Histopathologic features,imaging findings,and complications[J]. Radiographics,2017,37(2):484-499.

[2] Wei R,Wang QB,Chen QH,et al. Upper gastrointestinal tract heterotopic pancreas:findings from CT and endoscopic imaging with histopathologic correlation[J]. Clin Imaging,2011,35(5):353-359.

[3] 吾红光,张兴. 空肠巨大异位胰腺一例[J]. 浙江临床医学,2021,23(3):440-441.

[4] Ulrych J,Fryba V. Skalova H,et al. Premalignant and malignant lesions of the heterotopic pancreas in the esophagus:A case report and review of the literature[J]. J Gastrointestin Liver Dis,2015,24(2):235-239.

病例 59　胃神经鞘瘤

临床资料　女性,59 岁。3 天前无明显诱因出现腹胀、胸憋、气短,伴胸前区不适,以右侧为主,伴寒战、发热,体温最高 39℃,伴肩背部放射不适、大汗、食欲缺乏、乏力、纳差。平素健康状况一般,高血压病史 5 年,血压最高 170/100mmHg,糖尿病病史 1 年。专科情况:腹略膨隆、软,全腹无明显压痛,无反跳痛及肌紧张,肝脾肋下未及,Murphy 征(一),肝区肾区未及叩击痛,移动性浊音阴性,肠鸣音 5 次/分。实验室检查,肿瘤标记物未见明显异常。

影像学检查

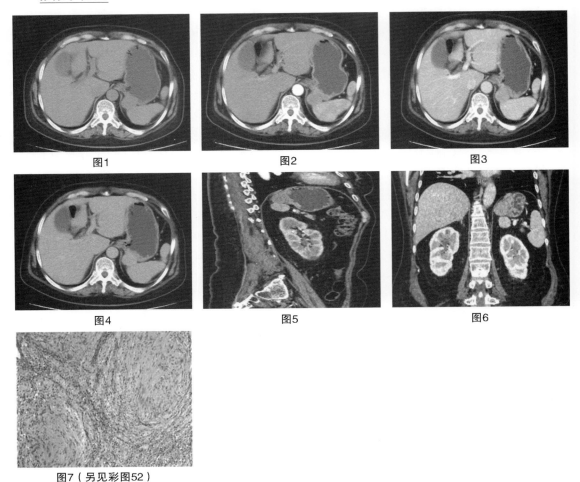

图1   图2   图3

图4   图5   图6

图7（另见彩图52）

图例说明　图1至图6分别为上腹部CT平扫、动脉期、静脉及延迟期、动脉期斜矢状、静脉期冠状位，胃底后壁见一圆形均匀等密度影，大小为3.5cm×2.2cm×2.2cm，平扫CT值为33Hu，增强扫描动脉期CT值约52Hu，静脉期CT值约76Hu，延迟期CT值约72Hu，边界清楚。图7为病理（HE ×40），镜下瘤细胞呈梭形，相互紧密平行排列呈栅栏状或不完全的漩涡状。

病理结果　术中见肿物位于胃底，为3.0cm×2.0cm×2.0cm，未侵出浆膜，与脾上极和部分胃短血管关系密切。大体标本肉眼见灰白结节样肿物，大小4cm×3.5cm×3cm，切面灰白、实性、质中，无包膜。镜下瘤细胞呈梭形，界限不清，核呈梭形或卵圆形，相互紧密平行排列呈栅栏状或不完全的漩涡状，部分呈稀疏网状结构。周围胃黏膜轻度慢性炎症改变，固有膜间质及固有肌层中有多量淋巴组织增生，淋巴滤泡形成。免疫组化：Dog-1（－），CD34（血管＋），CD117（－），SMA（部分＋），S-100（＋），PHH3（－），Actin（－），Ki-67（＋约5％）。病理诊断：结合HE及免疫组化结果，支持神经鞘瘤。

病例分析　神经鞘瘤是由周围神经施万细胞形成的良性肿瘤，胃神经鞘瘤（gastric

schwannoma,GS)起源于胃壁间 Auerbach 和 Meissner 神经丛神经膜施万细胞,临床罕见。GS 发病率约占全部胃肿瘤的 0.2%,胃部良性肿瘤的 4%。GS 多发生于胃黏膜下层,胃体部约占 50%,其次是胃窦部(32%)和胃底部(18%)。文献报道多见于 40－60 岁的女性。胃神经鞘瘤大多数属于良性肿瘤,病灶生长缓慢,病程长,临床症状早期表现不明显,后期可出现腹部包块或消化道出血、上腹部不适、反酸、嗳气等症状。

临床病理　胃神经鞘瘤多为单发,圆形或类圆形,呈外生或跨壁生长,切面黄白相间或呈灰白色,质软,无明显坏死、出血和钙化,无完整包膜。镜下肿瘤细胞呈条索状或小梁状分布的梭形细胞,细胞的界限不清,胞质透明红染,核小、圆形、纤细,核分裂象一般罕见。GS 组织内 Antoni A 区和 B 区分界不清,以前者为主,主要是肿瘤内细胞按短束状平行排列,形成栅栏状、漩涡状或洋葱皮样结构。周围胃黏膜有轻度慢性炎症改变,可形成溃疡或糜烂,镜下固有膜间质及固有肌层中有大量淋巴组织增生,形成"淋巴细胞套"征。胃周常见多发反应增生性增大的淋巴结。也有文献报道 GS 6.0%～7.7%会发生恶变。免疫组化:S-100 蛋白、Leu-7、GFAP 和 Vimentin 均(＋),CD34、CD117、平滑肌肌动蛋白(SMA)和黑色素瘤抗体(HMB45)均(－)。

影像学表现　胃神经鞘瘤的影像学特点表现为:①多发生于胃体黏膜下层,前壁及大弯侧多见;②大多为单发,常向腔外生长或跨壁生长的圆形、类圆形、椭圆形软组织肿块;③肿瘤边界清,密度较均匀,少见囊变、坏死、出血、钙化,与 GS 组织学上以 Antoni A 区为主有关;④肿块的黏膜面可见溃疡形成,溃疡形成可能与肿瘤压迫表面黏膜,造成局部缺血对胃酸的耐受力下降有关;⑤增强扫描后,肿瘤呈渐进性强化,动脉期轻度强化,静脉期及延迟期多为中等或明显延迟强化,强化方式可能与病灶供血血管细,对比剂渗入到周围组织间隙时间延长及瘤体内存在炎症细胞浸润有关;⑥MRI,肿块 T_1WI 为等信号,T_2WI 呈较高信号,DWI 序列为明显高信号;⑦肿瘤周围可见反应性增大的淋巴结,发生率约为 49.7%。

鉴别诊断　胃神经鞘瘤需要与胃部常见的良恶性肿瘤进行鉴别。

1. 胃间质瘤　与 GS 的临床表现无明显区别,生长部位、形态、强化方式等方面二者有很多相似之处,难以鉴别。胃间质瘤囊变、坏死、出血常见,可作为诊断提示。

2. 胃平滑肌瘤　多为等密度,密度与胃壁相似,增强程度比 GS 稍高,局部表面黏膜溃疡少见。

3. 胃癌　常见于胃窦区,局部黏膜破坏、不规则,胃壁受侵不规则增厚,可见软组织肿块,密度多不均匀,边界不清,隆起的表面可见不规则宽大溃疡,增强后明显不均匀强化,易发生淋巴结及远处转移。

诊断启示　中年女性患者,影像检查表现胃体部黏膜下类圆形肿块,边界清,密度均匀,增强后呈渐进性轻中度强化,胃周有反应性增大的淋巴结时,应考虑神经鞘瘤的可能。

部分参考文献

[1]　Snyder RA,Harris E,Hansen EN,et al. Gastric schwannoma[J]. Am Surg,2008,74:753-756.

[2]　李忠生,李国东,刘明,等. 胃神经鞘瘤的研究现状[J]. 中国普外基础与临床杂志,2017,24(12):1541-1545.

[3]　白延军,李铁丰,贺吉,等. 胃神经鞘瘤 CT、MRI 表现[J]. 临床放射学杂志,2018,37(5):817-821.

[4] 马菊香,韩军利,李绪斌,等.多层螺旋CT对胃神经鞘瘤与胃间质瘤的鉴别诊断[J].国际医学放射学杂志,2020,43(2):156-161.

病例60 胃肠道外间质瘤

临床资料 女性,66岁。20天前无明显原因出现右侧下腹部持续性疼痛,呈针刺样,向后背部及左侧腹部放射,无阴道出血及流液,无恶心、呕吐,无腹胀,无尿频、尿急、尿痛,无大便改变。专科检查:外阴发育正常,婚产型;阴道畅,分泌物不多,无异味;宫颈光滑,部分萎缩。双合诊:子宫触诊不清,子宫左前方可及一大小7cm×5cm包块,质软,边界清,活动欠佳,压痛(+);三合诊:直肠黏膜光滑,盆壁光滑,子宫后位,轮廓不清,左侧附件区可及一大小5cm×7cm包块,质软,活动欠佳,压痛(+)。肿瘤标记物检查未见明显异常。

影像学检查

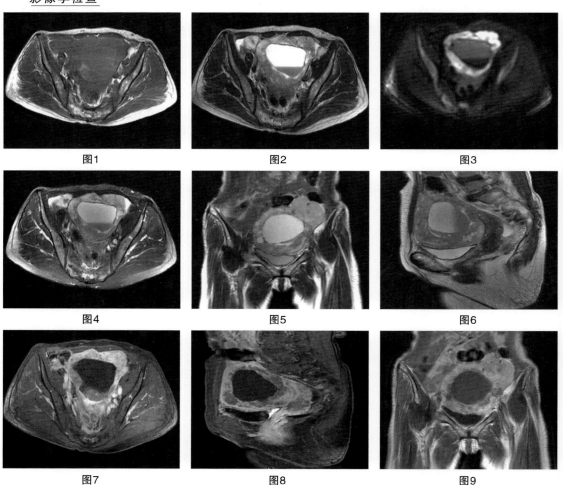

图1　　　　　　　　　图2　　　　　　　　　图3

图4　　　　　　　　　图5　　　　　　　　　图6

图7　　　　　　　　　图8　　　　　　　　　图9

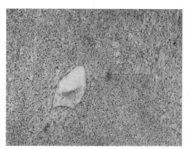

图10（另见彩图53）

图例说明　图 1 至图 9 分别为盆腔 T_1WI、T_2WI、DWI、T_2 压脂序列轴位、T_2WI 冠状位及矢状位、增强轴位、矢状位及冠状位图，盆腔偏左侧见一不规则囊实性肿块，呈不均匀稍长 T_1 稍长 T_2 混杂信号，DWI 序列实性部分呈高信号，ADC 图上呈等-稍低信号，增强扫描肿块呈明显不均匀持续强化，大小 10.0cm×8.8cm×13.1cm，肿块中心见长 T_1 长 T_2 液性区，并可见液-液平面，增强扫描未见强化，子宫、膀胱及周围肠管受压移位，分界不清。图 10 为病理（HE ×40），瘤细胞呈梭形，部分呈束状、席纹状排列。

病理结果　肉眼所见（盆腔）灰红灰黄结节样肿物 1 枚，大小为 15cm×11cm×6.5cm，似有部分包膜。切面囊实性，囊直径 9cm，内为暗红凝血样物，实性区切面灰白、灰黄色，灰白区质中，灰黄区质脆，部分间质出血。镜下见瘤细胞呈梭形，部分呈束状、席纹状排列，细胞丰富伴有轻度异型，核分裂象≥5 个/50HP。免疫组化：DOG-1(＋＋)，CD34(血管＋)，CD117(＋＋)，Ki-67(＋约 5%)，SMA(灶＋)，S-100(－)，CD10(－)，NSE(灶＋)，Desmin(－)，NF(－)。符合胃肠道外间质瘤（高风险，预后分组：6B）。

病例分析　胃肠道外间质瘤（extra-gastrointestinal stromal tumor，EGIST）是指在组织形态学、免疫组化表型等方面与胃肠道间质瘤相似，但发生于胃肠道外的网膜、肠系膜等组织器官的间叶组织源性肿瘤。胃肠道间质瘤是胃肠道最多见的间叶组织肿瘤，约占胃肠道肿瘤的 1%。EGIST 同大多数胃肠道间质瘤一样具有 c-kit 基因与血小板衍生的生长因子受体-α（PDGFRA）基因的突变，从分子遗传学的角度上来看，可把 EGIST 归类为胃肠道间质瘤的一种特殊的亚型。EGIST 在临床发病率更低，占胃肠道间质瘤的 1.5%～6%。文献报道 EGIST 好发于网膜及肠系膜，为 80%～88.6%，其他更为少见的部位如腹膜后、会阴、卵巢、子宫、前列腺、精囊、胰腺、肝、膀胱及皮下等也有个案报道。EGIST 好发于中老年，平均年龄约为 58 岁，女性多于男性。临床表现无明显特异性，多为腹痛、腹胀不适，肿块增大时压迫消化道可引起症状，部分患者无临床症状，多于体检时发现，也正因如此，发现时肿瘤体积常常较大。

临床病理　EGIST 大体上呈圆形或类圆形，有包膜，血供丰富。切面呈囊实混合性或实性，灰白灰红色，质脆，可伴有出血、坏死囊性变和黏液变。镜下见肿瘤大部分边界清，少部分病例可表现出明显侵袭性，侵犯邻近结构或组织。组织学类型分为 3 型：①梭形细胞型，细胞排列成束状或编织状，细胞间分界不清，可见淋巴细胞及浆细胞浸润；②混合型，同时可见梭形细胞及上皮样细胞，两者间无明显移行，但分界较明显；③上皮样型，细胞密度较大，圆形或多角形，呈弥漫片状、巢状分布，细胞质丰富、红染，血管丰富。免疫组化：CD117，DOG-1，CD34 常表达为阳性。

美国国立卫生署（NIH）依据肿瘤大小、核分裂象数、坏死及细胞密集程度将胃肠道间质瘤分为4个危险等级：极低度危险、低度危险、中度危险、高度危险。恶性 EGIST 常发生肝或腹膜转移，较少发生淋巴结转移。

影像学表现

1. CT　常表现为网膜、肠系膜或腹膜后密度不均匀的实性软组织肿块，多单发，形态不规则，呈分叶状，边界欠清，发现时体积常较大，可能与肿瘤好发部位的组织结构松软、空间大等解剖特点有关。多数肿瘤为高度危险性，生长较快，瘤体较大，易发生缺血坏死、囊变，且肿瘤体积越大，坏死囊变发生概率越高，表现为多发斑片状、大片状低密度影。出血少见，呈高密度影。钙化少见，可表现为环形、片状、斑点状高密度影。肿瘤血供丰富，增强后肿瘤实质部分呈渐进性轻度至明显强化。因 EGIST 恶性程度较高，常为高度危险性，部分肿瘤可侵犯邻近肠道，当坏死囊变与肠腔相通时，瘤内可见液-气平。部分病例可发生血行或种植转移，肝和腹膜转移最多见，也可直接向周围侵犯，区域淋巴结转移少见，少数伴有腹水。

2. MRI　肿瘤实质部分 T_1WI 以低或等信号为主，T_2WI 呈较高信号，DWI 序列为高信号；坏死囊变 T_1WI 序列为低信号，T_2WI 序列为高信号；出血灶在 T_1WI 和 T_2WI 序列上表现为高信号；钙化在 T_1WI 和 T_2WI 上均为低信号，且较小的钙化灶不易显示。增强扫描肿块实质部分呈渐进性轻度至明显不均匀强化。

鉴别诊断　胃肠道外间质瘤需要与发生在网膜、肠系膜或腹膜后的常见肿瘤进行鉴别。

1. 淋巴瘤　多为非霍奇金淋巴瘤的弥漫大 B 细胞型，常表现为边缘不规则的较大实性肿块，常多发，可相互融合，坏死、囊变少见，轻度强化，包绕局部血管时以挤压为主，侵袭性改变少见。

2. 脂肪肉瘤　常表现为含有脂肪成分的巨大不规则混杂密度肿物，瘤内可见坏死囊变、钙化，血管少见，瘤周可见细小的供血血管，增强扫描脂肪、黏液及钙化不强化，软组织成分呈轻中度强化。

3. 神经鞘瘤　表现为类圆形多房囊性肿物，囊壁及囊内分隔厚薄不均匀，增强后囊壁及囊内分隔均呈轻中度延迟强化。

诊断启示　老年患者，影像检查表现为网膜或肠系膜不规则软组织肿物，体积大，密度不均匀，与邻近胃肠道相通，肿物中心出现液平面，增强后实质部分渐进性轻度至明显强化，应考虑胃肠道外间质瘤的可能。

部分参考文献

［1］　Fletcher CD，Berman JJ，Corless C，et al. Diagnosis of gastrointestinal stromal tumors：a consensus approach［J］. Hum Pathol，2002，33(5)：459-465.

［2］　Monabati A，Safavi M，Solhjoo F. Extragastrointestinal stromal tumor presenting as omental cyst［J］. J Gastrointest Surg，2016，20(6)：1275-1277.

［3］　郭艳敏，周梅香，石瑞芳，等. 原发性胃肠外间质瘤5例临床病理分析［J］. 临床与病理杂志，2020，40(7)：1912-1916.

［4］　廖江，王运韬，郑祥，等. 肠系膜常见原发肿瘤的多层螺旋 CT 表现与病理对照分析［J］. 实用放射学杂

志,2021,37(11):1834-1837.

[5] 谢艺才,叶丹枫,黎骋,等.腹内胃肠道外间质瘤的 MRI 表现及其误诊分析[J].医学影像学杂志,2016,26(8):1439-1443.

病例 61　胃神经内分泌癌

临床资料　男性,64 岁。主因 1 个月前无明显诱因出现腹痛,为上腹部阵发性隐痛,饥饿时明显,无恶心、呕吐,无反酸、胃灼热,无发热、黄疸。行胃镜检查示胃窦溃疡(A 期),食管炎,慢性萎缩性胃炎,十二指肠球炎。查体:神志清楚,营养中等,全身浅表淋巴结未及增大,结膜无苍白,巩膜无黄染,双肺呼吸音清,未及干湿啰音,心律齐,未及心脏杂音,腹软,全腹无压痛、反跳痛,未触及包块,肝脾肋下未及,Murphy 征(－),双肾无叩痛,肠鸣音 3 次/分,双下肢无水肿。实验室检查:癌胚抗原(CEA)>1021.00 μg/L(参考值 0～5 μg/L),胃泌素 17 正常。

影像学检查

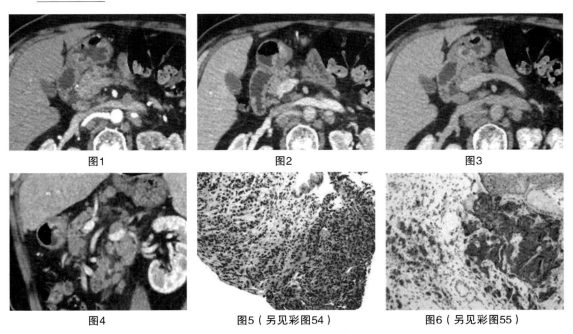

图1　　　　　　　　图2　　　　　　　　图3

图4　　　　图5(另见彩图54)　　　　图6(另见彩图55)

图例说明　图 1 至图 4 分别为上腹部 CT 增强轴位动脉期、静脉期、延迟期及冠状位静脉期,胃窦见一溃疡性病灶,胃壁厚为 1.4cm,边界清楚,动脉期 CT 值 61.3Hu,静脉期 79.7Hu。局部黏膜不规则、强化明显。胃窦周围及腹膜后多发增大淋巴结,边界不清,明显强化。图 5 病理(HE ×100),黏膜内可见巢片状分布的小圆细胞,核浆比例增大,细胞核深染。图 6 为病理(IHC ×100,Syn),Syn(2＋)。

病理结果　(胃窦)黏膜内可见巢片状分布的小圆细胞,核浆比例增大,细胞核深染,染色质细腻,核分裂象可见。免疫组化:CEA(＋),CK8/18(＋),Syn(2＋),CgA(＋),CD56

（＋），LCA（－），Ki-67（＋约80％）。结合 HE 及免疫组化结果，支持小细胞神经内分泌癌，G3。

病例分析　神经内分泌肿瘤（neuroendocrine neoplasm，NEN）是一类起源于肽能神经元和神经内分泌细胞，能够产生生物活性胺和（或）多肽激素的肿瘤，肿瘤有较大的异质性。NEN 具体发病机制不明，以消化系统最多见，占全部神经内分泌肿瘤的 60％，发病率为0.3/10 万，以回肠、直肠和阑尾多见，在胃部的发病率较低，占胃肿瘤的 1％。神经内分泌癌（neuroendocrine carcinoma，NEC）是其中分化较差的一种类型，好发于中老年人，60－69 岁为发病高峰，男女比例约为 3∶1。临床表现无明显特异性，大多表现为腹痛、腹胀、腹部不适、黑便等消化道症状。

临床病理　胃神经内分泌癌（gastric neuroendocrine carcinoma，GNEC）好发于贲门和胃底，多表现为溃疡性肿块或广泛的胃壁增厚。病理学上胃部神经内分泌癌分为小细胞、大细胞和混合性腺癌神经内分泌癌。小细胞神经内分泌癌镜下肿瘤细胞呈实性或片状生长，基底呈栅栏状排列，间质血管较多，坏死多见；大细胞神经内分泌癌瘤细胞排列成器官样、巢状、小梁状及栅栏状；混合性神经内分泌癌既有腺癌成分也有神经内分泌癌成分，各种成分均超过30％，胞质少，核质比高，核分裂象易见，核分裂象数＞20/HPF。免疫组化：Syn、CgA、CD56、阳性，Ki-67 标记率＞20％。

影像学表现　胃神经内分泌癌的常用影像学检查方法为 CT 平扫＋增强，肿瘤多为单发，表现为胃壁不规则弥漫性肥厚、肿块或溃疡性肿块。肿瘤边界与发展阶段相关，仅局限于胃壁无外侵时与相邻胃壁分界较清；明显外侵时，相邻胃外壁毛糙，周围脂肪间隙模糊伴有多发结节。肿瘤密度与肿瘤大小相关，瘤体较小时，密度均匀；较大时或生长较快时，因血供不能满足快速增长的瘤体需求，内部易发生坏死、囊变导致密度不均匀。肿瘤血供丰富，增强后多为明显强化，强化峰值多数位于静脉期。由于肿瘤分化差、恶性程度高，易发生局部侵犯和淋巴道、肝转移，表现为胃周淋巴结增大、相互融合，肝多发占位，增强后不均匀强化。

鉴别诊断　胃神经内分泌癌需要与以下恶性肿瘤鉴别。

1. **胃癌**　常见于胃窦区，局部黏膜不规则破坏，胃壁受侵不规则增厚，可见软组织肿块，密度多不均匀，边界不清，隆起的表面可见不规则宽大溃疡、增强后明显不均匀强化，易发生淋巴结及远处转移。与 GNEC 的临床与影像表现有较多重叠，鉴别困难。

2. **胃恶性间质瘤**　发生在胃壁的间叶性肿瘤，胃体部多见，多表现为跨壁生长的结节或肿块，边缘光滑，肿瘤较大时边缘可见溃疡，瘤体血供丰富，强化明显，局部淋巴结转移少见，多为血行转移或腹腔种植转移。

诊断启示　中老年男性患者，贲门胃底部溃疡性肿块或胃壁不规则增厚，局部淋巴结转移，增强后实质部分明显强化，应考虑胃神经内分泌癌的可能。

部分参考文献

[1]　Hallinan JT，Venkatesh SK，Peter L，et al. CT volumetry for gastric carcinoma：association with TNM stage[J]. Eur Radiol，2014，24（12）：3105-3114.

[2]　蒋世烨，华杰，徐超，等. 胃神经内分泌癌与胃神经内分泌瘤及胃腺癌的 CT 特征及鉴别[J]. 中国肿瘤外科杂志，2014，1（2）：93-101.

［3］ 周青,韩蕾,柯晓艾,等.胃神经内分泌癌 CT 与临床病理表现[J].中国医学影像技术,2019,35(3):471-473.

［4］ 高歌,梁盼,王睿,等.CT 鉴别诊断胃神经内分泌癌与胃腺癌[J].中国介入影像与治疗学,2021,18(8):465-469.

［5］ 中国临床肿瘤学会神经内分泌肿瘤专家委员会.中国胃肠胰神经内分泌肿瘤专家共识(2016 年版)[J].临床肿瘤学杂志,2016,21(10):927-945.

病例 62　　肝内胆管囊腺瘤

临床资料　　女性,51 岁。平素体健,体检时发现肝右叶占位。实验室检查未见明显异常。

影像学检查

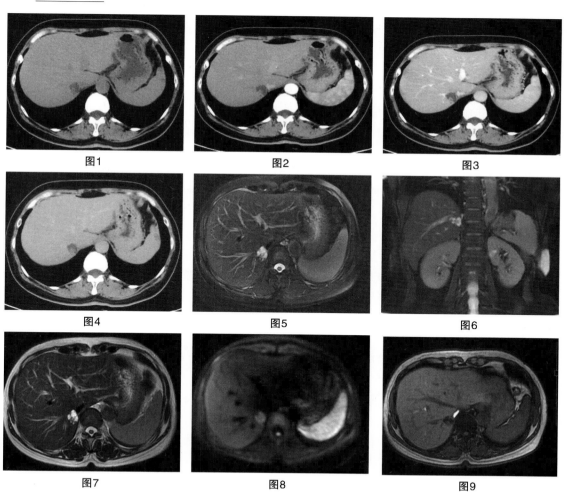

图1　　　　　　　　　　图2　　　　　　　　　　图3

图4　　　　　　　　　　图5　　　　　　　　　　图6

图7　　　　　　　　　　图8　　　　　　　　　　图9

图例说明 图 1 为 CT 平扫轴位,肝 S7 段可见不规则形囊实性低密度影,大小为 2.4cm×2.0cm,实性部分 CT 值约 26Hu,囊性部分 CT 值约 10Hu。图 2 至图 4 分别为 CT 轴位动脉期、门脉期、延迟期,实性部分 CT 值分别约 39Hu、51Hu、42Hu,囊性部分未见明显强化。图 5 至图 7 分别为 MRI T_2WI 抑脂序列轴位、冠状位、T_2WI,肝 S7 段可见不规则形长 T_2 信号病变,内可见细线状等信号分隔及实性结节。图 8 为 DWI 序列,病变呈高信号,边界清。图 9 为 T_1 反相位序列,反相位图病灶未见明显信号减低。

病理结果 (外院)肝内胆管囊腺瘤。

病例分析 肝内胆管囊腺瘤(intrahepatic bile duct cystadenoma,IBCA)是一种罕见的良性囊性肿瘤,来源于胆管上皮,发病率较低,占肝内囊性占位病变的 5%,可单发或多发,有潜在恶性,可发展为胆管囊腺癌。平均发病年龄为 50—60 岁,以中年女性多见。临床表现缺乏特异性,患者通常出现腹痛及腹部包块,少数患者有黄疸。血清肿瘤标记物 CA19-9 水平可以升高。

临床病理 大体上病变可单房或多房,多呈囊性或囊实性相间,囊液可为透亮或黏液状,颜色从淡黄色至棕色,少部分可见实性肿瘤与部分囊壁相连,并向囊腔内生长,可合并出血。镜下见纤维组织部分呈乳头状生长,乳头分支少,被覆黏液柱状或扁平上皮,组织无明显异型性,在上皮组织下方约 85% 表现为卵巢样基质。

影像学表现

1. CT 平扫肝体积增大或正常,肝内可见单发低密度肿块,以多囊性改变为主,囊内可见纤细分隔,粗细均匀,厚度一般不超过 5mm,多数为 2～3mm,囊壁和间隔可见斑点状、结节状钙化;囊内因成分含量不同可表现水样低密度或黏液含量高的等高密度,部分合并出血;增强扫描可见囊壁、纤维分隔等轻中度强化。

2. MRI 主要表现为多房囊性肿物,囊腔内有囊液,信号均匀,T_1WI 低信号,T_2WI 高信号;增强扫描可见囊壁、囊内实性肿块、壁结节、乳头状突起等有不同程度的强化,明显高于正常组织。

鉴别诊断 肝内胆管囊腺瘤需要与肝内以囊性成分为主的病变鉴别。

1. 肝内胆管囊腺癌 可由肝内胆管囊腺瘤恶变而来,囊壁及间隔厚薄不均匀,间隔不规则增厚或结节增厚,囊内多有壁结节或乳头状突起,且增强扫描明显强化,CEA 或 CA19-9 升高也提示胆管囊腺癌。

2. 单纯肝囊肿 肝内最常见的良性病变,可单发,但多发更常见,包膜几乎难以显示,并且无强化。

3. 肝棘球蚴病 内部呈多房,常见囊中囊,内外囊分离呈"双边"征,囊壁多呈环形或半环形钙化。

4. 囊性转移瘤 常有原发肿瘤病史,多发,大小不一,囊内多无分隔,增强扫描可见环形强化。

5. 肝脓肿 脓肿内可见气体,周围肝实质可见一过性动脉期强化,强化脓肿壁与不强化水肿带形成"双环"征,寒战、高热、血白细胞升高等有助于鉴别。

诊断启示 中老年女性,肝内单发多房囊性低密度肿块,境界清楚,囊腔大小不一,囊壁及囊内分隔纤细、粗细均匀,可有壁结节或乳头状突起,增强后囊壁及分隔轻中度强化,应考虑肝内胆管囊腺瘤的可能。

部分参考文献

[1] 李林,陈育文,王方明,等.肝胆管囊腺瘤的临床表现和影像学诊断[J].临床放射学杂志,2013,32(6):899-900.

[2] 桑玲,母华国,李冰城,等.肝内胆管囊腺瘤的临床特征及CT影像特点[J].临床放射学杂志,2016,35(3):415-418.

[3] Eun-Kyoung Jwa,Shin Hwang.Clinicopathological features and post-resection outcomes of biliary cystadenoma and cystadenocarcinoma of the liver[J].Annals of Hepato-Biliary-Pancreatic Surgery,2017,21(3):107-113.

[4] 程云飞.5例肝内胆管囊腺瘤患者CT及MRI影像特点分析[J].中西医结合肝病杂志,2016,26(5):296-297.

病例 63　环状胰腺

临床资料　男性,49岁。食欲缺乏2天,食量较前略减少,无腹痛、腹胀,偶有反酸、胃灼热,有干呕,无恶心、呕吐,无吞咽困难,无口干、口苦。专科查体未见明显异常。实验室检查示血常规、大便常规＋潜血试验阴性,肿瘤标记物测定在正常范围。

影像学检查

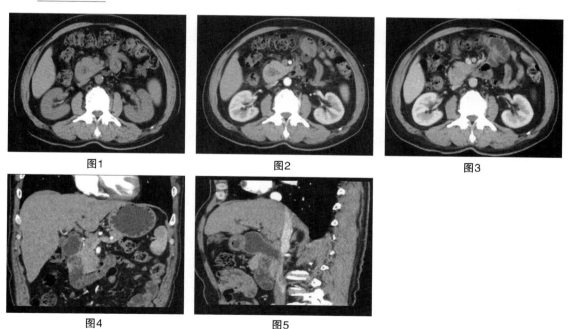

图1　　　　　　　　　　图2　　　　　　　　　　图3

图4　　　　　　　　　　图5

图例说明　图1至图5分别为上腹部CT平扫轴位、动脉期、静脉期、动脉期冠状位和静脉期矢状位,胰腺头部增大,包绕十二指肠降部,边缘规则,平扫及增强均与胰腺体尾部强化一致,十二指肠近端扩张。

病例分析 环状胰腺(annular pancreas,AP)是指胰腺组织完全或不完全环绕十二指肠降部,是一种临床罕见的先天性变异,发病率为(5~15)/100 000。AP发病机制尚不明确,目前较为认可的学说是腹侧胰腺始基在移位、旋转时发生异常,逐渐形成分叉状,从而部分或全部包绕十二指肠降部。AP大部分发生在新生儿和儿童,成年人少见,多见于30—60岁,男性略多。新生儿期临床表现以十二指肠梗阻症状为主,如呕吐草绿色液体、腹胀;成年人表现为餐后腹胀、腹痛、呕吐等,也可无任何症状,常在体检或因其他原因检查时被发现。

临床病理 AP在组织结构上与正常的胰腺组织相同,都含有胰腺腺泡、导管和胰岛细胞。环状胰腺包绕十二指肠降部可以是真正的胰腺组织,也可以是胰腺组织和肠壁组织相互交织。依据包绕的程度不同分为完全型环状胰腺和不完全型环状胰腺。

根据AP导管的走行和引流位点可分为6个亚型:Ⅰ型,环状导管直接汇入主胰管;Ⅱ型,副胰管环绕十二指肠但未汇入大乳头;Ⅲ型,环状导管从背侧汇入胆总管;Ⅳ型,环状导管汇入胆总管但无副胰管;Ⅴ型,环状导管从腹侧汇入副胰管;Ⅵ型,环状导管汇入副胰管且融合异常。

影像学表现 虽然婴幼儿影像学检查不能明确AP,但可以提示AP存在的可能性,但在成年人环状胰腺诊断中有着重要的诊断价值。常用的检查方法如下。

1. 上消化道造影 可以显示十二指肠狭窄的程度和梗阻的位置,梗阻近端肠道对称性扩张,黏膜未见破坏,可出现逆蠕动。

2. CT表现 胰腺头部增大并包绕十二指肠降部,密度均匀,密度与胰腺体尾部组织相似,边缘规则,十二指肠肠腔狭窄,其上十二指肠、胃扩张;增强后增大的胰腺头部与体尾部胰腺组织强化方式相似,结构更清晰,与被包绕的十二指肠对比更加明显。由于对不完全型AP认识不足,易产生漏诊。不完全型AP可见胰腺组织从前外侧或后外侧部分包绕十二指肠降部,呈"鳄鱼嘴"样征象,近端十二指肠管腔扩张。

3. MRI AP组织成分与正常胰腺组织一致,呈长T_1等T_2信号,脂肪抑制T_1WI像正常的胰腺组织表现为高信号,与周围组织形成明显对比,有较高的组织分辨率,因此MRI的多参数优势能更好地显示增大的胰腺头部包绕十二指肠降部;MRCP在显示胰胆管方面有优势,能够清楚地显示扩张环状导管的走行和引流。

鉴别诊断 环状胰腺的影像学表现主要与以下疾病鉴别。

1. 先天性十二指肠闭锁 见于新生儿,病变位于十二指肠降部,患儿出生后即有频繁的呕吐,可伴有胆汁,钡剂检查见胃腔明显扩张积气,造影剂潴留不能通过,梗阻点下方肠管内无气体。

2. 先天性幽门肥厚症 以幽门环状肌明显肥厚、增大为特点,幽门管受压延长、变细,局部黏膜变深,有不同程度的梗阻症状,十二指肠球部基底可见对称的新月形压迹。

3. 十二指肠淤积综合征 可由肠系膜根部血管压迫十二指肠水平段引起近侧十二指肠扩张和梗阻,钡剂检查可见一条线样透亮影压迫在十二指肠水平段,CT增强扫描对血管压迫十二指肠显示更佳。

诊断启示 环状胰腺是一种少见的胰腺发育异常,在临床上以十二指肠梗阻为主要表现的患者,行影像学检查,发现胰腺头部增大、变形,并完全或不完全包绕十二指肠降部,可以明确诊断。

部分参考文献

[1]　王小鹏,朱才松,杨军.成人环状胰腺 MSCT 诊断[J].生物医学工程与临床,2020,24(5):592-595.

[2]　Sam H V,Lippuner V,Dyer A W. Annular Pancreas in an Adult Presenting with Acute Pancreatitis[J].Journal of Radiology Case Reports,2018,12(10):11-16.

[3]　汪学艳,白琪,冯泽东,等.环状胰腺诊治进展[J].中华肝脏外科手术学电子杂志,2020,9(3):216-220.

[4]　Sandrasegaran K,Patel A,Fogel E L,et al. Annular pancreas in adults.[J]. Ajr American Journal of Roentgenology,2009,193(2):455-460.

[5]　胡朝,邓军,李晓,等.成人不完全型环状胰腺 CT 表现一例[J].临床放射学杂志,2021,36(12):1774-1775.

病例 64　Xp11.2 易位/TFE3 融合基因相关性肾细胞癌

临床资料　女性,74 岁。体检发现右肾占位 1 周,偶有右侧腰背部酸困不适,无发热、肉眼血尿,无盗汗等不适。专科检查:双肾区无隆起,无压痛,右肾区叩痛弱阳性,左肾区叩痛阴性,双侧输尿管走行区无压痛,耻骨上膀胱区无充盈、无压痛,尿道外口无异常分泌物。实验室检查:肿瘤标记物未见明显异常。

影像学检查

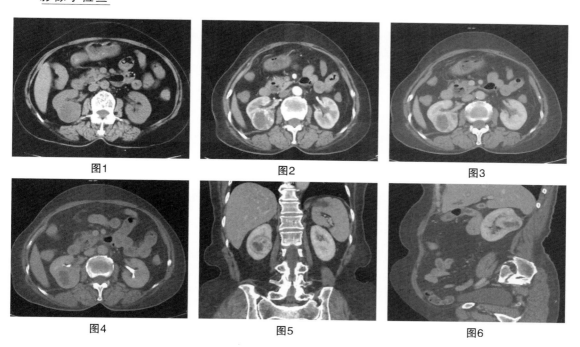

图1　　　　　　　　　图2　　　　　　　　　图3

图4　　　　　　　　　图5　　　　　　　　　图6

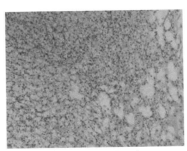

图7（另见彩图56）

图例说明　图1至图6分别为腹部CT轴位平扫及增强皮质期、髓质期、排泄期、髓质期冠状位及矢状位，右肾中极可见类椭圆形稍低密度影，大小为4.9cm×3.9cm，边界欠清，突出肾轮廓以外，增强扫描皮质期病灶明显不均匀强化，髓质期及排泄期强化减退，髓质期可见明显包膜结构，其内坏死囊变区未见强化。图7为病理（HE×100），镜下见透明细胞构成的乳头状结构，伴有嗜酸性颗粒胞质的瘤细胞组成的巢状结构，可见砂粒体。

病理结果　右肾中上极可见一灰红、灰黄色肿块，大小为3.5cm×3.0cm×3.0cm，结节切面呈灰红、灰黄色，实性成分质中，侵犯肾被膜，未侵犯肾盂及肾窦脂肪，未见血管内癌栓及神经侵犯。镜下见透明细胞构成的乳头状结构，伴有嗜酸性颗粒胞浆的瘤细胞组成的巢状结构，可见砂粒体。免疫组化：Vimentin（2＋），CK（2＋），EMA（＋），CD10（＋），CK7（－），CD117（－），TFE3（＋），Ki-67（＋约5％）。诊断意见：（右肾）中上极TFE3融合相关肾癌。

病例分析　Xp11.2易位/TFE3基因融合相关性肾细胞癌（renal cell carcinomas associated with Xp11.2 translocation/TFE3 gene fusions，Xp11.2 RCC）是一种恶性程度高且较罕见的肾细胞癌亚型。由于分子遗传学的发展，在1991年，首次对该病进行描述，2004年WHO肾肿瘤病理组织学分类中被确认为新的亚型，在2016年新分类中又将其归入MiT家族异位性肾癌。Xp11.2 RCC特征是Xp11.2染色体上的不同位点发生易位，导致TFE3与其伴侣基因之间发生融合。涉及的基因至今已明确有12种，其中ASPSCR1/ASPL-TFE3和PRC-C-TFE3是最常检测到的伴侣基因。据多中心研究显示，Xp11.2 RCC是RCC的罕见亚型，可发生于青年人和成年人，占青年人肾癌的20％～40％，占成年人肾癌的0.6％，青年患者较成年患者预后较好，女性多于男性。Xp11.2 RCC临床表现主要为肉眼血尿，可伴有腰痛、腹部肿块，也可无任何症状，与其他类型肾癌症状相似。

临床病理　大体标本上肿瘤呈圆形或椭圆形，灰白色或棕黄色外观，肿瘤边界清楚，切面呈灰红、灰黄色，实性成分质中，常有出血、坏死和钙化。镜下形态学表现主要为胞质丰富、核仁明显的透明至嗜酸性粒细胞构成的乳头状、巢状结构，并可见较多砂粒体结构。免疫组化：TFE3、HMB45、MelanA和CK常表达为阳性。

影像学表现

1. CT　多位于肾皮髓质交界区和髓质内，平扫密度稍偏高，较其他亚型肾癌密度偏高，高密度改变可能与肿瘤出血形成含铁血黄素沉积有关；密度多不均匀，可合并出血、坏死、囊变或钙化，钙化可表现为环形或卵壳样，较具有特征性；易发生肾盂、肾周侵犯，淋巴结转移和（或）远处转移，腹水。增强后表现为持续轻度强化或渐进性轻中度强化，但强化程度明显低于肾皮质，而高于肾髓质。

2. MRI　肿瘤信号多变，与瘤内出血、坏死及囊变密切相关，T_2WI多为稍低-等信号，与含铁血黄素沉积有关；T_1WI多呈稍低或等信号，DWI呈相对高信号；瘤内出血表现为T_1WI、T_2WI

序列高信号。增强扫描呈轻度持续强化或渐进性轻至中度强化,强化程度不及肾皮质。

鉴别诊断 Xp11.2 RCC需要与常见的其他肾细胞癌鉴别。

1. 肾透明细胞癌 好发于肾皮质,突出肾轮廓外,密度或信号不均匀,环形或卵壳样钙化少见,因肿瘤多为富血供,增强后明显强化,且呈"快进快出"特征。

2. 肾嫌色细胞癌 好发于中老年人,密度相对均匀,坏死、囊变少见,钙化主要表现为结节样钙化,增强后呈轻度渐进性强化或"慢进慢出"型,有时呈典型的"轮辐状"强化。

诊断启示 临床表现肉眼血尿,影像检查发现肾皮髓质交界区类圆形、不规则肿块,内有出血、囊变、坏死,环形钙化,增强后轻-中度渐进性强化时,应考虑 Xp11.2 RCC 的可能。

部分参考文献

[1] Inamura K. Translocation Renal Cell Carcinoma: An Update on clinicopathological and Molecular Features[J]. Cancers,2017,9 (9):111.

[2] 孙东瑞,顾晓,杨进,等.Xp11.2易位/TFE3基因融合相关性肾细胞癌的诊断及治疗[J].实用临床医药杂志,2021,25(8):34-38.

[3] 杨志明,杨关印,宋志宇,等.Xp11.2易位/TFE3基因融合相关性肾细胞癌的研究进展[J].中国实验诊断学,2018,22(4):739-742.

[4] 张旭婷,任基伟,靳宏星,等.Xp11.2易位/TFE3基因融合相关性肾癌的影像诊断与鉴别诊断[J].医学影像学杂志,2019,29(6):997-1001.

[5] 王璐,徐鹏举,朱明明,等.Xp11.2易位/TFE3基因融合相关性肾细胞癌的CT/MRI表现[J].肿瘤影像学,2018,27(6):480-483.

病例65 多房囊性肾细胞癌

临床资料 男性,59 岁。1 年前体检发现右肾囊肿(1.8cm×1.2cm),无腰背部不适,间断有排尿不畅,夜尿 3~4 次。3 个月前复查彩超发现右肾囊肿进行性增大(3.4cm×2.9cm),考虑"右肾囊性包块",无肉眼血尿,无其他不适。查体:双肾区无隆起,无压痛,右肾区叩痛阳性,左肾区叩痛阴性,双侧输尿管走行区无压痛,耻骨上膀胱区无充盈,无压痛,尿道外口无异常分泌物。实验室检查未见异常。

影像学检查

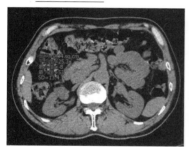 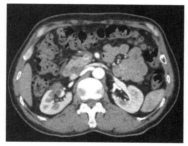 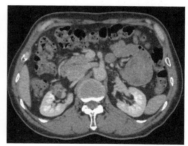

图1 图2 图3

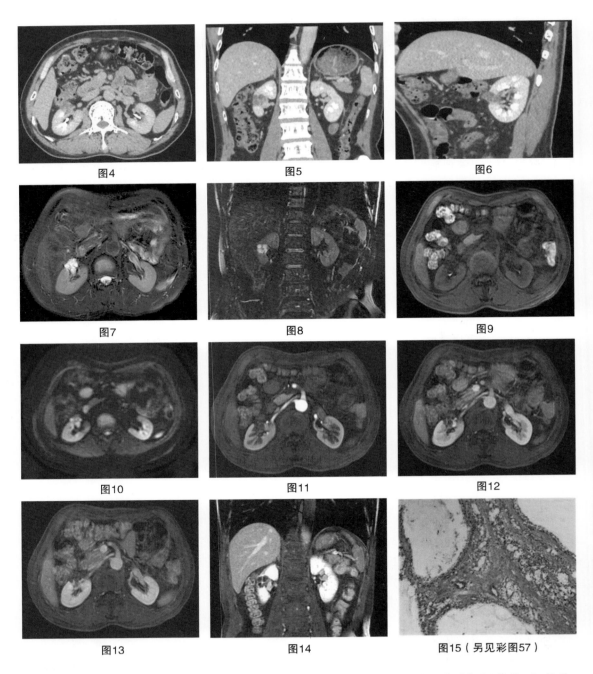

图4　　　　　　　　　　　　图5　　　　　　　　　　　　图6

图7　　　　　　　　　　　　图8　　　　　　　　　　　　图9

图10　　　　　　　　　　　　图11　　　　　　　　　　　　图12

图13　　　　　　　　　　　　图14　　　　　　　　图15（另见彩图57）

图例说明　图1至图6分别为 CT 平扫、皮质期、髓质期、排泄期、髓质期冠状位、矢状位，右肾中极可见不规则形低密度影，CT 值约 25Hu。皮质期及髓质期病灶可见明显细线状、分隔样强化，排泄期强化明显减低，囊性部分未见明显强化。图7至图9分别为 MRI T_2WI 抑脂序列轴位、冠状位、T_1WI 抑脂序列轴位，右肾中极可见不规则形长 T_1 长 T_2 信号病变，边缘模糊，囊液部分较分隔信号更低。图10为 DWI 序列，病灶呈稍高信号，内可见多发细线状分隔。图11至图14 MR 增强轴位 T_1WI 抑脂序列，依次为皮质期、髓质期、排泄期、髓质期冠状位,皮质期及髓质期分隔明显强化,排泄期强化明显减低,囊性部分未见明显强化。图 15 为病理(HE×40),镜下见多个囊腔,囊壁衬附单层上皮样细胞及胞质透明癌细胞,囊腔之间有纤维分隔。

病理结果　切除右肾组织大小为 9.5cm×5.5cm×3.7cm,输尿管长 6cm,断端直径 0.4cm,沿输尿管剖开,输尿管黏膜未见明显异常。肾组织剖开处见一结节,大小为 2.4cm× 1.7cm×1.6cm,结节切面呈多房囊性,囊内含淡黄色黏稠液体。镜下肿物内见多个囊腔,囊壁衬附单层上皮样细胞及胞质透明癌细胞,囊腔之间有纤维分隔,未见脉管及神经侵犯,未见输尿管、肾盂、肾窦、肾周脂肪侵犯。免疫组化结果:CK(+),EMA(+),Vimentin(+),CD10(-),PAX-8(+),CD117(-),CK7(+),Ki-67(+约 3%)。诊断:右肾多房性囊性肾细胞癌。病理分期 AJCC:pT1aNx。

病例分析　多房囊性肾细胞癌(multilocular cystic renal cell carcinoma,MCRCC)属于囊性恶性肾病变的一个亚型,2004 年 WHO 将 MCRCC 单独列为一个病理类型。随着对疾病深入研究,发现该病恶性度较低,无明显转移及复发倾向,因此 2016 年 WHO 肾肿瘤分类将其更名为低度恶性潜能的多房囊性肾肿瘤。MCRCC 起源细胞尚不明确,病因可能与 VHL 基因突变和 3P 染色体缺失有关。该病发病率为 1%～3%,发病年龄在 30－60 岁,男性多于女性。临床表现主要有腰痛、腹部肿块、血尿等,部分患者为体检偶然发现。

临床病理　大体上肿瘤是肾内界限清楚的囊性肿块,体积跨度较大,直径 1.0～10.0cm,切面呈多房囊状,壁薄,囊腔大小不等,囊内以胶冻样黄绿色液体为主,少见出血、壁结节、坏死。镜下见肿瘤形态不规则,呈大小不等囊腔结构,囊内壁被覆单层透明细胞,内含清亮的细胞质,小圆形细胞核,致密且深染的染色质,部分可见出血坏死、囊壁结节,囊壁结节中可见微血管丰富的透明细胞癌。免疫组化:肿瘤细胞中多表达 CK7(+)、CAM5.2(+)、CA-Ⅸ(+)、EMA(+)、PAX-2(+)、p27(+)。

影像学表现

1. CT　病灶多为单发,常突向肾外,表现为类圆形、椭圆形、分叶状的多房囊性肿块,边界多清楚。囊壁菲薄,实性成分很少,囊内可见粗细不均的分隔,有时可伴有壁结节、钙化、囊腔大小不同,囊液多为浆液、黏液或胶冻样,密度高于水,少部分囊内有出血,密度较高 CT 值可＞50Hu。增强后囊壁、囊内分隔、壁结节中等以上强化,呈快进快出特征。肿瘤体积较大时可对肾窦造成压迫。

2. MRI　MCRCC 囊壁及囊内分隔呈长 T_1 稍短 T_2 信号,壁结节呈等 T_1 等 T_2,囊液多为长 T_1 长 T_2 信号,当囊内有出血时可表现为短 T_1 信号,增强扫描与 CT 表现相似。

鉴别诊断　多房囊性肾细胞癌需要与以下疾病进行鉴别。

1. 肾癌囊变　肿瘤实性成分占比较大,多大于 25%,壁厚且不规则,壁结节更大且不规则。

2. 囊性肾瘤　囊壁及囊内分隔较 MCRCC 更薄且规则,囊内密度较低,附壁结节少见且较小,囊壁、分隔及壁结节强化程度一般较 MCRCC 弱。

3. 多发性肾囊肿　囊内为水样密度,囊壁及分隔菲薄、规则,无壁结节,无强化或轻微强化。

诊断启示　当发现单侧肾内向外突出的类圆形或分叶状多房囊性肿块,囊内厚薄不均匀的分隔伴附壁结节，增强后中等以上强化，呈快进快出特征时，应考虑多房囊性肾细胞癌的可能。

部分参考文献

[1] 刘春霞.多房囊性肾细胞癌的病理学分析[J].国际泌尿系统杂志,2020,40(1):141-143.

[2] 邓承,郝金钢,赵新湘,等.少见肾细胞癌亚型MRI表现[J].实用放射学杂志,2020,36(1):82-86.

[3] 葛晓雪,韩婷婷,樊晓雪,等.MRI对多房囊性肾细胞癌与囊性肾瘤的诊断价值[J].磁共振成像,2021,12(4):30-34.

[4] 王禹,董潇,孔垂泽,等.不同类型肾肿瘤的影像学特点和病理学特点分析[J].中华泌尿外科杂志,2019,40(5):374-379.

[5] Hélénon A,Crosnier V,Verkarre,et al. Simple and complex renal cysts in adults:Classification system for renal cystic masses[J]. Diagnostic and Interventional Imaging,2018,99:189-218.

病例 66　肾嫌色细胞癌

临床资料　男性,71岁。1周前在当地医院体检时行B超检查发现左肾占位,无腰部酸困,无肉眼血尿,无发热,无腹痛、腹胀。查体:双肾区无隆起,无触痛;双侧输尿管走行区无压痛;耻骨上膀胱区无充盈,无触痛。外阴发育正常,尿道外口无异常分泌物。实验室检查:肿瘤标记物在正常范围。

影像学检查

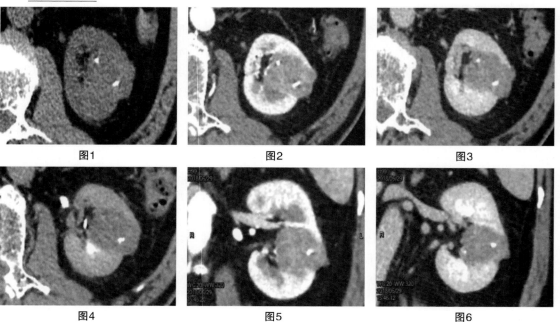

图1　　　　　　图2　　　　　　图3

图4　　　　　　图5　　　　　　图6

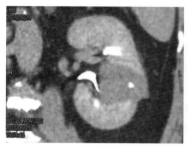
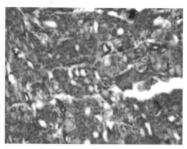

图7　　　　　　　　　　　图8（另见彩图58）

图例说明　图1至图7分别为腹部CT轴位平扫、皮质期、髓质期、排泄期的轴位＋冠状位图,左肾中下部不规则实性肿块,平扫为等密度,与肾组织区分不清,内有结节样钙化,少部分瘤体向肾外突出,增强后轮廓清晰,瘤体轻度均匀强化,三期扫描密度均低于肾皮质,周围脂肪囊清楚,腹膜后区未见增大淋巴结。图8为病理(HE×100),较大而浅染的植物样细胞和较小的嗜酸性粒细胞呈实性巢状排列,被纤细的纤维血管分隔。

病理结果　切除左肾大小为11cm×6cm×5cm,剖开于中下极见一灰黄色肿物,大小为4cm×3.5cm×3.5cm,切面实性,质软。镜下部分瘤细胞较大,胞质浅染,胞膜明显,部分瘤细胞较小,胞质嗜酸,两种细胞排列成实性巢状,瘤细胞核皱缩呈葡萄干样,被纤细的纤维血管分隔。免疫组化结果:CK(2＋),CK7(＋),CD10(－),CD117(＋),RCC(－),TFE3(－),PAX-8(弱＋),Vimentin(－),EMA(2＋),E-cadherin(2＋),CD34血管(＋),Ki-67(＋)约67％。诊断:左肾嫌色细胞癌,AJCC病理分期:pT1aNxMx。

病例分析　肾嫌色细胞癌(chromophobe renal cell carcinoma,ChRCC)在1985年由Thoenes首次以肾细胞癌的一个新类型提出,起源于集合小管的闰细胞,为肾细胞癌的独特亚型,发病率较低,位于透明细胞癌和乳头状细胞癌之后,占肾细胞癌(占全身恶性肿瘤的4.2％)的5％～10％。ChRCC发病年龄跨度大,17－89岁都有报道,好发年龄多在50－60岁,男女比例接近1∶1,男性略多见。肾嫌色细胞癌多无明显临床症状,多为偶然发现,少数可表现为腰痛、血尿等。

临床病理　ChRCC起源于肾髓质内肾集合小管闰细胞。大体标本上肿瘤常单个、单侧发生,肿瘤实性且体积较大,切面呈灰白色、灰褐色或黄色,质地中等,较均匀细腻,少见囊变、出血和坏死,可见钙化灶。部分可见纤维包膜,境界较为清晰。镜下肿瘤细胞体积大,胞膜清晰、胞质丰富、淡染,呈细网状,类似于有细胞壁的植物细胞,呈腺泡状、巢状、腺管样排列。根据HE染色,分为嗜酸和经典2种类型,嗜酸型细胞可见核周空晕现象,胞质内含有嗜酸颗粒而被HE染色;经典型细胞即苍白细胞,不被HE染色,其胞质透明、胞膜明显、胞质呈皂泡样。部分可见灶性钙化和厚纤维间隔。免疫组化:CK7(＋)、CD117(＋)、Hale胶体铁染色呈阳性、Vimentin(－)。尽管肾嫌色细胞癌预后较好,但5％～10％的患者最终也会发生转移。

影像学表现　由于肾嫌色细胞癌临床症状不典型,影像学检查在发现病变和病变的定位定性方面发挥着重要的作用。常用的检查方法如下。

1．CT平扫＋增强　肿瘤多为单侧、单发的软组织肿块,被发现时体积多较大,类圆形、少数为不规则形,中心位于肾髓质;密度均匀或不均匀,实性部分CT值为40～60Hu,平扫时肿瘤与肾实质分界不清,若瘤体未凸出肾轮廓,容易漏诊。瘤体中央可囊变、坏死,呈低密度,但范围较小,可能与病灶进展缓慢有关;可见结节样钙化。增强后肿瘤多表现为轻中度强化,三期扫描密度均低于肾皮髓质。少部分病例呈明显强化,表现"快进快出"征象,即皮质期瘤体明显强化,密度高于肾皮质,髓质期、排泄期瘤体强化程度减低,密度低于皮髓质,这可能与ChRCC新生血管丰富、肿瘤恶性程度高有关。部分病例中可见轮辐征,即增强扫描皮质期病灶内有稍低密度瘢痕灶,边缘呈轮辐状强化。少部分病例肿瘤可侵犯肾盂、肾周脂肪及周围淋巴结转移。

2. MRI 平扫 T_1WI 肿瘤呈等信号,T_2WI 呈稍低信号,囊变、坏死 T_1WI 为低信号,T_2WI 为高信号,DWI序列多为高信号。ChRCC多为乏血供肿瘤,增强扫描多为轻中度均匀或不均匀强化。部分病例 T_2WI 信号欠均匀,增强后病灶中央呈轮辐状强化。

鉴别诊断 肾嫌色细胞癌需要与肾常见肿瘤鉴别。

1. 肾嗜酸细胞腺瘤 第二位常见良性肿瘤,皮质内多见,体积小,有包膜,密度多均匀,出血、囊变、坏死及钙化少见,与ChRCC重叠征象较多,影像鉴别困难,确诊需依赖于手术病理结果,有研究者认为二者在MR上ADC值有鉴别价值。

2. 肾透明细胞癌 肾细胞癌中最常见的组织类型,多凸出肾外,血供丰富,因其生长速度快、恶性程度高,出血、坏死及囊变常见,增强后呈快进快出征象。

3. 乏脂型血管平滑肌脂肪瘤 肾常见的良性肿瘤,囊变、坏死、出血、瘢痕少见,多为软组织密度,界限清晰,无包膜,增强扫描强化程度较ChRCC显著,瘤体内常可见粗大畸形血管。

诊断启示 临床表现无明显特征,影像检查发现肾内单发类圆形肿块,囊变坏死范围较小,或伴有钙化,瘤体轻中度强化,出现轮辐状强化,应考虑肾嫌色细胞癌的可能。

部分参考文献

[1] Casuscelli J,Weinhold N,Gundem G,et al. Genomic landscape and evolution of metastatic chromophobe renal cell carcinoma[J]. JCI Insight,2017,2(12):e92688.

[2] 白红松,王栋,温力,等. 126例肾嫌色细胞癌的诊治分析[J]. 中国医学科学院学报,2021,43(2):247-252.

[3] 艾克拜尔·努尔买买提,王文光,乔炳璋.肾嫌色细胞癌和乳头状肾细胞癌的临床病理特点及预后分析[J].中华泌尿外科杂志,2019,40(3):167-170.

[4] 岳丽娜,杨晓萍,牛玉兰,等.肾嫌色细胞癌的CT表现及病理特点[J].医疗卫生装备,2019,40(4):56-59.

[5] 邓承,郝金钢,赵新湘,等.少见肾细胞癌亚型MRI表现[J].实用放射学杂志,2020,36(1):82-86.

病例 67 肾上腺畸胎瘤

临床资料 女性,54岁。3天前体检发现右侧肾上腺占位,平素无血压异常波动,无皮肤紫纹,无体重异变,无乏力,无腰酸、腰痛。专科检查:双肾区无隆起,无压痛、叩痛,双侧输尿管走行区无压痛,耻骨上膀胱区无充盈、压痛,外阴发育正常,尿道外口无异常分泌物。醛固酮测定＋血浆肾素活性测定:醛固酮卧位 146.09 pg/ml(参考值 10～160pg/ml),血管紧张素Ⅱ卧位 105.67pg/ml(参考值 25～129pg/ml),血管紧张素Ⅱ立位 131.04pg/ml(参考值 49～

252pg/ml),血浆肾素浓度卧位 2.76 pg/ml(参考值 4～24pg/ml),血浆肾素浓度立位 4.20 pg/ml(参考值 4～38pg/ml),醛固酮立位 155.18 pg/ml(参考值 40～310pg/ml)。

影像学检查

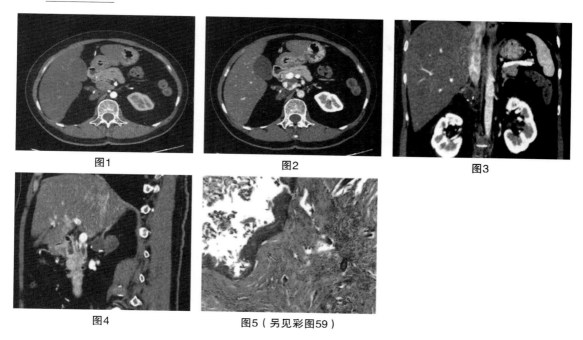

图1 图2 图3

图4 图5（另见彩图59）

图例说明　图 1 至图 4 分别为肾上腺轴位动脉期、静脉期、冠状位静脉期及矢状位静脉期,右侧肾上腺区见分叶状肿块影,大小为 4.3cm×1.9cm,边缘见钙化灶,下缘见脂肪密度影,实性部分动脉期 CT 值约 44Hu,静脉期 CT 值约 52Hu,与周围结构分界清楚。图 5 为病理(HE×40),镜下囊内壁被覆鳞状上皮,其下可见小汗腺及皮脂腺。

病理结果　大体标本,右肾上腺灰白、灰红色组织 1 块,大小为 3.8cm×3cm×2.5cm,部分剖开,包膜完整,切面囊实性,囊腔直径为 1.8cm,内含毛发及油脂,壁厚 0.2cm,内壁粗糙,实性区切面呈灰白、灰黄色、实性、质中。镜下囊内壁被覆鳞状上皮,其下可见小汗腺及皮脂腺。病理诊断:右肾上腺成熟性畸胎瘤。

病例分析　畸胎瘤(adrenal teratoma,AT)是一种常见的胚胎源性肿瘤,来源于生殖细胞,大多数瘤内含有两个或两个以上的胚胎层,即外胚层、内胚层和中胚层,其中以外胚层最多,内胚层最少。生殖细胞具有向不同的体细胞分化潜能,这些体细胞能够分化为皮脂、神经、角化物、毛发及牙齿等组织。生殖细胞在胚胎发育的第 4 周逐渐从卵黄囊迁移至胎儿中轴线结构,发育成性腺,因此畸胎瘤常见的发生部位为男性的睾丸和女性的卵巢,有 1％～5％未完全迁移的细胞则在相应部位形成性腺外畸胎瘤,其他部位有前纵隔、后腹膜腔、骶尾部和颅内等。畸胎瘤发生于肾上腺区的很罕见,缺乏流行病学资料。畸胎瘤多见于青年女性,男性少见。多数畸胎瘤为良性,生长缓慢,病程长,较小时常无任何临床表现,随着肿瘤的增大,可压迫邻近脏器组织,引起腹胀、腹痛、腹部肿块及肠道梗阻等临床症状。恶性畸胎瘤生长速度较快,容易侵犯邻近组织结构,部分可发生淋巴结转移。

临床病理　畸胎瘤大体上呈圆形或椭圆形的囊性、实性和囊实性肿物,切面呈灰褐色,质地中等,部分区域可出血,有完整包膜。畸胎瘤依据其组织分化程度的不同分为成熟性畸胎瘤和不成熟性畸胎瘤。成熟性畸胎瘤组织分化成熟,表面光滑,肉眼观多呈囊性,内充满皮脂和毛发,可见牙齿和骨质,内壁光滑,可附有头节。镜下可见肿瘤由来自不同胚层的各种成熟组织组成,如上皮组织、疏松结缔组织、平滑肌、脑组织、骨及软骨、脂肪组织等。不成熟性畸胎瘤组织分化程度低,多为囊实性,以实性为主,常见出血和坏死。镜下可见混有未分化成熟的骨性组织和软骨组织、未成熟的神经组织组成的原始神经管或神经外胚层菊形团等。免疫组化:成熟性畸胎瘤 WT-1、Syn、CK、CgA、MyoD1、Desmin、CD34 血管呈阳性,CD56、S-100、CD99 均呈阴性。成熟性畸胎瘤 Ki-67 增殖指数 0～5%,未成熟性畸胎瘤 Ki-67 增殖指数可高达 70%。

影像学表现   畸胎瘤常见的影像学检查方法有超声、CT 和 MRI。

1. **超声**   因其价格低、便捷,常为首选检查方法,畸胎瘤主要表现为大小不等圆形或类圆形囊性回声,囊内回声表现为脂液分层征、多囊征、线条征、壁结节征、杂乱结构征、面团征等,包膜完整,边界清晰。

2. **CT**   畸胎瘤多表现为囊性或囊实性肿物,边界清,大小不等,因其含有组织成分多样而密度不均匀,其内可见分隔,液性密度 CT 值 0～20Hu,软组织密度 CT 值 20～50Hu,脂肪密度 CT 值 -100～-20Hu,牙齿及骨骼 CT 值>200Hu;体积较大时压迫邻近肝、肾、胃、脾等结构移位变形;增强后囊性畸胎瘤囊壁环形强化,内部分隔轻-中等强化,液性、脂肪、骨及软骨成分无强化;囊实性畸胎瘤实性部分轻-中等强化。

3. **MRI**   肿瘤 T_1WI 呈高低混杂信号,T_2WI 呈混杂高信号,DWI 序列实性部分为高信号;瘤内脂肪组织 T_1WI、T_2WI 均为高信号,牙齿及骨 T_1WI、T_2WI 均为低信号;增强扫描瘤内实性成分轻度强化,液性、脂肪及骨组织不强化。

鉴别诊断   发生于肾上腺区的畸胎瘤需要与肾上腺原发的良性肿瘤鉴别。

1. **肾上腺囊肿**   类圆形肿块,边界清,囊内为均匀液性密度,出血时密度较高,囊壁薄、光滑,可发生钙化,增强后无强化。

2. **肾上腺髓质脂肪瘤**   临床少见,多为单侧发病,瘤内主要为脂肪组织,夹杂着软组织结构,少数瘤内可见钙化和出血,增强后软组织部分强化。

3. **肾上腺非功能性腺瘤**   常为单侧发病,类圆形,病灶体积多数较小,密度均匀,脂类含量高时,密度减低,接近水样密度,增强后肿瘤均匀轻-中等强化。

诊断启示   肾上腺畸胎瘤临床症状不典型,影像检查发现肾上腺区混杂密度肿块,内含有软组织、脂肪、牙齿及骨等多种成分,增强后实质部分强化,应考虑畸胎瘤的可能。

部分参考文献

[1] Scott AL,Abbassi-Ghadi N,Archer CM,et al. Neuroendocrine carcinoma arising within retroperitnoeal mature teratoma[J]. Ann R Coll Surg Engl,2010,92(6):W5-8.

[2] Ratan S K,Ratan J,Kalra R. Large benign cystic teratoma of the mesosigmoid causing intestinal obstruction:report of a case[J]. Surg Today,2002,32 (10):922-924.

[3] 饶金,霍雷军,康小玲,等.肾上腺畸胎瘤 3 例临床与病理分析[J].临床与实验病理学杂志,2018,34(9):1025-1027.

[4] 谈宜傲,周林玉,董晓程,等.肾上腺成熟性畸胎瘤二例报告[J].临床误诊误治,2015,28(6):28-30.

［5］ 李杨乐,吴洪涛,姚干,等.肾上腺成熟畸胎瘤的临床诊治(附2例报告)［J］.中南大学学报(医学版),
2011,36(2):174-177.

病例 68 成人神经母细胞瘤

临床资料 男性,22岁。3个月前体检时发现右侧肾上腺区异常肿物,无发热、头痛、头晕、心悸、晕厥、恶心、呕吐,无腹痛、腹泻、胸憋、气短,无腰痛、血尿、尿频、尿急、尿痛,无骨痛等异常不适。查体:双肾区无隆起,无压痛、叩击痛;双侧输尿管走行区无压痛;耻骨上膀胱区无充盈,无压痛。实验室检查:0AM皮质醇232.23nmol/L,8AM皮质醇218.87nmol/L(参考值185～624nmol/L),4PM皮质醇433.59nmol/L(参考值0～276nmol/L)。血清泌乳素15.10μg/L(参考值2.64～13.13μg/L),雌二醇55pg/L(参考值20～47pg/L),NSE23.33ng/L(参考值0～20ng/L),鳞状细胞癌相关抗原1.57ng/L(参考值0～1.5ng/L)。

影像学检查

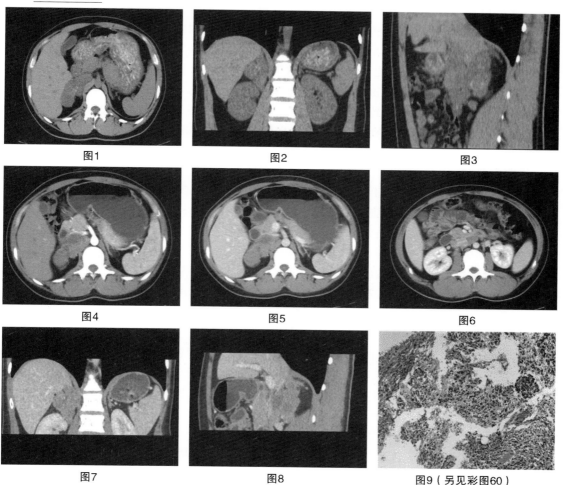

图1

图2

图3

图4

图5

图6

图7

图8

图9（另见彩图60）

图例说明　图1至图8分别为肾上腺CT平扫、动脉期、静脉期、静脉期冠状位及矢状位，右侧肾上腺区及腹膜后可见不规则形软组织肿块影，呈分叶状，密度不均匀，内可见斑片状稍低密度区及斑点状小钙化灶，较大截面为7.5cm×2.6cm，实性部分平扫CT值约34Hu，动脉期CT值约48Hu，静脉期CT值约60Hu；斑片状低密度区未见明显强化，CT值约35Hu；相邻下腔静脉推压移位，与肝实质分界清。图9为病理（HE×40），低倍镜下示瘤细胞中等大小，呈圆形、卵圆形，染色质细颗粒状，核浆比例增高，胞质稀少，界限不清。

病理结果　右侧肾上腺区肿物穿刺活检标本：灰白、灰红色小组织多块，大小为0.4cm。镜下：瘤细胞中等大小，呈圆形、卵圆形，染色质细颗粒状，核浆比例增高，胞质稀少，界限不清。免疫组化：S-100（−），NSE（＋），NF（−），CgA（＋），Desmin（＋），Vimentin（−），CD99（−），LCA（−），Inhibin-a（−），Ki-67（＋约20％）。病理诊断：符合神经母细胞瘤。

病例分析　神经母细胞瘤（neuroblastoma，NB）是好发于儿童的交感或副交感神经节神经嵴细胞的恶性肿瘤。神经母细胞瘤病因及发病机制尚不完全清楚，神经母细胞瘤发生于周围交感神经系统的神经节，这些神经元结构来源于肠外侧神经嵴细胞，神经嵴细胞在胚胎发生的早期从神经管中迁移出来，致癌基因 MYCN、ALK 和 PHOX2B 等抑制这一成熟过程可能使早期多能神经嵴前体发生恶性转化形成肿瘤。神经母细胞瘤好发于5岁以下儿童，19岁以后发病罕见，男孩略多于女孩。后腹膜、肾上腺及脊柱旁交感神经链是儿童最常见的发病部位，其中肾上腺约占50％。成人发生神经母细胞瘤实属罕见，大多为个案报道，发病高峰为20—40岁，发生的部位主要在腹膜后间隙、纵隔、盆腔、头颈部，其中约25％起源于肾上腺。成人神经母细胞瘤临床症状不典型，常因体检偶然发现腹膜后占位病变，部分有腰腹部疼痛不适，也可仅表现为消瘦、纳差、低热、乏力等全身症状。NB的临床症状也与肿瘤分泌儿茶酚胺有关，约95％儿童神经母细胞瘤分泌儿茶酚胺，而成人神经母细胞瘤只有40％～57％分泌儿茶酚胺。NB恶性程度高，常发生淋巴结、骨、胸、脑、肝等部位的远处转移。

临床病理　NB是一种分化差、恶性程度较高的肿瘤，50％～80％发生于肾上腺和腹膜后，双侧发生非常罕见。大体上肿瘤体积大，切面呈灰白、灰红色，质软，可有假包膜，常有出血、坏死和钙化。镜下肿瘤细胞小，呈圆形或卵圆形，核圆形深染，胞质少。肿瘤细胞呈结节状、假血管样或腺泡状排列，钙化和坏死常见。部分病例可见假菊形团，即肿瘤细胞聚集在充满纤维物质的中央区域周围，没有血管和中央腔隙。病理上依据细胞形态学不同将其分为3型：①分化型，表现为丰富的神经毡背景，≥5％的细胞向节细胞分化；②未分化型，表现为瘤细胞密集，圆形或椭圆形，深染或块状染色质，胞质很少，可见菊形团；③分化差型，介于二者之间。

目前有多种分期和危险分层标准，临床主要参照国际INSS分为4期：Ⅰ期，病灶局限于原发脏器，可完整切除，无转移；ⅡA期，肿瘤不能完整切除，无淋巴结转移；ⅡB期，肿瘤能或不能完整切除，仅有同侧淋巴结转移，无对侧淋巴结转移；Ⅲ期，肿瘤侵犯到中线对侧，不能完全切除；Ⅳ期，远处转移；ⅣS期，1岁以下儿童出现肝、皮肤和骨髓转移性病灶的单独分类，原发性肿瘤消退后，患儿的生存率达到90％。

免疫组化：NF、Syn、NSE及CgA表达为阳性。

影像学表现　影像学检查方法主要有CT与MRI平扫和增强，检查的目的是明确有无肿瘤、肿瘤的大小，以及与周围组织之间的关系。NB影像学表现主要为实性或囊实性圆形或分叶状肿块,肿瘤大时可跨中线生长,病灶小时较为局限,边界清晰,晚期浸润周围结构,边界模糊。CT 上肿瘤密度不均匀,增强呈不均匀中度强化,可见钙化、出血、坏死改变。钙化灶呈斑点状、粗大、不规则形,在 NB 发生率为 80%～90%。MRI 上病灶在 T_1WI 像呈等低信号,T_2WI 像呈等高信号影,内部信号不均匀,病灶边界不规则,增强扫描呈渐进性不均匀性明显强化。肿瘤较大时可以蔓延至肾静脉、下腔静脉与腹主动脉之间,也可引起该区域淋巴结转移,表现为多发肿块。

鉴别诊断　成人 NB 主要与以下疾病鉴别。

1. 肾上腺皮质腺癌　多见于老年患者,肿瘤体积一般＞5cm,内部密度不均匀,少有钙化。
2. 肾上腺畸胎瘤　肿瘤内常存在明显粗大的钙化和脂肪成分。
3. 嗜铬细胞瘤　圆形或椭圆形肿块,内部密度信号不均匀,增强扫描后肿瘤明显强化,典型临床表现为阵发性高血压、心悸、多汗等。

诊断启示　成人 NB 是一种较为罕见的、恶性程度较高的肿瘤,临床表现不具有特异性。影像发现肾上腺或腹膜后占位,包绕腹膜后大血管或向对侧延伸浸润,伴有囊变坏死及钙化,增强扫描不均匀强化,要考虑神经母细胞瘤的可能。

部分参考文献

[1]　石珍,宋冬梅,齐景林.成人肾上腺神经母细胞瘤 MRI 诊断 1 例[J].世界最新医学信息文摘,2019,19(33):246.
[2]　叶楚津,林富祥,刘久敏.成人肾上腺神经母细胞瘤 1 例报告并文献复习[J].现代泌尿外科杂志,2014,19(6):378-380.
[3]　朱延关,智连艺,高英,等.成人肾上腺神经母细胞瘤一例并文献复习[J].山西医药杂志,2011,40(2):172-175.
[4]　舒红,李洪飞,孙岩.成人神经母细胞瘤 4 例报告并文献复习[J].中国误诊学杂志,2012,12(1):3-4.
[5]　Louis CU,Shohet JM. Neuroblastoma:molecular pathogenesis and therapy[J]. Annu Rev Med,2015,66:49-63.

病例 69　腹膜后副神经节瘤

临床资料　女性,45 岁。间断性上腹憋胀不适半年。约半年前开始餐后出现上腹部憋胀不适,无恶心、呕吐,无胸闷、气短,无咳嗽、咳痰,无疲乏、无力等,间断口服中药(具体不详)、"奥美拉唑"等药物治疗,病情反复,无加重。否认高血压、糖尿病、高血脂病史。专科情况:腹部触诊:右上腹可触及一大小 5.0cm×7.0cm 实性包块,边界尚清,活动度差。肿瘤标记物检查未见明显异常。

影像学检查

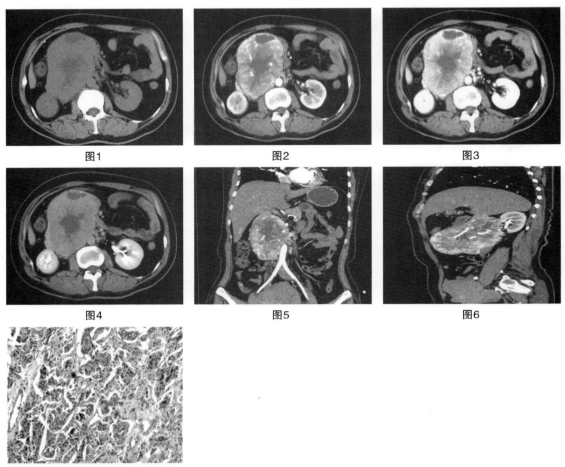

图1　　　　　　　　　图2　　　　　　　　　图3

图4　　　　　　　　　图5　　　　　　　　　图6

图7（另见彩图61）

图例说明　图 1 至图 6 分别为腹部 CT 平扫、动脉期、静脉期、延迟期、动脉期冠状位及矢状位，腹膜后偏右侧可见类椭圆形软组织肿块影，大小为 10.8cm×7.8cm×13.5cm，边界较清，密度不均匀，实性部分 CT 值约 38Hu，低密度部分 CT 值约 18Hu。动脉期肿块明显不均匀强化，内可见多发血管影，实性部分动脉期 CT 值约 107Hu，静脉期 CT 值约 122Hu，延迟期 CT 值约 82Hu，低密度区未见强化，下腔静脉受压，分界不清。周边可见扭曲的供血动脉。图 7 为病理（HE×100），胞质丰富的瘤细胞呈小巢状分布，巢周围绕梭形的支持细胞，纤细的纤维性间质内富于血管。

病理结果　肿块大小为 12cm×9.5cm×7cm，包膜完整，切面呈灰红色、局灶灰黄色，实性，质中。免疫组化：Syn（＋），CgA（＋），CD56（＋），S-100（支持细胞＋），CK（－），Vimentin（＋），Inhibin-α（－），Calcitonin（－），Ki-67（＋约 5％）。病理诊断：符合副神经节瘤。

病例分析　副神经节瘤（paraganglioma，PGL）也称肾上腺外嗜铬细胞瘤，起源于神经嵴组织的副神经节细胞，是发生于肾上腺外交感神经和副交感神经的肿瘤。发病机制不明确，有散发病例，也有与遗传性因素有关的综合征，常见的综合征有 von Hippel-Lindau（VHL）综合征和 Carney-Stratakis 综合征。肾上腺外副神经节瘤依据发生的位置可分为两种：①主动脉交感神经副神经节瘤，主要位于胸腹部和盆腔的脊椎旁交感神经链；②副交感神经副神经节瘤，常见于头颈部的化学感受器瘤、迷走神经及内脏自主神经副神经节瘤。PGL 在临床上少见，多见于青中年，文献报道发病率约为 1/30 万。临床症状与发生的部位有关，发生在交感神经链的病灶常为功能性，可分泌大量去甲肾上腺素和肾上腺素，以及微量多巴胺，患者表现为阵发性高血压、多汗、心悸及代谢紊乱等；发生于副交感神经的病灶常为无功能性，患者多无明显临床表现。10％～30％为恶性副神经节瘤，可引起淋巴结、骨、肝、肺等部位的转移。

临床病理　肿瘤体积大小不等，直径为 1～15cm，表面光滑，有一层较薄的包膜，呈棕红色，切面呈颗粒状，瘤体内可见囊变、坏死及出血等。肿瘤实质成分由主细胞和支持细胞组成。主细胞多数呈多角或卵圆形，排列紧密，细胞质丰富，内含颗粒，细胞核位于中央，圆形、椭圆形，核分裂象少见。可呈弥漫状、腺泡状或器官样排列，周围为单层排列的梭形支持细胞包绕。重铬酸钾可将胞质内大量的去甲肾上腺素和肾上腺素染色。瘤细胞周围有丰富血管网。免疫组化：主细胞均表达 CgA（＋）、Syn（＋）及 CD56（＋），支持细胞均表达 S-100（＋）。

影像学表现　CT、MRI 及核医学成像的目的是明确肿瘤位置和性质，与腹膜后脏器和血管结构的关系，有无多发副神经节瘤或转移灶。主要的影像学表现：功能性副神经节瘤与非功能性副神经节瘤在分布上有一定的区别，前者多分布于腹膜后、纵隔、膀胱等，后者多位于颈动脉体、颈静脉球体，也可见于腹膜后、主动脉体、迷走神经体等部位；形态多样，可表现为类圆形、卵圆形、分叶状，CT 平扫呈稍低或稍高密度，密度多不均匀，与瘤体易发生囊变、坏死及出血有关，且囊变坏死区多分布于外周，钙化少见，增强后实质部分呈中度或明显强化，强化模式多为快进快出或持续强化。这与副神经节瘤的病理特征有关，PGL 内有粗大的滋养血管，病灶内及周边可见明显血管影，内含丰富的毛细血管网，且微循环不稳定，易导致自发性出血，出现液平面。钙化可发生于所有神经源性肿瘤，PGL 钙化发生率约为 15％，表现为小斑点状或片状。肿瘤在 T_1WI 上为中等不均匀信号，在 T_2WI 上表现为不均匀高信号，内可见低信号血管流空影，其余肿瘤分布、形态、强化方式等特征与 CT 表现相似。SPECT 和 PET/CT 在肿瘤的诊断、位置和转移灶及疗效的判断上都有价值，主要表现为放射示踪剂的明显摄取。

鉴别诊断　腹膜后副神经节瘤需要与以下疾病进行鉴别。

1. 神经鞘瘤　为起源于外周神经鞘施万（Schwann）细胞的肿瘤，后多位于脊柱旁，其密度较低，易发生囊变，囊变区多位于中心，增强后多为轻度、渐进性不均匀强化。

2. 神经纤维瘤　边缘多不整齐，多为均匀的等密度，CT 表现为密度与同侧肌肉相似，MRI 表现为 T_1WI 信号低于肌肉的肿块，T_2WI 为等或稍高信号，增强后强化多不明显。

3. 腹膜后纤维瘤　肿瘤有包膜，边界清，CT 上密度与肌肉相类似，MRI 表现为 T_1WI 信号与肌肉相似，T_2WI 肿瘤信号为等或略高信号，瘤体内可见囊变坏死，肿瘤组织多为轻度强化。

诊断启示　临床表现有阵发性高血压、头痛、心悸等症状，实验室检查出过量释放的儿茶酚胺或代谢物，同时发现腹膜后软组织肿块，密度不均匀，囊变坏死分布于外周，增强呈快进快出或持续性明显强化，应考虑副神经节瘤的可能。

部分参考文献

［1］　卢瞳,居胜红.腹膜后副神经节瘤的影像学诊断与鉴别诊断［J］.中华放射学杂志,2020,54（10）：

1033-1037.

[2] Shen Y, Zhong Y, Wang H, et al. MR imaging features of benign retroperitoneal paragangliomas and schwannomas[J]. Bmc Neurology, 2018, 18(1): 1.

[3] 吴丽兰, 陈晓姗, 钟莲婷, 等. 腹膜后典型及不典型副神经节瘤 MSCT 表现及鉴别诊断[J]. 放射学实践, 2021, 36(7): 899-904.

[4] Baez J C, Jagannathan J P, Krajewski K, et al. Pheochromocytoma and paraganglioma: imaging characteristics[J]. Cancer Imaging, 2012, 12: 153-162.

[5] 高海成, 肖萌萌, 李文杰, 等. 原发性腹膜后副神经节瘤的临床病理特征及外科治疗[J]. 中华普通外科杂志, 2020, 35(06): 446-448.

病例 70　　腹膜后神经鞘瘤

临床资料　　男性, 69 岁。无明显诱因出现食欲缺乏 1 个月余, 食量较前明显减少, 减少约 1/2, 伴乏力, 偶有反酸、胃灼热, 有干呕, 无恶心、呕吐, 无腹痛、腹胀。查体: 心、肺未见明显异常。全腹平软, 无压痛及反跳痛, 肠鸣音正常。行腹部彩超提示: 胰尾部囊实性包块, 性质待定。实验室检查: 血常规、肿瘤标记物正常。

影像学检查

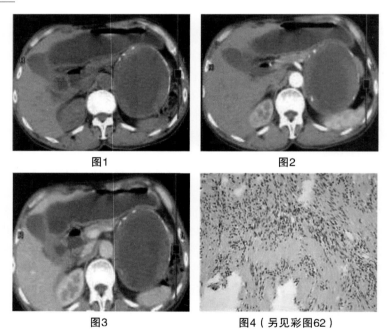

图1　　　　　　　　　　图2

图3　　　　　　　　　　图4（另见彩图62）

图例说明　　图 1 至图 3 分别为腹部 CT 轴位平扫、动脉期、门脉期, 左侧腹膜后区类圆形囊实性密度影, 大小为 12cm×11cm, 病灶中央为大片低密度影, CT 值约 15Hu, 周边为不规则的软组织密度影, CT 值约 35Hu, 伴周围弧形钙化影, 边界清。增强扫描实性部分, 动脉期无明显强化, CT 值约 37Hu, 门脉期延迟强化, CT 值约 46Hu, 低密度区未见明显强化。胃、胰腺及左肾呈受压改变。图 4 为病理(HE×100),梭形细胞无明显异型,可见栅栏状结构。

病理结果　腹膜后肿块大小为 13cm×14cm×8cm,包膜完整,切面囊性,囊内含淡黄色液体,内外壁均光滑,壁间被覆灰黄色凝固物,壁厚 0.2~3.5cm,局部可见一结节,突出壁外。镜下肿物外周为厚的纤维组织玻璃样变性伴钙化,可见淋巴细胞浸润,内为大量凝固性坏死组织,局部残留极少许退变细胞,有异型,可见梭形细胞区域,细胞无明显异型,见栅栏状结构。诊断:符合神经鞘瘤坏死伴囊性变。

病例分析　神经鞘瘤,又称为施万细胞瘤或雪旺细胞瘤,起源于周围神经鞘的施万(Schwann)细胞。大多数神经鞘瘤为良性肿瘤,恶性少见(仅为 1.2%),常见于头、颈部和四肢屈肌表面的周围神经纤维,腹膜后少见,0.3%~3.0%,占所有腹膜后肿瘤的 0.5%~1.2%。多发于 20-50 岁人群,男女发病率相近。腹膜后神经鞘瘤(retroperitoneal schwannoma,RPS)大多是偶然发现的,因为病灶较小时多没有症状,所以这些肿瘤通常在引起临床症状之前变得非常大,而所引起的症状是非特异性的,包括不明确的腹痛、局部钝痛和腹胀不适等。

临床病理　发生于腹膜后的神经鞘瘤多位于肾周、脊柱旁和骶前等神经干走行区,肿物体积一般较大。大体标本上肿瘤呈圆形、椭圆形或哑铃状,有完整的包膜,质韧,可囊变,囊壁厚薄不均匀,切面灰白、淡黄相间,中央可见淡黄色的囊液、坏死、出血和钙化。神经鞘瘤镜下由 Antoni A 区和 Antoni B 区按照不同的比例构成。Antoni A 区由较密集的梭形细胞组成,梭形细胞核仁小,胞界不清。细胞呈栅栏状、螺旋状或漩涡状排列,另外可见 Verocay 小体,不易囊变。Antoni B 区瘤细胞成分少,稀疏,排列无序,胞质突起呈网状排列形成微小囊腔。体积较大时肿瘤间质成分可见玻璃样变、囊变、出血和钙化。肿瘤内的血管多为走行扭曲的厚壁血管。腹膜后神经鞘瘤病理上多以 Antoni B 区为主。免疫组化检查肿瘤细胞 S-100、波形蛋白(Vimentin)呈阳性,酪氨激酶受体(CD117)、DOG-1、肌特异性肌动蛋白(SMA)、结蛋白(Desmin)常呈阴性。

影像学表现　目前临床对于腹膜后神经鞘瘤常用的影像检查包括 CT 和 MRI。腹膜后神经鞘瘤形态学上多呈圆形、椭圆形或哑铃状。组织学上因 Antoni A 区和 Antoni B 区构成的比例不同,影像学表现存在差异,腹膜后神经鞘瘤病理上多以 Antoni B 区为主,故 CT 平扫多为不均匀低密度,部分病灶内可见分隔,囊壁可厚薄不均匀,可伴有高密度弧形或结节样钙化。MR 平扫肿瘤表现为 T_1WI 低信号,T_2WI 不均匀高信号,细胞排列疏散,核仁小,DWI 像水分子扩散不受限表现为等信号。腹膜后神经鞘瘤增强后表现为不均匀多房分隔的蜂窝状、厚壁囊状延迟强化,主要与肿瘤的血管多为走行扭曲的厚壁血管有关。肿瘤常发生囊变、坏死、出血,形成该病理特点一方面可能是因为 Antoni B 区透明样变的血管容易导致其缺血、出血和退变,另一方面可能是因为 Antoni A 区生长活跃的细胞,对 Antoni B 区血液供应产生虹吸效应,容易引起 Antoni B 区因缺血产生坏死、囊变。当出现多发、形态不规则,囊变显著,伴或不伴出血,侵犯周围组织及淋巴结转移时,应怀疑肿瘤有恶变的可能。

鉴别诊断　腹膜后神经鞘瘤需要与其他神经源性肿瘤和间质来源的恶性肿瘤鉴别。

1. 节细胞神经瘤　腹膜后均匀软组织密度肿块,质软,形态不规则,多对邻近结构进行包绕,轻度强化。

2. 副神经节瘤　分功能性与非功能性。功能性,可分泌儿茶酚胺,出现高血压、心悸等,腹主动脉旁分叶状结节,稍低或稍高密度肿块,内可见坏死区,环状强化;恶变者,囊变显著。

3. 恶性纤维组织细胞瘤　腹膜后单发结节状不均匀软组织密度肿块,内可见低密度坏死区,不均匀强化。

4. 平滑肌肉瘤 多位于左上腹膜后区,分叶状、不规则状低密度肿块,密度不均匀,可见囊变、坏死区,增强扫描边缘及内部不均匀强化。

诊断启示 腹膜后神经鞘瘤临床表现不典型,应尽早行影像学检查,发现腹膜后存在较大囊实性肿块,增强后表现为不均匀多房分隔的蜂窝状、厚壁囊状延迟强化,应考虑神经鞘瘤的可能。

部分参考文献

[1] Chao Gao,Feng-Chi Zhu,Bo-zhao Ma,et al. A rare case of giant retroperitoneal[J]. Journal of International Medical Research,2020,49(9):1-7.

[2] Kay Tai,Choy,Kaushik,et al. Retroperitoneal schwannoma masquerading as an ovarian cyst[J]. ANZ Journal of Surgery,2020,90(9):1820-1822.

[3] 王刚.多层螺旋CT平扫及三期动态增强扫描对腹膜后神经鞘瘤的诊断价值研究[J].中国CT和MRI杂志,2018,16(3):111-113.

[4] 陈玲,周运锋,吴琛,等.不同部位周围神经鞘瘤的CT/MRI表现分析[J].磁共振成像,2020,11(2):145-148.

[5] 宣然,曹先东.腹膜后神经鞘瘤29例诊治研究[J].安徽医药,2018,22(7):1339-1342.

病例71 腹部平滑肌肉瘤

临床资料 男性,46岁。约10天前无明确诱因出现下腹部憋胀,呈持续性,可耐受,无腹痛,无恶心、呕吐,无肛门停止排气、排便,无尿频、尿急、尿痛,无腰背部疼痛。近日患者渐感食欲下降,饭量减少约1/2,伴排便困难,肛门有排气。专科情况:腹部触诊无腹肌紧张,下腹部可触及一实性肿块,大小为15cm×10cm,质地硬,边界清楚,活动度差,压痛阴性。实验室检查:CA 125 92.60U/ml(参考值0~35U/ml)。

影像学检查

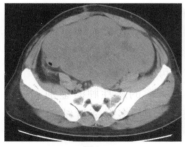
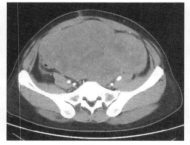
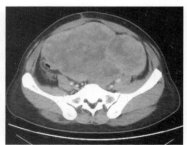

图1　　　　　　　　　　图2　　　　　　　　　　图3

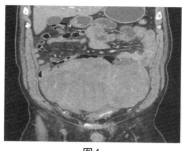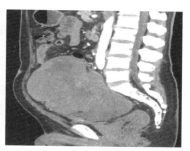

图4　　　　　　　　　　　　　　　　　图5

图例说明　图1至图5分别为下腹盆腔CT平扫及动脉期、静脉期、动脉期冠状位与矢状位，腹盆腔内可见巨大不规则形软组织肿块影（多个结节融合），密度不均匀，大小为13.3cm×21.3cm×17.7cm，实性部分平扫CT值约44Hu，动脉期及静脉期CT值分别约55Hu、66Hu。动脉期内肿块内可见多发细小血管影，肿块推挤压迫邻近肠管。

病理结果　腹盆腔多结节肿块1个，大小为24cm×19.5cm×12cm，包膜完整，切面呈灰白色，部分区域灰红色，部分灰红、灰黄色，切面灰白色区域实性、质中，灰黄色区域质软。镜下可见弥漫分布梭形细胞，细胞伴有中-重度异型，核分裂象≥10/10HP。免疫组化：Vimentin（弱＋），Desmin（弱＋），SMA（＋），S-100（－），MDM2（＋），CDK4（－），Ki-67（＋约80％），CD34（－），CD117（－），DOG-1（－）。病理诊断：平滑肌肉瘤。

病例分析　腹部平滑肌肉瘤（leiomyosarcoma，LMS）是起源于泌尿生殖系统、胃肠道及腹膜后等部位少见的一种软组织肉瘤，发病率较低，占所有软组织肉瘤的5％～10％。平滑肌肉瘤病因不明，可能与病毒感染或染色体13q14、q21的丢失有关，其组织来源于平滑肌细胞或具有向平滑肌细胞分化潜能的间叶细胞。腹膜后平滑肌肉瘤发病率仅次于脂肪肉瘤，居腹膜后原发肿瘤的第2位，约为20％。依据肿瘤的生长方式，腹膜后平滑肌肉瘤又可分为血管外生长型、血管内外生长型和血管内生长型。好发于中老年人，40－70岁常见，女性多于男性。腹腔内及腹膜后LMS临床症状不典型，出现症状时肿瘤多较大，一般表现为腹痛、腹部包块、恶性呕吐、体重下降、下肢水肿等。

临床病理　大体标本形状不规则，切面呈灰白、灰黄色，质韧，呈编织状，有明显出血、坏死及囊变区域。光镜下见肿瘤组织主要由密集的梭形细胞组成，呈束状或旋涡状排列，核浆比例大，细胞呈轻中度异型性，可见核分裂象。常用的免疫组化指标SMA、Vimentin、Desmin及h-Caldesmo表达为阳性。平滑肌肉瘤恶性程度高，生长快，易发生肺、肝等多器官转移。

影像学表现

1. CT　平滑肌肉瘤可发生于腹腔内及腹膜后任何部位的平滑肌组织，表现为体积较大的分叶状软组织肿块，密度不均匀，多数肿块有较大范围的出血、囊变坏死区，钙化罕见，对周围的器官多为推挤压迫，部分亦可侵犯。增强后肿瘤的实性部分持续性强化，强化程度高于同层肌肉组织，部分肿瘤动脉期时可见粗细不等的血管影，提示为供血动脉，多来自邻近的动脉大血管。平滑肌肉瘤周围微血管和肿瘤细胞密度高于中央局域，肿瘤内部存在发育不全的滋养动脉，血管内皮不完整和纤维化等原因造成边缘强化较中心强化明显，实性部分延迟强化的特点，具有一定的特异性。

2. MRI　表现为腹腔内及腹膜后较大的分叶状软组织肿块，实性部分T_1WI为等或低信号，T_2WI 为等或稍高信号，DWI 序列为高信号，这可能与肿瘤细胞排列紧密，核浆比较大有关；坏死囊变部分 T_1WI 为低信号，T_2WI 为高信号；伴出血时 T_1WI 为高信号；增强方式与 CT 相似，为持续性强化。

鉴别诊断　腹腔内平滑肌肉瘤需要与以下疾病进行鉴别。

1. 脂肪肉瘤　临床上多表现为无痛性逐渐增大的肿块，肿瘤内见脂肪成分时容易鉴别；缺乏脂肪成分时较难鉴别，但脂肪肉瘤坏死囊变范围相对小，且钙化较 LMS 多见。

2. 淋巴瘤　表现为多发结节或肿块，边界清，肿瘤有明显的融合倾向，囊变坏死、出血少见，且范围较小，增强后均匀轻度强化，对邻近血管仅包绕或挤压，呈"血管漂浮"征。

3. 恶性纤维组织细胞瘤　又称多形性肉瘤，多见于老年人，表现为分叶状软组织肿块，密度极不均匀，囊变坏死较 LMS 显著，增强后实性部分强化程度较 LMS 明显。

4. 神经鞘瘤　表现为密度较低的肿块，密度不均匀，坏死囊变常见，边界清，不侵犯邻近器官，增强扫描呈轻度强化。

诊断启示　中老年女性，临床表现为腹痛、腹部包块，影像表现为腹腔内及腹膜后较大的不规则软组织肿块，囊变坏死明显，增强后实性部分持续强化，应考虑 LMS 的可能。

部分参考文献

[1]　Sassa N. Retroperitoneal tumors：Review of diagnosis and management[J]. Int J Urol，2020，27（12）：1058-1070.

[2]　van Houdt WJ，Zaidi S，Messiou C，et al. Treatment of retroperitoneal sarcoma：current standards and new developments[J]. Curr Opin Oncol，2017，29（4）：260-267.

[3]　陈菁华，陈启晨，赵建军，等. 腹膜后平滑肌肉瘤的临床诊治特点分析（附 26 例报告）[J]. 中国医刊，2021，56（5）：492-496.

[4]　张琰琰，王亚丽，王翠薇，等. 原发性腹膜后平滑肌肉瘤的影像表现[J]. 医学影像学杂志，2021，31（8）1372-1375.

[5]　邵世虎，吴志远，王忠敏，等. 腹膜后平滑肌肉瘤 CT、MRI 诊断与病理对比分析[J]. 中国医学计算机成像杂志，2018，24（3）：224-228.

病例 72　腹膜后弥漫性大 B 细胞淋巴瘤

临床资料　女性，71 岁。左下腹部无明显诱因疼痛 10 天，无恶心、呕吐，无发热等不适，无尿急、尿痛及肉眼血尿。查体：双肾区无隆起，无触痛；双侧输尿管走行区无压痛；耻骨上膀胱区无充盈，无触痛。外阴发育正常，尿道外口无异常分泌物。实验室检查：术前 9 项（化学发光），梅毒特异性抗体有反应 S/CO，梅毒非特异性抗体测定有反应（1∶2）。

影像学检查

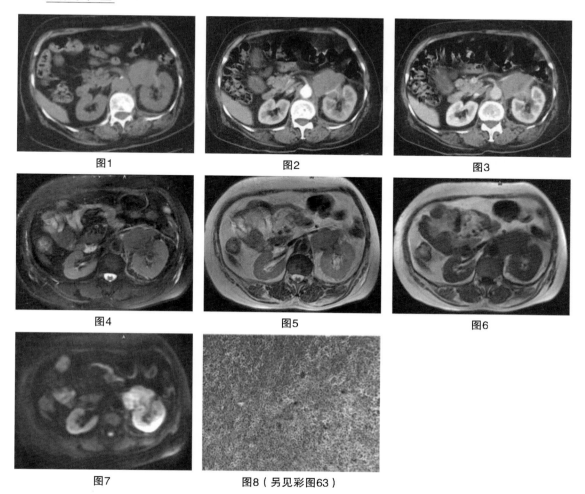

图1　　　　　　　　　图2　　　　　　　　　图3

图4　　　　　　　　　图5　　　　　　　　　图6

图7　　　　　　　图8（另见彩图63）

图例说明　图1至图3分别为CT平扫、动脉期、静脉期,腹主动脉左侧肾门区不规则分叶状软组织肿块,CT值为37～45Hu,边缘毛糙,密度不均匀,内有斑片状稍低密度区;动脉期肿块呈中等强化,CT值约67Hu,强化程度略高于同层肌肉组织,中央可见斑片状低密度无强化区,侵犯肾门,包绕动脉,呈"夹心面包"样改变,左肾前筋膜不规则增厚、强化,病灶与腹主动脉之间的脂肪间隙模糊不清;静脉期示肿块持续强化,CT值约70Hu,中央可见斑片状低密度依然无强化,左肾静脉受压前移、变细,且与肿块分界不清。图4至图6分别为T_2WI抑脂序列、T_2WI、T_1WI,肿块为长T_1、长T_2稍高信号,略高于同层肌肉组织,近肾门侧见分叉样血管流空信号,左侧肾前筋膜及肾周筋膜不规则增厚,呈条状高信号。病灶前方左肾静脉受压前移、变细。图7为DWI轴位,肿块为高信号,肾周筋膜增厚为稍高信号,肾周脂肪间隙毛糙见短条状稍高信号。图8为病理(HE×100),弥漫分布的大淋巴细胞,其间散在分布少量小淋巴细胞。

病理结果　左肾大小为10.5cm×4.5cm×4.0cm,脂肪囊及被膜易剥离,肾门处见一肿物,大小7.5cm×4.5cm×4.0cm,切面呈灰白、灰红色、实性、质中。镜下见中等至大淋巴细胞弥漫性增生,胞体大,胞质少,胞核圆,核仁可见,大细胞间散在分布少量小淋巴细胞,瘤细胞未侵及肾盂、肾窦、肾周脂肪、输尿管断端、肾上腺及周围肾。免疫组化:CK7(−),CK(−),Vimentin(+),CD10(+),CD20(+),CD3(−),Bcl-6(−),MUM-1(−),TFE3(−),Syn(−),CD56(−),Ki-67(+约70%)。诊断:弥漫大B细胞淋巴瘤(GCB型)。

病例分析 弥漫性大B细胞淋巴瘤(diffuse large B cell lymphoma,DLBCL)依据形态学、分子及免疫表型又分为多个亚型,但这些亚型的临床生物学意义尚不确定,因此称非特指弥漫性大B细胞淋巴瘤。弥漫性大B细胞淋巴瘤是非霍奇金淋巴瘤最常见的类型,占30%～40%。DLBCL是一种侵袭性淋巴瘤,任何年龄段均可发病,中位年龄为64岁。自身免疫性疾病、人类免疫缺陷病毒(HIV)感染、丙型肝炎病毒等是其发病的危险因素。DLBCL是最常见的节外淋巴瘤,胃肠道是其最好发的部位,也可累及中枢神经系统、鼻腔和鼻窦、颈部、乳腺、肺、肝、脾、腹膜后和生殖器官。临床症状与发生部位有关,主要因为淋巴瘤造成压迫或浸润邻近组织器官,如胸痛、咳嗽、上腔静脉综合征、腹痛、肾积水等。非特异性症状主要为发热、盗汗和体重减轻。

临床病理 DLBCL组织切面呈鱼肉状。镜下正常的组织结构破坏,被增生的中到大淋巴瘤细胞浸润取代,淋巴瘤细胞成分单一,排列紧密,很少发生坏死。DLBCL依据形态学分为中心母细胞变型、免疫母细胞变型、间变细胞变型及少见形态。依据分子表达分为生发中心B细胞型和非生发中心B细胞型。免疫组化:B细胞可表达CD10,Bcl-6,MUM-1,Ki-67指数可达40%～90%。

影像学表现 尽管PET/CT在淋巴瘤的诊断、分期、疗效评价中有着无可替代的价值,但因设备的局限性,在临床中的应用受到限制。目前主要的影像学检查技术包括超声、CT及MRI。DLBCL依据侵犯部位的不同,其影像学表现不一,大致可分为以下4种。

1. 累及浅表淋巴结(颈部、腋窝和腹股沟)或纵隔、后腹膜区等淋巴结和节外非脏器组织 表现为多发淋巴结增大或实性肿块、可有融合,边缘清楚,多为均质性肿块。CT上表现为软组织密度影,等或略高于同层的肌肉组织。MRI上表现为等-稍长 T_1 信号,等-稍长 T_2 信号,抑脂序列为略高信号,DWI为高信号,ADC为低信号。不过有学者认为当肿瘤压迫或侵犯淋巴导致淋巴结的供血动脉闭塞,同时肿瘤侵犯淋巴窦导致淋巴回流受阻,使淋巴结的双重循环均被阻断,可引起淋巴结的广泛中央坏死;快速生长亦可引起淋巴结的中心部分血供不足,从而发生坏死。坏死在CT上表现为低密度影,MRI上为长 T_1、长 T_2 信号,DWI为低信号。DLBCL对周围组织结构侵犯以压迫或包绕为主,破坏少见。病灶实质部分增强后呈轻中度强化,密度可略高于同层肌肉密度,中央有坏死区时,坏死部分不强化,坏死面积较大者可表现为环形强化。

2. 累及中枢神经系统 DLBCL占原发中枢神经系统淋巴瘤的90%以上,通常累及脑实质、垂体、脑神经、软脑膜、脊髓。在MRI上,由于核浆比高和淋巴细胞致密排列,病变在 T_1WI 像上为低-等信号,在 T_2WI 像上呈等信号,DWI序列弥散明显受限,病灶呈高信号,MRS上可出现较大的LIP峰。周围有中度血管源性水肿。增强扫描病灶呈均匀中度到明显的增强,形态上部分呈"握拳"征、"缺口"征、"尖角"征。

3. 累及胃肠道 DLBCL是成年人胃肠道原发淋巴瘤中最常见的亚型,占38%～57%,影像学表现为胃肠壁环状明显增厚,因累及肠壁的自主神经呈动脉瘤样扩张,可有溃疡、空洞及穿孔发生,很少发生肠梗阻。

4. 累及实质脏器　肝、脾、肾等脏器受累时影像学可表现为多发、单发结节或肿块影,均匀低密度,无坏死、囊变和钙化,增强扫描呈轻中度强化。受累脏器体积可增大,其内血管包埋,增强扫描呈"血管漂浮"征,周边可见增大的淋巴结。

鉴别诊断　腹膜后 DLBCL 发病率低,文献资料仅限于个案报道,在诊断时需要与以下疾病鉴别。

1. 腹腔转移瘤　有原发肿瘤病史,如肝癌、胆囊癌、胆管细胞癌、胃癌、结肠癌、卵巢癌等,多发且较少环形强化,腹水多见。病灶分布与原发灶淋巴引流途径有关,转移瘤多发,常簇样聚集,边界不清,但病灶相互融合较少,而淋巴瘤易融合聚集成更大的肿块;转移瘤病灶很小时即可发生坏死,而淋巴瘤较小时密度多均质,只有病灶很大血供不均匀或循环受阻时才会发生坏死,可供鉴别。转移瘤的强化特点往往与原发灶相似,强化特点多样,而淋巴瘤常表现为均匀轻-中度强化。

2. 平滑肌肉瘤　临床表现主要为腹部肿块,伴或不伴腹痛,常单发,体积较大,形态多为圆形或类圆形,体积巨大时可不规则,肿瘤常发生坏死、囊变和出血,偶可见钙化,密度多不均匀,增强为不均匀强化。淋巴瘤密度多均匀,不易发生坏死囊变。

3. 淋巴结核　多继发于肺结核,表现为腹膜后区多发增大的淋巴结,密度不均匀,边界不清,因中央为干酪样坏死物质增强后为环形强化,部分淋巴结密度较高或钙化。

诊断启示　腹膜后区、髂血管旁、腹股沟区多发软组织结节,部分有融合,密度多均匀,可包绕邻近血管,轻-中度强化,应考虑 DLBCL 的可能。

部分参考文献

[1] Hina JS,Abhishek RK,Jyothi PJ,et al. Diffuse Large B-Cell Lymphoma in the Era of Precision Oncology:How Imaging Is Helpful[J]. Korean J Radiol,2017,18(1):54-70.

[2] 赵强,王杏,孙君,等.艾滋病相关腹部淋巴瘤的 CT 表现及病理分析[J].放射学实践,2019,34(5):535-539.

[3] Yang L,Stefan KB. Diffuse large B-cell lymphoma:2019 update on diagnosis,risk stratification,and treatment[J]. Am J Hematol,2019,94:604-616.

[4] 郑璇,雷志毅,王玥瑶,等.腹部非霍奇金淋巴瘤 CT 增强表现与病理分级关系的探讨[J].临床放射学杂志,2017,36(3):360-363.

病例 73　腹膜后腺泡状软组织肉瘤

临床资料　男性,50 岁。2 周前腹痛行腹部 CT 检查发现腹腔肿物,无腹胀,无恶心、呕吐,无发热,无尿急、尿痛,无血尿,无咳嗽、咳痰,无心慌、胸闷等症状。患者近期精神、饮食好,大小便正常,体重无明显改变,查体:腹软平坦,左上腹可触及包块,大小不能完全触及,无触痛,全腹无压痛、反跳痛,肝肾区无叩痛,移动性浊音阴性,肠鸣音正常。实验室检查:肿瘤标记物阴性。

影像学检查

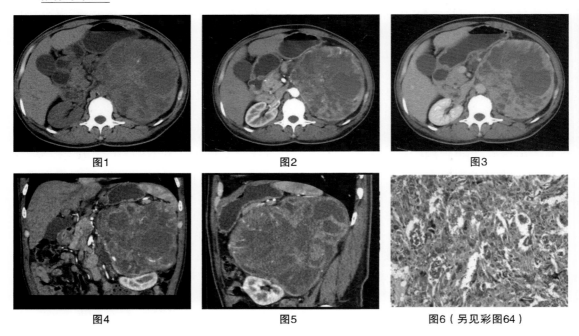

图1　　　　　　　　　　图2　　　　　　　　　　图3

图4　　　　　　　　　　图5　　　　　　　　图6（另见彩图64）

图例说明　图1至图5分别为上腹部CT平扫、动脉期、静脉期轴位及动脉期冠状位、矢状位,左侧腹膜后见巨大囊实性肿块,呈多房状改变,大小为16.1cm×13.1cm×16.8cm,病灶边界尚清,左侧肾上腺结构未见,相邻肾受压向下移位。病灶密度不均匀,平扫CT值10~77Hu,增强扫描实性成分明显强化,CT值约53Hu,内有丰富的供血动脉,静脉期延迟强化,CT值约72Hu,囊性部分未见明显强化。平扫病灶内可见点状钙化灶。图6为病理(HE×200),瘤细胞呈腺泡状排列,细胞核大、深染,部分呈瘤巨细胞,核分裂象易见。

病理结果　术中所见:肿瘤直径约15cm,位于左侧腹膜后,与左侧肾上腺关系密切,左肾压迫下移,肿瘤包膜光滑完整。大体标本:腹膜后灰红、灰白色肿物,大小为15cm×15cm×13cm,切面囊实性,多房,呈灰红、灰黄色,囊腔直径为0.7~7cm,内为血性液体。镜下见瘤细胞浸润性生长,大部分呈腺泡状排列,细胞核大、深染,部分呈瘤巨细胞,核分裂象易见。免疫组化:CD117(＋)、CD31(血管＋)、CD68(－)、CK(－)、Desmin(－)、EMA(－)、EGFR(－)、F8因子(血管＋)、HMB45(－)、Ki-67(＋约20％)、MDM2(－)、Myo-D1(＋)、NF(－)、p53(－)、S-100(灶＋)、SMA(血管＋)、CD30(－)、Vimentin(＋)、CD99(－);特殊染色结果:PSA(－)。诊断:(腹膜后)间叶来源的恶性肿瘤,免疫组化支持腺泡状软组织肉瘤。

病例分析　腺泡状软组织肉瘤(alveolar soft part sarcoma,ASPS)是一种软组织肉瘤的罕见亚型,发病率不足所有软组织肉瘤的1％。在WHO 2013年第4版软组织肿瘤新分类中被划分为不能确定分化的恶性肿瘤。ASPS组织来源尚不清楚,有上皮源性、神经源性及肌源性学说,多项研究支持肌源性学说。因肿瘤也表达神经元性标志物,如S-100和NSE,所以ASPS起源仍然没有最终定论,还需进一步研究。ASPS的发病机制尚不清楚,放射线、遗传因子和化学性致癌物质是该病发生的危险因素。现有的细胞遗传学研究认为ASPS有特异性、非平衡染色体易位t(X;17)(p11.2;q25),诱导位于Xp11.2位点的*TFE3*基因和位于17q25

上的 *ASPSCR*1 基因融合,导致 *TFE3* 过表达,影响下游靶基因的调控及蛋白质的相互作用,与肿瘤发生密切相关。ASPS 多见于 15—35 岁的青年,女性略多,多发生于四肢深部软组织,儿童和婴儿多发生于头颈部,腹膜后、盆腔及胸部等部位少见。临床表现为无痛性肿块,生长缓慢,病程长,肿瘤组织血供丰富,极易发生脑和肺的转移。

临床病理 ASPS 多位于深部软组织,发现时肿瘤体积多较大。大体标本切面呈灰白、灰红黄色,实性成分质地细腻呈鱼肉状,常见囊变、坏死、出血,部分存在钙化灶,肿瘤包膜一般不完整。镜下:儿童肿瘤细胞常呈体积较小、一致的实性片状和梁状结构,成人癌细胞呈腺泡状或器官样结构松散排列,肿瘤细胞巢由薄厚不均纤维血管分隔,分隔内血管丰富,可见扩张的静脉。肿瘤细胞通常具有上皮样外观,大小均匀,呈圆形或多边形,边界清晰。细胞质丰富,嗜酸性;细胞核中央有一个突出的核仁,核分裂象多少不一。周边血管常见侵犯,表现为血管内癌栓,是肿瘤早期发生转移的主要原因。免疫组化:Myo-D1、TFE3、Desmin、CD68 等常表达为阳性,CK、CgA、HMB-45 均表达为阴性。

影像学表现 ASPS 常用的影像学检查方法是 CT 和 MRI,主要的影像学特征为如下。

1. CT 显示肿瘤多巨大,形态不规则的囊实性软组织肿块,边界清,囊性部分占比较大,囊与囊之间多有纤维分隔呈多房状,分隔可见实性结节;增强扫描呈明显不均匀强化,以周边强化为主,其内可见增粗、纡曲的血管影。

2. MRI 软组织分辨率高,能较好反映肿瘤的组织学改变。肿瘤在 T_1WI 像常表现为等高信号,高信号与肿瘤间隔血管丰富有关,肿瘤血管内存在血栓或血流过于缓慢时,红细胞破裂,顺磁性物质形成,T_1WI 表现为高信号;如肿瘤内含有大量纤维组织时则表现为等信号。T_2WI 像肿瘤内部信号不均匀,与肿瘤内组织出血、坏死、瘢痕形成等因素有关,囊变坏死表现为高信号,陈旧性出血和瘢痕组织为低信号,肿瘤血供丰富,瘤内及周围可见多发流空信号影。T_2 脂肪抑制序列肿瘤周围常见软组织水肿,可能与瘤体对周围血管、淋巴管压迫或侵犯,造成循环障碍有关。增强扫描肿瘤明显不均匀强化。

鉴别诊断 ASPS 需要与下列肿瘤进行鉴别。

1. 脂肪肉瘤 影像学表现与脂肪组织分化有关,分化较好的肿瘤,瘤内可见脂肪结构,与 ASPS 较好鉴别;分化差时,瘤内脂肪影像难以分辨,二者鉴别困难。

2. 平滑肌肉瘤 同样可表现为不规则巨大软组织肿块,瘤内易发生坏死囊变,强化不均匀,但不具备特征性瘤内和瘤周流空血管影,可以和 ASPS 区分。

3. 血管肉瘤 主要为畸形的血管团,CT 平扫为软组织密度肿块,增强后明显强化,表现为早出晚归的特征,血管肉瘤内常可见圆形钙化结节。

诊断启示 临床中青少年患者发现无症状深部软组织肿瘤,影像学 T_1WI 呈等或高信号、T_2WI 呈混杂信号,内部明显囊变,肿瘤内外多发粗大纡曲血管影时,应考虑腺泡状软组织肉瘤的可能。

部分参考文献

[1] Fletcher CDM, Bridge JA, Hogendoorn PCW, et al. World Health Organization classification of tumours. Pathology and genetics of soft tissue and bone[M]. Lyon:IARC Press,2013:10-238.

[2] Paoluzzi L, Maki R G. Diagnosis, prognosis, and treatment of alveolar soft-part sarcoma:a review[J]. JA-

MA Oncol,2019,5(2):254-260.

[3] 马丽莉,克祯彧,杨守京.脑和肺内为首发的原发性腺泡状软组织肉瘤二例[J].中华病理学杂志,2021,50(3):262-264.

[4] 闫文天,黄雨晨,陈洪春,等.儿童和成人腺泡状软组织肉瘤的临床病理学特征[J].临床与实验病理学杂志,2021,37(5):551-554.

[5] 秦颢诚,于明,刘燕,等.后腹膜腺泡状软组织肉瘤转移1例[J].中国医学影像学杂志,2022,30(2):164-166.

病例 74 嗜酸细胞性胃肠炎

临床资料　女性,16岁。间断腹痛伴恶心、呕吐8年,再发1个月。8年前无明显诱因出现腹痛,为上腹及脐周持续性绞痛,阵发性加剧,伴恶心、呕吐。多次就诊,给予"糖皮质激素"治疗后症状缓解,此后每年4月症状发作1次,给予口服"泼尼松"后可缓解。近2年每年4月初及9月初发作2次。病程中患者神志清,精神差,饮食差,睡眠可,大小便正常,近期体重无明显增减。查体:腹式呼吸正常,未见胃型,未见肠型,未见蠕动波,未见手术瘢痕,脐正常,无疝。无腹肌紧张,上腹及脐周压痛阳性,未及反跳痛,未及液波震颤,未及振水声。实验室检查:白细胞(WBC)14.96×10⁹/L,中性粒细胞比率(NEUT%)45.20%(参考值50%～70%),淋巴细胞比率(LYM)11.80%(参考值20%～40%),嗜酸细胞比率(EO%)39.30%(参考值0.5%～5%),嗜酸性粒细胞数:5.88×10⁹/L[参考值(0.02～0.5)×10⁹/L]。

影像学检查

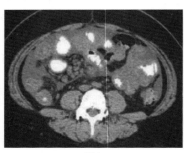 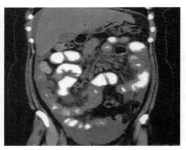

图1　　　　　　　　　　　　　　　图2

图例说明　图1和图2分别为轴位、冠状位CT平扫。空回肠弥漫性肠壁增厚,肠壁内缘不光整,肠腔缩小,肠壁外缘毛糙,周围肠系膜模糊不清,并可见多发增大淋巴结。

病理结果　肠壁固有膜内见嗜酸性粒细胞浸润,考虑为嗜酸细胞性胃肠炎。

病例分析　嗜酸细胞性胃肠炎(eosinophilic gastroenteritis,EG)是一种临床少见病,特点是嗜酸性粒细胞局限性或弥漫性浸润胃肠组织,具有一定复发性、自限性。在有过敏史的患者中多见,发病年龄3—50岁,发病率约为8.4/10万,男性发病率高,男女比例约3:2。病变自食管至结肠均可累及,但以胃窦部和近端小肠最常见。EG的发病机制尚不明确,临床常用的诊断标准为Talley诊断标准:①存在恶心、呕吐、腹痛、便血等消化道症状;②活检病理显示从食管到结肠的胃肠道有 1 个或 1 个以上部位的嗜酸性粒细胞浸润或腹水中有嗜酸性粒细胞增多（≥20 个/HPF）；③除外寄生虫感染和胃肠道以外嗜酸性粒细胞增多的疾病，如结缔组织病、嗜酸性粒细胞增多症、克罗恩病、淋巴瘤、原发性淀粉样变性、肿瘤等。常见临床表现有恶心、呕吐、脂肪痢、腹痛、便血、腹水等。

临床病理　EG 组织学表现为嗜酸性粒细胞在胃肠道黏膜、黏膜下层、肌层和浆膜层内广泛浸润，可伴有淋巴细胞和浆细胞。依据嗜酸性粒细胞浸润胃肠道肠壁的部位，可分为 3 型，各型临床表现不一。以下 3 型可单独出现，也可混合出现。

1. 黏膜型　此型最常见，主要浸润胃肠道黏膜，常见临床表现有恶心、呕吐、脂肪痢、腹痛、便血、缺铁性贫血。

2. 肌层型　此型少见，主要浸润胃肠壁肌层，致胃肠壁增厚，胃肠腔狭窄，可出现梗阻征象。

3. 浆膜型　罕见，主要浸润胃肠壁浆膜层，临床表现主要为腹胀、腹痛、腹水等，且外周血嗜酸性粒细胞增高较其他两型显著。

影像学表现

1. 浸润黏膜和黏膜下层为主　以胃窦部及小肠病变多见，钡剂检查显示黏膜皱襞主要是炎性改变，如黏膜紊乱、增粗、变直等，无明显破坏、溃疡形成，小肠病变多为区域性分布，间隔正常肠段。病变范围广泛时可累及至结肠。增强 CT 扫描黏膜明显强化。

2. 浸润肌层为主　好发于胃窦部，小肠亦可受侵；主要表现胃肠壁明显增厚、僵硬，伴胃肠腔狭窄，黏膜可无异常表现，侵犯小肠时表现为节段性增厚和狭窄。

3. 浸润浆膜层为主　主要征象是浆膜和浆膜下层肠壁增厚，腹腔内散在分布的腹水，腹水量依病情轻重多少不等，肠系膜区可见多发增大淋巴结，此外部分病例可见胸腔积液。

以上 3 型依据病变浸润的位置表现不一，钡剂造影及内镜检查对于黏膜受侵者价值较大，而 CT 对于肌层及浆膜受侵者较大。故临床应根据实际情况选择合理的检查方法或联合检查方法。

鉴别诊断　嗜酸细胞性胃肠炎需要与引起胃肠壁增厚的其他疾病鉴别。

1. 急性胃炎　有明确的病因，如药物、应激和乙醇（酒精）等，起病急骤，胃窦多见，病理特点为黏膜固有层水肿、毛细血管充血和间质出血；影像征象有胃液增多，黏膜增粗、模糊。

2. 胃淋巴瘤（浸润型）　非常少见，50 岁以上好发，临床症状较轻，病程长，钡剂征象有黏膜增大、扭曲呈结节，胃壁僵硬不明显，胃腔不窄。CT 表现为扩张状态下的胃壁局限或弥漫性明显增厚，为 2～3cm。

3. 克罗恩病　回肠末端和右半结肠最多见，胃亦可受累，病理上主要表现为无干酪样坏死的肉芽肿，内有巨噬细胞和异物巨细胞，病变晚期黏膜破坏和溃疡形成，黏膜增生肥厚，黏膜下和浆膜下可见慢性炎性细胞浸润与重度纤维化及瘢痕形成。影像上可见小点状或裂隙样积钡，晚期可见鹅卵石征、胃动力减弱、瘢痕致胃腔狭窄。

诊断启示　青少年，病情反复，有过敏史，实验室检查外周血嗜酸性粒细胞增高，临床表现有腹痛、恶心、呕吐、便血等，影像表现主要为胃肠壁局限或弥漫性增厚，腹水，肠系膜区淋巴结增大等，应考虑到嗜酸细胞性胃肠炎的可能。

部分参考文献

[1] Khan S, Orenstein SR. Eosinophilic gastroenteritis[J]. Gastroenterol Clin North AM, 2008, 37（2）: 333-348.

[2] 芦军萍, 黄瑛. 儿童嗜酸细胞性胃肠炎[J]. 中华实用儿科临床杂志, 2016, 31(7): 484-486.

[3] 戴杨, 李玉品, 曾令超, 等. 儿童嗜酸细胞性胃肠炎 8 例临床分析[J]. 中国妇幼健康研究, 2019, 30(7): 843-847.

[4] 陈美燕, 戴益琛, 潘桂兰. 以腹水为主要表现的嗜酸细胞性胃肠炎 48 例临床分析[J]. 海南医学, 2019, 30(2): 229-231.

[5] 张嫣, 王一倩, 卢晨, 等. 嗜酸细胞性胃肠炎十例临床诊治分析[J]. 中华消化杂志, 2019, 39(11): 765-767.

病例 75　腔静脉后输尿管

临床资料　男性, 20 岁。体检时彩超发现右肾积水, 无腰酸、腰痛, 无血尿、脓尿, 无尿频、尿急、尿痛, 无发热、恶心、呕吐。查体: T36.5℃, P91 次/分, R19 次/分, 体重 64kg, 血压 120/80mmHg。查体: 双肾区无隆起, 无压痛、叩痛; 双输尿管走行区无压痛; 耻骨上膀胱区无充盈、压痛; 外阴发育正常, 尿道外口无异常分泌物; 双侧阴囊及其内睾丸、附睾大小正常, 无触痛。实验室检查未见明显异常。

影像学检查

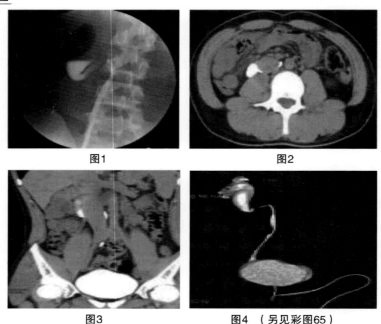

图1　　　　　　　　　　图2

图3　　　　　　　　　　图4 （另见彩图65）

图例说明　图 1 为逆行肾盂造影,右侧输尿管上段局部受压呈 S 形,局部管腔受压变窄,其上肾盂输尿管积水。图 2 和图 3 分别为轴位、冠状位 CT 延迟扫描,可见右侧输尿管上段局部于下腔静脉后走行至下腔静脉-腹主动脉之间,局部管腔受压变窄,其上输尿管积水。图 4 为右侧尿路三维成像。右输尿管上段局部受压呈 S 形,局部管腔受压变窄,其上肾盂输尿管积水。

手术记录和临床诊断　术中可见右侧输尿管上段距肾门约 6cm 输尿管明显扩张(约 1.0cm),后输尿管走行于下腔静脉后方,呈 S 型环绕腔静脉。诊断为下腔静脉后输尿管、右肾积水。

病例分析　腔静脉后输尿管(retrocaval ureter,RU)是由于腔静脉发育异常,致输尿管位于其后,并压迫输尿管继而出现尿路梗阻的情况。RU 发病机制与胚胎发育过程中的后主静脉、上主静脉和下主静脉 3 对静脉密切相关,这 3 对主静脉及其分支相互交通形成静脉环,后主静脉位于环前,上主静脉和下主静脉位于环后。胚胎发育至 12 周时,后肾和输尿管从骨盆处上升,经静脉环抵达腰部,正常发育情况下,后主静脉随着时间推移逐渐萎缩,上主静脉和下主静脉逐渐演变为下腔静脉。所以,正常情况下右侧输尿管应当位于下腔静脉前。当胚胎发育异常,后主静脉不萎缩退化并持续存在,继而与其他两对主静脉演变为下腔静脉,使得右侧输尿管位于腔静脉后方,再向前、向外绕行,于腔静脉外侧下行进入膀胱。腔静脉后输尿管,发病率为 0.13%,男多于女,比例为(3~4):1,发病年龄多见于 30-40 岁,右侧为主。右侧间位型腔静脉后输尿管及单纯左侧腔静脉后输尿管临床极罕见。有研究报道腔静脉后输尿管可并发马蹄肾、对侧肾畸形,如肾发育不良、异位、积水、旋转不良,先天性输精管缺失、尿道下裂、多囊肾、腹膜后纤维化及隐睾等。临床表现与输尿管受压程度致上尿路梗阻的轻重及病程长短有关,主要有腹痛、感染、结石等症状。

临床病理　参考 Bateson 等研究可以将腔静脉后输尿管分为两型:①Ⅰ型,又名低襻型,临床较常见,输尿管受下腔静脉压迫形如 S 形或反 J 形,位置为 L_3-L_4 水平,压迫点以上常表现出梗阻征象;②Ⅱ型,又名高襻型,此型罕见,输尿管受下腔静脉压迫位置较高,平 L_1-L_2 水平,此处输尿管管腔粗且与肾盂平行,不易产生梗阻而致肾盂肾盏积水。

影像学表现　腔静脉后输尿管的特征较为明显,影像学检查可以提供足够的依据做出准确诊断。

1. B 超　是一项较为便捷的检查,能够筛查出右肾、输尿管因梗阻造成的积水,但无法观察输尿管与腔静脉的解剖关系,无法与其他病因引起的尿路梗阻进行鉴别。

2. 静脉肾盂造影(intravenous pyelography,IVP)和逆行肾盂造影(retrograde pyelography,RP)　过去认为这两种检查是诊断本病的主要手段,均能够清楚地显示肾盂肾盏、输尿管的走行、形态、管腔等。由于腔静脉后输尿管管腔常受压狭窄,造成梗阻点上肾积水、输尿管积水,IVP 往往不显影或显示不清;RP 可作为 IVP 显影不良时的补充,可以清晰地显示输尿管 S 或反 J 形走行。但两者检查均无法提示造成输尿管异常走行的病因,无法提供腔静脉与输尿管间的解剖关系。

3. MSCT 平扫　能很好地显示下腔静脉及肾盂输尿管积水,输尿管受压后虽然较细,但在连续追踪图像时亦可显示,结合增强 CT 排泄期图像(梗阻较重的患者可以适当延迟),输尿管内由于造影剂充盈呈现高密度影,与排空后的下腔静脉形成明显对比,表现为等密度的下腔静脉后方可见类圆形或弧形的高密度影环绕,向前、向外走行,下行进入膀胱,很好地反映二者解剖关系,充分展示腔静脉后输尿管的特征;高密度的肾盂肾盏、输尿管还可进行 VR 三维立体成像,直观显示输尿管的改变。

4. MRI 可以多平面成像,MRU能清楚地显示输尿管走行,也是目前诊断下腔静脉后输尿管较好的无创性检查方法,但其成像时间长,大范围扫描易受呼吸运动及强磁场对体内外各个系统的影响,限制了其在临床上的应用。

鉴别诊断 临床上行B超、IVP发现肾积水、输尿管积水、输尿管走行异常等改变时,需和腹膜后肿块、特发性腹膜后纤维化导致输尿管移位的病变进行鉴别,可以进一步行CT、MRI检查,很容易与下腔静脉后输尿管鉴别。

诊断启示 VIP发现肾盂输尿管积水,输尿管走行异常呈S形、反J形时,应考虑腔静脉后输尿管可能,增强CT和MRU检查能够明确诊断。

部分参考文献

[1] Hostiuc S,Rusu MC,Negoi I,et al. Retrocaval ureter:a meta analysis of prevalence[J]. Surg Radiol Anat,2019,41(11):1377-1382.

[2] Lesma A,Bocciardi A,Rigatti P. Circumcaval ureter:embryology[J]. Eur Urol Suppl,2006,5(4):444-448.

[3] 阳明,储松,郑绍昆,等.CT血管成像联合逆行尿路造影诊断下腔静脉后输尿管的临床价值[J].实用医学影像杂志,2016,17(4):311-313.

[4] 冯仕庭,郭欢仪,孙灿辉,等.MRI在下腔静脉后输尿管中的诊断价值[J].中华腔静脉泌尿外科杂志(电子版),2010,4(5):406-409.

病例76 腹茧症

临床资料 男性,58岁。1月余前发现右下腹肿物,局部无疼痛,伴食欲缺乏,无恶心、呕吐,排气通畅。既往有慢性萎缩性胃炎、十二指肠溃疡病史,长期口服药物治疗。近2年间断出现上腹部疼痛,3年前曾有肠梗阻病史,治疗后恢复良好。体格检查:腹部视诊,右下腹隆起范围约10cm肿块,腹式呼吸正常,未见胃型,未见肠型,未见蠕动波,未见腹壁静脉曲张,未见手术瘢痕,脐正常,无疝;触诊,中腹部及右下腹可触及范围约20cm不规则质硬肿物,界限尚清,活动度尚可,触痛弱阳性;无腹肌紧张,未及压痛、未及反跳痛,未及液波震颤,未及振水声。肿瘤标记物检查均在正常范围内。

影像学检查

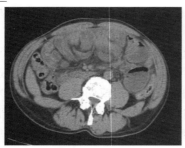
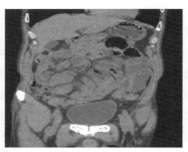

图1　　　　　　　　　图2

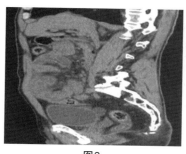
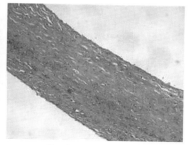

图3　　　　　　　　　　　图4（另见彩图66）

图例说明　图1至图3分别为轴位、冠状位、矢状位CT平扫，可见腹腔内小肠被线形的膜状物包裹，膜内肠管固定、聚拢呈团块状。图4为病理（HE×100），增生的纤维组织伴透明变性，可见少量炎性细胞浸润。

病理结果　肉眼可见灰白色膜状物包裹小肠形成团块状结构，膜内小肠纡曲、固定，局部腹膜增厚，膜状物质韧，厚为1～2mm。镜下为增生的纤维组织伴透明变性，可见少量炎性细胞浸润，符合腹茧症病理改变。

病例分析　腹茧症（abdominal cocoon syndrome，ACS）是一种少见的腹部疾病，是全部或部分小肠被一层致密、灰白色的纤维膜包裹，形似"蚕茧"，故称为腹茧症。腹茧症的病因和发病机制尚不明确，根据有无明确病因，分为原发性和继发性。原发性腹茧症存在许多假说，如月经逆行，此观点无法解释男性发病及绝经后的妇女发病。其他观点尚有如大网膜缺如或痉挛、子宫及附件发育异常、性别因素和地域因素等，受以上因素的影响，进而引起腹膜慢性炎症及自我修复。继发性腹茧症存在明确的病因，如腹部外伤、腹部手术史、胃肠道恶性肿瘤、腹腔灌注化疗、腹膜透析及长期服用β受体拮抗药类药物等。腹茧症可发生于任何年龄，发病率为0.4%～5.5%，男女比例约为2:1。ACS临床表现无明显特异性，病程长短不一，部分可自行缓解，如腹胀、腹痛、呕吐、腹部包块及反复发作的急性或慢性肠梗阻等。

临床病理　大体解剖上腹茧症为腹腔内呈茧状的纤维膜，呈乳白色或淡黄色，表面光滑，部分可与前腹壁粘连。厚度多在1～12mm，质地坚韧，易于松解。镜下纤维膜本质为增厚的纤维脂肪组织或致密的纤维结缔组织，可发生玻璃样变性，可见非特异性炎症表现，有少量白细胞和淋巴细胞浸润，部分可见纤维素样渗出或坏死。依据纤维包膜的范围，腹茧症分为3型：Ⅰ型，包裹部分小肠；Ⅱ型，包裹全部小肠；Ⅲ型，包裹全部小肠及其他脏器（肝、脾、胃、盲肠和阑尾、结肠、子宫附件、膀胱等）。

影像学表现　本病的病理学特点为小肠部分或全部被纤维膜包裹，临床常因继发急性或亚急性肠梗阻而就诊。影像学检查能够清楚显示腹腔内肠道正常结构及异常表现，因此在术前诊断中有重要价值。

1. X线腹部平片　可显示腹茧症引起的肠梗阻征象，如肠腔扩张、积液、液-气平等，但对病因学诊断价值有限。

2. 消化道造影　常采用钡剂造影，由于受累小肠肠管聚集成团，肠腔扩张受限，蠕动减弱，排空时间延长，团聚的小肠压迫后不易分离，肠管走行迂曲，或往返盘绕排列或交叉重叠，形成"手风琴"状或"扭麻花"状、"菜花样"征、"盘蛇症"等征象。"盘蛇症"表现是造影剂于受累肠管区呈M形前进走行，肠管聚集成团，固定于腹腔某一位置，压迫后不易分散。该征象的病理基础可能为具有一定弹性的纤维膜紧紧包绕小肠肠管,致使肠管蠕动受限,排空延迟,肠内容物逐渐聚集增多,且肠管自身存在一定张力,在与纤维膜反复作用下,受累小肠聚集呈外缘光滑的球形,形如盘蛇。受累小肠近端的肠管表现为不同程度的扩张、积液、积气,呈肠梗阻征象。临床上怀疑肠梗阻患者,消化道造影检查的应用受到限制。

3. CT 扫描　与前两者检查相比,MSCT 有着明显的优势,能直观显示肠道结构、位置、毗邻组织和器官,多方位成像,能全面、清晰地显示病变及其范围,敏感率为 73%～95%。影像特点包括如下。①包膜:包裹在小肠外周围形成"蚕茧"、环形的纤维软组织密度影,当包膜内含脂肪成分时可为低密度影,包膜纤细且脂肪含量较大时包膜不显示,这可能为包膜完整或不完整的原因所在;包膜厚薄不等,在 1～12mm;包膜边界可清晰,亦可毛糙模糊,增强时可轻中度强化,亦可明显强化,这与包膜是否有炎性细胞浸润、是否有新生血管生成有关。②小肠团聚:部分小肠或全部小肠被包裹聚集成团,形状多样,与消化道造影表现相似,如"扭麻花"状、"菜花样"征、"手风琴"状等,被包裹的小肠形态、位置较为固定。③小肠梗阻征象:此征象只有在小肠排空受阻时才会出现,主要表现为被包裹小肠近端肠腔扩张、积液、积气;被包裹小肠与近端未被包裹小肠存在明显分界,有文献称之为"小肠隔离"征。④小肠系膜及其血管改变:病情反复发作,可造成小肠系膜受牵拉聚集、移位、扭转、系膜增厚及纤维化等,当发生血供障碍时,可出现肠管水肿、液体渗出,聚集肠襻和茧膜间有液体积聚,严重者出现肠壁坏死、绞窄性肠梗阻等。

鉴别诊断　腹茧症需要与以下疾病进行鉴别。

1. **腹内疝**　指肠管或腹内容物通过先天性或手术后造成的孔道形成的疝。有许多种类,不同种类的腹内疝有特定的位置,且疝囊周围无明显包膜,典型的表现有疝口、疝囊及异常的肠襻。

2. **肠扭转**　指一段肠管以系膜为长轴扭转超过 180°,肠管发生部分或完全梗阻,对应的肠系膜血管受扭转影响造成血供障碍,引起肠襻坏死、穿孔等。典型的表现有:肠管及肠系膜旋涡征、肠管鸟嘴征、肠系膜轮辐征、肠壁强化减弱、靶征及腹水等。

3. **硬化性腹膜炎**　常发生于多次腹膜透析或腹腔化疗后,体格检查全腹呈质硬板状,腹膜壁层、胃、小肠和结肠表面有一层纤维膜覆盖,与腹茧症紧密包裹有一定的区别,肠道之间粘连紧密,不易分离,可见小肠扩张壁肥厚等征象。

4. **包裹性腹膜硬化症**(encapsulating peritoneal sclerosis,EPS)　临床表现与影像表现与腹茧症较为相似,鉴别困难,但 EPS 增厚腹膜可见钙化。病理上,EPS 的特点是脏壁层腹膜炎性增厚、纤维蛋白和胶原间质沉积,与腹茧症特异性炎性反应形成的纤维包膜存在明显区别。

诊断启示　腹腔内发现局部或全部小肠聚集,肠周围可见光滑包膜包裹,形态多样,典型者如"扭麻花"状、"菜花样"征等,肠管位置固定,造影时聚集肠管不分离等表现时,应考虑到腹茧症的诊断。

部分参考文献

[1]　Allam H,AI Yahri O,Mathew S,et al. The enigma of primary and secondary encapsulating peritoneal sclerosis[J]. BMC Surg,2016,16(1):81-87.

[2]　Xia J,Xie WJ,Chen L,et al. Abdominal cocoon with early postoperative small bowel obstruction:a case

report and recview of literature in China[J]. Medicine,2018,97(25):e11102.

[3] Akbulut S. Accurate definition and management of idiopathic sclerosing encapsulating peritonitis[J]. World J Gastroenterol,2015,21(2):675-687.

[4] 杨先春,陈莉,吴汉斌,等.腹茧症的 MSCT 诊断与鉴别诊断[J].影像诊断与介入放射学,2018,27(2):117-122.

[5] 何勤义,高华,党连荣.螺旋 CT 在腹茧症诊断中的应用价值[J].实用医学影像杂志,2016,17:234-236.

病例 77　肠系膜囊肿

临床资料　女性,50 岁。患者 3 天前无明显原因出现上腹部疼痛,呈胀痛,自行按摩后疼痛缓解,按摩过程中无意发现左下腹肿物,伴疼痛,无恶心、呕吐、腹胀、腹痛、发热、寒战,无停止排便、排气等症状。查体:腹软,平坦;左下腹可触及质韧类圆形肿物,活动度好,大小为 4cm×5cm,触痛,表面皮肤无破溃;听诊呈鼓音;听诊肠鸣音可。肿瘤标记物检查正常。

影像学检查

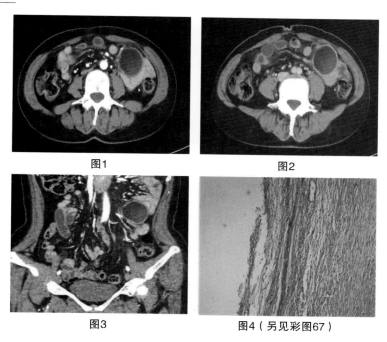

图1　　　　　　　图2

图3　　　　图4（另见彩图67）

图例说明　图 1 至图 3 分别为腹部 CT 轴位增强扫描动脉期、静脉期、动脉期冠状位,左空肠系膜区见直径约 5cm 的类圆形囊性肿块,边缘有薄壁,低密度区 CT 值约 18Hu,密度均匀,相邻周围脂肪清楚。病灶压迫邻近空肠,与肠腔不通,增强后囊壁环形强化,囊内低密度无强化。图 4 为病理(HE×100),纤维组织囊壁内部分被覆单层扁平或低柱状上皮,部分上皮缺失。

病理结果　肠系膜可见一囊性肿物,直径 4.5cm,肿物与肠管粘连,囊内为黄色脓性液,壁厚0.4～0.5cm,周围肠系膜未见明显异常。镜下纤维组织囊壁内部被覆单层扁平或低柱状上皮,部分上皮缺失,局部囊内壁可见少许泡沫细胞附着,间质内大量中性粒细胞浸润,周围肠黏膜慢性炎症,淋巴结一枚呈反应性增生。诊断为肠系膜囊肿合并感染。

病例分析 肠系膜囊肿(mesenteric cyst,MC)是指位于肠系膜且囊壁含有上皮成分的囊肿,绝大多数为良性,是一种较少见的外科疾病。该病的病因目前认为是先天性畸形或异位的淋巴管组织发展而成,也可能因腹部外伤、淋巴管炎性梗阻或局限性淋巴结退化而形成。其发病率为住院患者的1/25万～1/10万,可发生于任何年龄,据报道以儿童多见,女性更为常见。小肠系膜发生率最高(约占60%),结肠系膜次之(约占24%),腹膜后最少(仅为16%)。肠系膜囊肿的临床表现无明显特征,症状与囊肿的大小有关,囊肿较小时,无明显症状,增大到一定程度、囊内合并出血、感染或破裂会出现症状,如腹部包块、腹痛、腹胀、腹膜炎等临床症状。

临床病理 依据病因肠系膜囊肿一般分为以下类型。

1. 先天性囊肿 是胚胎期肠道发育过程中未退化的芽突从消化道脱落,留存于肠系膜中逐渐增大发展而来。常见的为肠源性囊肿和结肠系膜浆液性囊肿。肠源性囊肿内壁被覆有分泌功能的肠黏膜上皮,故囊内常含有无色黏液,囊肿多单发,呈球形或椭圆形,最多见于小肠系膜,常与肠腔隔绝。浆液性囊肿多发于横结肠与乙状结肠系膜,多单发,囊壁覆盖间皮细胞,囊内为黄色透明浆液,可伴发出血或感染。

2. 肿瘤性囊肿 此种类型的囊肿罕见,仅占全部肠系膜囊肿的3%,主要为淋巴管瘤,大体标本上肿瘤由无数扩张的淋巴管组成,肉眼可见大小不等的乳白色囊状结构,直径变化较大,数毫米至10cm。镜下见囊壁由单层淋巴管内皮细胞与纤维结缔组织组成,偶见少量平滑肌纤维。囊内多含有黄色透明的淋巴液或乳糜液,可伴出血。

影像学表现 超声和CT检查对该病的诊断价值较大,可做出肠系膜囊肿的诊断,还可了解病变累及的范围。超声是最简单、安全且重要的检查手段,可作为诊断本病的首选检查。

1. 超声 囊肿多位于回肠系膜、空肠系膜、横结肠系膜及乙状结肠系膜,多单发。形态多样,包括不规则形、类圆形、卵圆形、椭圆形,其中不规则形多见于淋巴管瘤。囊壁菲薄,内可有分隔,囊内透声差,内可见细密点状高回声或片絮状高回声,囊壁多无明显血流信号,偶有少量血流信号。

2. CT 表现为腹腔内肠系膜区肠道外的囊性低密度肿块影,囊壁菲薄,无壁结节,少数病例可见钙化,边界清,囊内密度均匀,呈水样密度,增强后囊壁及囊内容物无强化。囊肿伴感染时囊内密度增高,囊壁增厚,边缘模糊,周围可见片状、絮状渗出,增强后囊壁强化。囊肿伴出血时囊腔内密度增高,CT值≥50Hu,囊壁增厚,增强囊壁环形强化,囊内无强化。囊肿如巨大时,对周围组织、器官产生压迫和移位。

鉴别诊断 肠系膜囊肿需要与以下囊性病变鉴别。

1. 胰腺假性囊肿 多有急慢性胰腺炎病史、外伤或手术史,囊肿壁薄、均匀,增强后无明显强化或轻度强化。

2. 脐尿管囊肿 位于脐与膀胱之间,沿中线走行的囊性病变,壁薄,无强化。

3. 卵巢源性囊性病变 单纯囊肿位于附件区,囊壁薄、均匀,内无分隔,增强后无强化,生理性囊肿可自行缩小或吸收。囊腺瘤或囊腺癌,多房,有壁结节,囊壁和结节强化。

4. 肠重复畸形 多位于肠腔旁,不与肠腔相通,囊壁厚,常强化。

诊断启示　临床表现无特征或出现腹痛、腹部包块，影像检查发现回肠系膜、空肠系膜、横结肠系膜或乙状结肠系膜内规则或不规则囊性肿块，囊内无分隔，增强后无强化时，应考虑肠系膜囊肿的可能。

部分参考文献

[1]　徐惠民，袁捷，谷兴琳，等.儿童肠系膜囊肿的诊断和治疗[J].临床外科杂志，2021,29(6):512-513.

[2]　彭荣华，黄永穗，高峰，等.儿童腹部囊性肿块CT诊断分析[J].医学影像学杂志，2017,27(4):775-777.

[3]　姚红法，毛新峰，宋鹏涛，等.肠系膜囊肿的CT表现与病理对照分析[J].医学影像学杂志，2013,23(3):427-430.

[4]　钱晶晶，蒋国平，俞劲，等.小儿肠系膜囊肿的超声诊断[J].中国医学影像学杂志，2007,15(4):276-278.

[5]　Bliss DP,Coffin CM,Bower RJ,et al. Mesenteric cyst in children[J]. Surgery,1994,115:571-577.

病例78　特发性肠系膜静脉硬化性肠炎

临床资料　女性，68岁。1个月前无明显诱因出现腹痛，为全腹胀痛，向后背部及肩部放射痛，持续不缓解，伴有食欲缺乏、恶心、呕吐（呕吐物为胃内容物），偶有咳嗽、咳痰，痰为黄色黏痰，易咳出，偶有头晕，无胸憋、胸痛，无呼吸困难及吞咽困难等症状。口服中药（具体不详）治疗后，出现腹泻，为水样便，约15次/天，色黄，无黏液脓血便及里急后重感，便后腹痛症状可缓解。2天前停服中药后腹痛症状再次出现，大便3次/天，为稀水样便。体格检查：神志清楚，睑结膜无苍白，巩膜无黄染，口唇无发绀，双肺呼吸音清，未闻及啰音，心律齐，未闻及心脏杂音，腹软，左下腹及脐周压痛（＋），无反跳痛，墨菲征阴性，肝脾肋下未及，未触及包块，移动性浊音（－），肠鸣音3次/分，双肾叩击痛（－），双下肢无水肿。实验室检查：便潜血阴性。肿瘤标记物：糖类抗原CA19-9 20.87 U/ml（参考值0～35 U/ml），糖类抗原CA125 27.19 U/ml（参考值0～35 U/ml），癌胚抗原CEA 4.05 μg/L（参考值0～5 μg/L），血管炎三项阴性。

影像学检查

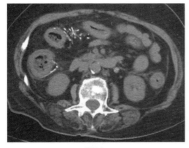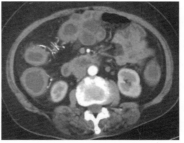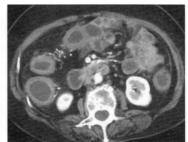

图1　　　　　　　　　　　图2　　　　　　　　　　　图3

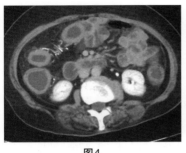
图4

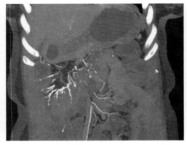
图5

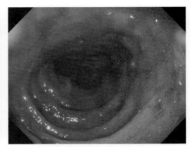
图6（另见彩图68）

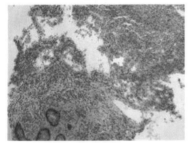
图7（另见彩图69）

图例说明　图1至图5分别为腹盆CT平扫、增强轴位动脉期、静脉、延迟期及冠状位静脉期，升结肠、横结肠弥漫性增厚，外缘毛糙，肠腔轻度扩张，腹膜可见不规则结节状增厚，增强扫描肠壁呈分层样强化，中间强化不明显。邻近肠系膜静脉弥漫条状钙化。图6为肠镜，升结肠、横结肠、降结肠、乙状结肠、直肠呈青灰色，可见血管，横结肠至降结肠可见多个点片状糜烂及溃疡。图7为病理（HE×40），横结肠黏膜慢性炎症急性活动，局部上皮缺失，代之以炎性肉芽组织，符合溃疡的病理改变。

临床诊断　结合患者的临床症状、肠镜检查、影像学表现和病理学改变，考虑为特发性肠系膜静脉硬化性肠炎。

病例分析　特发性肠系膜静脉硬化性肠炎（idiopathic mesenteric phlebosclerotic colitis，IMPC）在1991年由Koyama等首次报道，临床罕见，是一种少见的缺血性结肠炎。目前IMPC的病因及发病机制不明，可能与以下因素有关：①IMPC大多为亚洲人，因此认为其发病可能与种族、习惯或饮食偏好有关；②长期服用中草药病史是该病的一个重要临床特点，部分中草药可引起毒性反应，致局部肠道发生病变，进而诱发肠系膜血管纤维化增厚伴钙化，以及肠黏膜缺血、溃疡等病理改变可导致IMPC；③也有学者认为静脉硬化多为肠系膜静脉管壁应对长期门静脉高压所产生的适应性变化。IMPC发病年龄跨度大，30—86岁，女性多见，男女之比为3∶10。临床表现主要有反复腹痛、腹泻，可伴有恶心、呕吐、便潜血阳性等非特异性症状。

临床病理　特发性肠系膜静脉硬化性肠炎引起的静脉硬化主要累及的是右侧分支，包括回结肠静脉、右结肠静脉、中结肠静脉，以右半结肠为主，尤其是盲肠和升结肠。大体标本表现肠壁增厚，黏膜表面呈暗紫色、静脉壁增厚、结肠半月形皱襞消失，肠系膜上静脉的分支及结肠壁静脉管壁广泛钙化。镜下特点为静脉壁纤维化增厚伴钙化，黏膜中血管周围胶原沉积，小血管壁浆膜下层见泡沫状巨噬细胞，但血管内未形成血栓。静脉壁从黏膜下层至浆膜层出现钙化伴有管腔狭窄，并且发现黏膜下纤维化和血管周围纤维化，但血管固有层并未发现活动性炎症。

影像学表现

1. 腹部平片 缺乏特异性,仅能在片中见到局限于右侧腹部的多发条状钙化影,伴或不伴结肠扩张、积气。

2. CT 病变主要累及的静脉有回结肠静脉、右结肠静脉、中结肠静脉,故典型的发病部位多位于盲肠、升结肠、横结肠,少部分病例回肠可受累或全结肠受累,这与肠系膜静脉硬化范围密切相关。此外,少部分病例可见于门静脉及属支、肠系膜下静脉受累。该病的特征性表现为肠系膜静脉属支的条状钙化,呈"梳齿状"改变,受累静脉管腔狭窄,引起血液回流异常时,可继发结肠壁缺血肿胀,但肠腔狭窄不明显。增强扫描肠壁分层状强化,呈"轨道"征。若缺血状态未得到改善,转为慢性过程,结肠壁增厚伴纤维化,增强扫描时肠壁厚,延迟强化,外壁毛糙。肠系膜静脉CTA对于评估受累肠系膜静脉的情况更有帮助,不仅可显示静脉壁的钙化,还可以观察静脉狭窄的程度。

鉴别诊断 特发性肠系膜静脉硬化性肠炎需要与以下疾病进行鉴别。

1. 溃疡性结肠炎 好发于乙状结肠和直肠,肠壁连续性增厚,内缘凹凸不平。增强扫描肠壁明显强化,黏膜呈高强化,黏膜下层水肿为低密度。病程较长者,肠管呈典型的"铅管样"改变,受累肠管末梢血管可增粗,多为乙状结肠动脉或直肠上动脉。

2. 克罗恩病 好发于末端回肠和右半结肠,病变肠管节段性增厚,活动期病变肠黏膜明显强化,黏膜下水肿不强化,慢性期肠壁轻中度强化。克罗恩病活动期受累肠管肠系膜上动脉直小血管末梢增粗扩张,呈"梳齿"征。

3. 肠结核 中青年女性多见,常继发于肺结核,好发于回盲部及邻近结肠,表现为受累肠壁连续性增厚,多为环形增厚。急性期肠壁分层强化,周围肠系膜伴有渗出、积液。慢性期由于纤维增生呈均-轻度强化,肠腔变形、狭窄,周围肠系膜纤维增生,致肠管粘连,并可见钙化的淋巴结。部分淋巴结内有干酪样坏死,增强扫描呈环形强化,可作为诊断依据。

诊断启示 IMPC临床表现不典型,影像学显示右侧肠系膜区或肠壁多发条状钙化,呈"梳齿"征改变,对应盲肠、升结肠、横结肠壁增厚,分层强化,可考虑特发性肠系膜静脉硬化性肠炎可能。

部分参考文献

[1] Mathew RP,Girgis S,Wells M,et al. Phlebosclerotic Colitis—An Enigma Among Ischemic Colitis[J]. J Clin Imaging Sci,2019,9(18):1-4.

[2] 潘杨军,邓冬元,郑银元,等.特发性肠系膜静脉硬化性肠炎的螺旋CT及内镜诊断价值[J].医学影像学杂志,2020,30(10):1954-1957.

[3] 董惠,孟立娜.特发性肠系膜静脉硬化性肠炎的认识进展[J].胃肠病学,2015,20(2):122-125.

[4] 胡小童,鲁厚胜,王东,等.特发性肠系膜静脉硬化性肠炎合并干燥综合征一例[J].海南医学,2021,32(1):132-133.

[5] Chen W,Zhu H,Chen H,et al. Phlebosclerotic colitis:Our clinical experience of 25 patients in China[J]. Observational Study,2018,97(43):1-6.

病例 79　　脐尿管癌

临床资料　女性,46 岁。2 个月前无诱因出现下腹部憋胀不适,下坠、腰酸,自己扪及下腹部一包块,伴尿频、尿急,无尿痛;不伴腹痛,无异常阴道出血。查体:心肺未及异常,腹平,下腹部可见一长约 3cm 纵形陈旧性手术瘢痕,腹软,无压痛,下腹可及一包块,活动不佳。实验室检查:尿潜血(OB)(卌),糖类抗原(CA 19-9) 85.09 U/ml(参考值 0～35 U/ml),癌胚抗原(CEA) 49.27 μg/L(参考值 0～5 μg/L)。

影像学检查

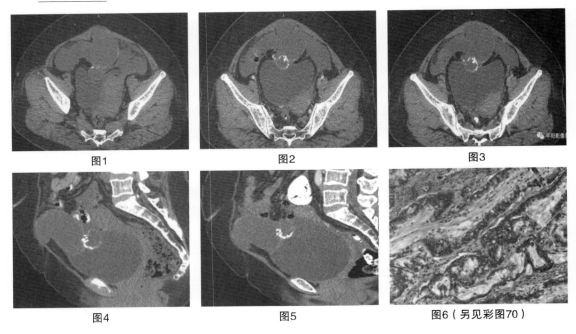

图1　　　　　　　　　　　图2　　　　　　　　　　　图3

图4　　　　　　　　　　　图5　　　　　　　图6（另见彩图70）

图例说明　图 1 至图 5 分别为盆腔 CT 轴位平扫、动脉期、静脉期、矢状位平扫、动脉期,盆腔膀胱前上壁区见不规则囊性肿块,与膀胱分界不清,大部分位于膀胱外,压迫膀胱凹陷,壁不均匀,可见环形钙化,增强扫描囊壁轻度强化。图 6 为病理(HE×100),黏液背景中可见腺管样排列的肿瘤细胞,胞质含有黏液。

病理结果　肿物凹凸不平,与腹膜粘连紧密,质偏硬,肿物上部右侧壁破溃入腹腔,破口约 2cm,胶冻样黄色囊液填充,与膀胱壁连接,内壁钙化、壁厚。镜下可见黏液背景中腺管样排列的肿瘤细胞,胞质含有黏液。免疫组化:CA125(-)、CK20(局部 +)、CDX-2(3 +)、CEA(+)、ER(-)、Ki-67(+约 40%)、p53(-)、PR(-)、Vimentin(-)、PAX-8(-)、D2-40(未显示)、WT-1(-)。病理诊断:黏液腺癌,结合免疫组化结果考虑为脐尿管肠型腺癌。

病例分析　脐尿管癌(urachal carcinoma,UrC)是一种少见的来源于胚胎残存的脐尿管的恶性病变,于 1863 年由 Hue 和 Jacquin 首次提出。随着对该病研究的日积月累,发现 UrC 可能来源于残存脐尿管的上皮或间质性组织,并向膀胱及其周围组织浸润生长。尽管发病机制至今尚不完全清楚,但大部分研究认为 UrC 可能与脐尿管内层上皮的增生和其移行上皮的化生有关。UrC 发病率较低,约占成人恶性肿瘤的 0.01%,占膀胱肿瘤的 0.35%～0.7%,发病年龄为 40—70 岁,平均年龄 60 岁,好发于男性,男女比为(2～3)∶1。由于 UrC 起病隐匿,临床发现时病灶多为晚期,故生存率较低,5 年总生存率低于 50%。UrC 早期不易发现,临床症状不典型,累及膀胱时临床表现主要有肉眼或镜下血尿、黏液尿、尿频、尿痛、腹痛、腹部包块等。

临床病理　脐尿管是泌尿生殖窦和尿囊的发育胚胎结构,在妊娠晚期会逐渐萎缩和闭塞,约 1/3 的成年人脐尿管在出生后未完全闭合,残余管状结构,一般长 3～10cm,直径 8～10mm。残留脐尿管位于腹横筋膜与腹膜之间的疏松结缔组织内（即 Retzius 间隙内）。脐尿管退化不全时可形成肿瘤、囊肿、憩室等多种病变,且病变的发生部位多位于脐尿管的走行区,即脐部至膀胱的前上壁。因此 UrC 好发于脐尿管与膀胱连接部的膀胱顶部或前壁。脐尿管癌的组织学类型分为腺癌和其他相对少见的亚型,如鳞状细胞癌、尿路上皮癌和肉瘤等,其中腺癌是最常见的组织学类型。腺癌也分为多种亚型,包括黏液腺癌、肠型腺癌、非特异性腺癌和印戒细胞癌,其中以黏液腺癌最常见。黏液腺癌镜下见大量黏液,黏液湖内见细胞团、细胞核浆比高,其中可见印戒细胞,细胞呈管状、筛状排列。肠型见肠化的细胞。由于脐尿管癌组织成分的复杂性,免疫组化常用 β-catenin、CK7、CD15 三者联合应用来与膀胱原发腺癌和结直肠癌进行鉴别。脐尿管癌可发生膀胱、肺、肝、脑及骨转移。

影像学表现　超声、CT 和 MRI 为该病常用的检查方法。超声分辨率低,且受操作者技能掌握程度影响,评估 UrC 范围及外侵有一定局限性。CT 和 MRI 成像范围大、分辨率高、可多方位成像,更有利于判断 UrC 的特征及外侵情况。

1. CT　肿瘤呈类圆形或不规则形,多位于膀胱顶部中线处脐尿管走行区,多单发,平扫肿瘤密度多不均匀,可为单房或多房囊性、囊实性、实性肿块,肿瘤内部发生坏死或分泌黏液是 UrC 在 MSCT 上出现囊性表现的病理基础。肿瘤内钙化是该病的一个重要征象,表现为斑片状、结节样钙化,可弥漫或散在分布于病灶内。钙化形成的病理基础可能为:肿瘤细胞变性坏死后释放磷酸酶,促进钙盐沉积;黏液腺癌分泌大量黏液,为碱性环境,又易于钙盐沉积而形成钙化。增强后肿瘤多呈轻中度强化,部分为明显强化,肿瘤的强化表现与其复杂的病理类型及亚型有关。UrC 最常侵犯的邻近结构是膀胱,主要表现为被侵犯的膀胱壁局限性不规则增厚,因轴位存在容积效应,增厚膀胱壁易漏诊。CT 的矢状位重建,能很好地显示肿瘤的位置,又可以直观显示肿瘤的走行方向。UrC 可通过淋巴、血行发生转移,最先转移的部位是盆腔淋巴结,表现为淋巴结增大,短径＞1.0cm,密度不均匀,内见低密度坏死,晚期可转移至腹膜和肺。

2. MRI　肿瘤的表现特征与 CT 相同,囊液部分 T_1WI 为低信号,T_2WI 为高信号,实性部分 T_1WI 为低信号,T_2WI 为等或稍高信号。MRI 对钙化的显示不如 CT 和超声,增强方式与 CT 相同。T_2WI 在判断肿瘤浸润周围脂肪方面有一定优势,主要表现为高信号的脂肪组织见等信号的瘤组织浸润。DWI 对显示盆腔内大小正常的淋巴结有无转移有明显优势,当淋巴结转移时在 DWI 上表现为高信号。

鉴别诊断　脐尿管癌主要与以下疾病鉴别。

1. **膀胱癌**　好发于膀胱后壁、三角区,发生于顶部或前壁的肿瘤需要与脐尿管癌鉴别。膀胱癌主要向腔内生长,密度相对均匀,钙化和黏液变性少见,膀胱癌强化更显著。脐尿管癌主要发生在膀胱顶壁与脐尿管交界区,可同时向腔内外生长,但腔外部分通常大于腔内部分,且腔外主要以囊性成分为主。

2. **脐尿管囊肿并感染**　临床多有发热、脐部流液或流脓等症状。CT多表现为弥漫性囊壁增厚,囊壁厚薄均匀,囊内壁多光整,多有灶周Retzius间隙内脂肪层模糊,可见条索状或絮状高密度影。

诊断启示　临床表现为肉眼或镜下血尿,下腹部可触及包块。影像检查发现膀胱顶部中线处脐尿管走行区不规则囊实性或实性软组织肿块,内见斑片状钙化,轻中度强化,应考虑脐尿管癌的可能。

部分参考文献

[1] Petrelli F,Rossi R,Fianchini MS,et al. A curious umbilical fistula:an unexpected onset of urachal Mucinous cystic tumourl[J]. J Cancer Sci Ther,2018(10):60-63.

[2] 王茂宇、陈锐、曾蜀雄,等.脐尿管癌46例预后分析[J].现代泌尿外科杂志,2021,26(4):328-332.

[3] 张前进.脐尿管癌系统化临床诊断及治疗进展[J].贵州医药,2020,44(11):1702-1705.

[4] 孙紫情、李建生、黄健球,等.螺旋CT在脐尿管癌中的诊断价值[J].中国CT和MRI杂志,2018,16(9):108-110.

[5] Schmitt W,Baptista M,Ferreira M,et al. Urachal adenocarcinoma:a case report with key imaging findings and radiologic—pathologic correlation[J]. Case reports in radiology,2018(10):1155.

病例80　阑尾黏液囊肿

临床资料　女性,61岁。患者10余天前无明显诱因自觉下腹部胀痛不适,脐下为著,无腹泻、便秘,无恶心、呕吐,无反酸、胃灼热,无寒战、高热,无肛门停止排气、排便等症状。查体:全身皮肤黏膜无黄染,腹平坦,未见胃肠型及蠕动波,腹壁无皮疹、瘢痕、静脉曲张。中下腹压痛弱阳性,无反跳痛,肝脾肋下未触及,墨菲征(一),叩诊呈鼓音,移动性浊音(一),肝脾肾区叩击痛(一),肠鸣音3次/分,未闻及气过水声及血管杂音。实验室检查未见明显异常。

影像学检查

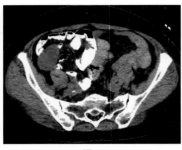 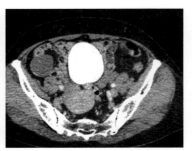

图1　　　　　　图2

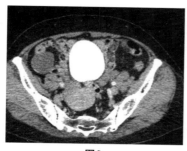 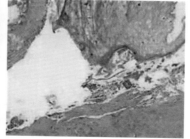

图3　　　　　　　　　　　图4（另见彩图71）

图例说明　图1至图3分别为腹部CT轴位平扫、动脉期、静脉期，右下腹阑尾区见类圆形低密度囊性肿块，直径约5.6cm，CT值约9Hu，与阑尾关系紧密，肿块右侧回肠受压变扁，增强后肿块无强化。图4为病理（HE×100），阑尾上皮呈单层或绒毛状增生，细胞核伴轻度异型，部分区域上皮缺失，局部可见无细胞黏液区，纤维组织囊壁内衬覆单层黏液柱状上皮，部分囊腔内可见黏液成分。

病理结果　阑尾为8cm×4cm×4cm，张力高，壁无充血、水肿，表面无脓苔，阑尾根部及血管结构清楚，剖开阑尾可见腔内充满透明黏稠黏液。镜下：阑尾上皮呈单层或绒毛状增生，细胞核伴轻度异型，部分区域上皮缺失，局部可见无细胞黏液区，纤维组织囊壁内衬覆单层黏液柱状上皮，部分囊腔内可见黏液成分。考虑为阑尾黏液囊肿。

病例分析　阑尾黏液囊肿（appendiceal mucocele，AM）是指阑尾因各种原因导致局部发生狭窄或梗阻，远端阑尾腔内黏液聚积致阑尾腔囊状扩张的一种疾病。引起阑尾腔梗阻的病因多见于阑尾炎或粪石堵塞等。AM临床上比较少见，占切除阑尾的0.1%～0.4%。阑尾黏液囊肿女性多好发，男女比例约为1:4，平均发病年龄为55岁。临床无特异性表现，症状主要与诱因和并发症有关，如继发于阑尾炎时，表现为右下腹隐痛不适和肿块，并发肠套叠、肠扭转或腹内疝时可造成肠梗阻，囊肿破裂可造成腹膜炎、腹膜假黏液瘤等。

临床病理　阑尾黏液囊肿有多种原因，如阑尾炎、粪石、先天Gerlarch瓣闭塞及阑尾肿瘤造成阑尾管腔的狭窄和阻塞引起。镜下囊壁主要由阑尾壁构成，壁内表面被覆单层柱状上皮，上皮分泌旺盛，可以分泌黏液，致囊腔内黏液逐渐增多，体积增大，囊内压力增高，最后导致黏膜萎缩，囊壁变成薄层纤维组织，囊内黏液可逐渐变黏稠呈胶样。囊肿大小不一，形状呈类圆形、条状或分叶状，囊壁呈灰白色或黄色，可有钙化。阑尾黏液囊肿增大后可发生破裂，囊内黏液可种植于盆腹腔的腹膜和网膜。种植的黏膜上皮细胞不断地分泌黏液，引起腹膜假性黏液瘤形成。

影像学表现　主要的诊断方法有钡灌肠、超声和CT，尤其是超声和CT在阑尾黏液囊肿术前的诊断中有十分重要的作用，避免术前穿刺引流。

1. 钡灌肠检查　囊肿较大时对盲肠或回肠末端造成挤压，表现为局部光滑的弧形压迹，局部盲肠或回肠黏膜正常，囊肿壁发生钙化时，局部见弧形高密度钙化影，阑尾不显示或仅有少部分显影。

2. 超声　右下腹腔囊性或囊实性包块，形态多样，有类圆形、椭圆形、条形、分叶状，多数囊壁较薄，边缘光滑。伴有急慢性阑尾炎时，囊壁可局部增厚，边缘毛糙。囊内为液性暗区、透声差，有时伴有絮状弱回声漂浮物，是由于黏液样物质浓缩而成。囊壁无血流信号，部分囊实性包块实质部分可见少量血流信号。

3. CT　CT检查范围大、可多平面重建、对比度好,与钡灌肠、超声检查相比,在观察阑尾黏液囊肿位置尤其是异位阑尾及毗邻关系等方面有明显优势。主要表现有:盲肠周围可见类圆形、椭圆形、管状囊性低密度肿块或软组织密度肿块,肿块CT值的高低与黏液黏稠、含蛋白量多少有关。囊壁薄,有时可伴有弧形或结节样钙化,边界清,增强后多无强化,少部分囊壁可有轻度弧形强化,囊肿较大时可压迫邻近盲肠、回肠引起变形、移位。继发感染时囊肿壁可增厚,囊内可见气体密度影,增强后囊壁可环形强化,周围脂肪间隙模糊,囊肿可与邻近肠管粘连。

鉴别诊断　阑尾黏液囊肿需要与阑尾区常见的囊性病变鉴别。

1. 阑尾周围脓肿　多继发于阑尾炎,临床上常有阑尾炎的发病经过,右下腹痛、压痛及反跳痛、局部腹肌紧张,可触及包块,实验室检查炎性指标明显增高。影像检查可见右下腹类圆形囊性肿块,壁厚、边缘毛糙,周围脂肪间隙多发渗出病灶及纤维条索影,局部可见炎性增大淋巴结,增强后多有环形强化。

2. 卵巢囊肿　右下腹囊性团块,密度均匀,囊壁菲薄,边界清,囊内可呈多房,增强后无强化,很少对回盲部、盲肠造成压迫。

3. 阑尾黏液性囊腺癌　是阑尾常见的恶性肿瘤,影像上表现为囊实性肿块,囊壁多厚薄不均,腔内可见软组织密度,增强扫描后实性成分呈明显强化。

诊断启示　临床表现无明显特征,影像检查发现右下腹囊性占位,囊壁薄而光滑,增强后无强化,对回肠或盲肠末端压迫时,应考虑阑尾黏液囊肿的可能。

部分参考文献

[1] Pitiakoudis M,Tsaroucha AK,Mimidis K,et al. Mucocele of the appendix:areport of five cases[J]. Tech Coloproctol,2004,8:109-112.

[2] 吴志超,韩姗姗,毕伟.阑尾黏液囊肿30例临床分析[J].宁夏医科大学学报,2014,36(3):343-345.

[3] 邱金旭,王辉,卢丽敏,等.超声诊断阑尾黏液囊肿的临床价值分析[J].中国实验诊断学,2014,18(12):2038-2040.

[4] 郭永华,成晓莉,俞小林,等.阑尾黏液囊肿的CT诊断[J].中国医学工程,2013,21(5):141.

[5] 殷薇薇,丛振杰,何秋香,等.阑尾黏液囊肿的CT诊断及其临床价值[J].放射学实践,2005,20(3):235-236.

病例 81　宫颈小细胞神经内分泌癌

临床资料　女性,58岁。绝经后阴道出血10天,平素月经不规律,10/25天,量中,伴痛经,无需口服镇痛药物,48岁自然绝经。无明显腹部不适,无尿频、尿急、尿不净,无大便困难。TCT:HSIL。HPV:16阳性。专科情况:外阴婚产型,阴道通畅,少量白色分泌物,无异味。宫颈光滑,表面充血,未见明显菜花样赘生物,接触性出血阳性,宫颈无举痛、摇摆痛。双合诊:子宫前位,7cm×6cm 大小,活动好,轻微压痛,左侧阴道穹窿略变浅,双侧宫旁未触及明显增厚组织,双侧附件区未及明显异常。三合诊:直肠黏膜光滑,左侧阴道穹窿略变浅,双侧宫旁未触及明显增厚组织,双侧附件区未及明显异常,退出指套无出血。实验室检查:鳞状细胞癌相关抗原(SCC)0.77ng/ml(参考值 0～1.5ng/ml)。

影像学检查

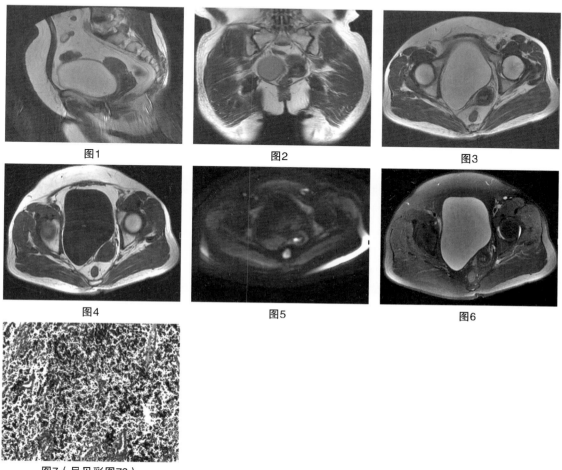

图1　　　　　　　　　　　图2　　　　　　　　　　　图3

图4　　　　　　　　　　　图5　　　　　　　　　　　图6

图7（另见彩图72）

图例说明　　图 1 至图 6 分别为盆腔 T_2WI 矢状位、冠状位、轴位、T_1WI、DWI、T_2 压脂序列,宫颈偏右侧后唇局部基质不连续,可见斑点状等 T_1 稍长 T_2 信号,DWI 序列呈高信号。图 7 为病理(HE×40),肿瘤由较一致的小到中等大小的癌细胞所组成,排列成片状、条索样,胞质界限不清,核圆而较规则,核深染、染色质细腻,核分裂象可见,间质血管丰富。

病理结果　　肿物大小为 1.7cm×1.5cm×1.1cm,侵及肌层约 1.1cm(＞1/2 肌壁全层),未见脉管内癌栓及神经侵犯,未侵犯宫体。免疫组化结果:Syn(＋＋),CgA(＋＋),CD56(－),CK(＋),Vimentin(－),CK7(部分＋),p16(＋),p63(－),Ki-67(＋约 40％)。病理诊断:宫颈小细胞神经内分泌癌。

病例分析　　宫颈神经内分泌癌(neuroendocrine carcinoma,NEC)是一种少见的特殊类型的宫颈癌,来源于宫颈的神经内分泌细胞,具有嗜银细胞性,能摄取胺前体脱羧形成胺或多肽类激素的恶性肿瘤。2014 年,WHO 妇科肿瘤分类将 NEC 分为低级别和高级别神经内分泌肿瘤两类,其中低级别肿瘤包括典型类癌和非典型类癌,而高级别肿瘤包括小细胞神经内分泌癌和大细胞神经内分泌癌。小细胞神经内分泌癌(small cell neuroendocrine carcinoma,SCNEC)常见于肺、胃肠道、泌尿生殖道、头颈部和乳腺等部位。发生在女性生殖道小细胞神经内分泌癌最常见部位为宫颈,依次为卵巢、输卵管、子宫内膜、阴道和外阴。宫颈 SCNEC 占宫颈癌的 1%～3%,恶性程度极高,早期淋巴结和远处转移的发生率高,患者预后差。宫颈小细胞神经内分泌癌发病中位年龄为 45 岁,与高危 HPV 感染有关。最常见的临床表现是阴道不规则出血或接触性出血,有或无异常阴道分泌物。

临床病理 大体上宫颈 SCNEC 质地脆,色灰黄白,与一般宫颈癌形态表现相似,坏死囊变区多见,肿瘤一般不侵犯宫颈上皮而是以间质浸润性生长为主,常侵犯周围淋巴管、血管和神经,发生远处淋巴结、骨、脑、肝转移。镜下 SCNEC 与肺及其他器官的小细胞癌类似:癌细胞主要生长方式为弥漫片状,也可见巢状、假腺样、菊形团样结构;巢周细胞常呈栅栏样排列,组织边缘癌细胞常因挤压而变形。组织学特征:细胞呈圆形、卵圆形、梭形,胞质少,核深染,染色质呈细颗粒状,是病理常称的"胡椒盐样",核仁不明显,常伴坏死及凋亡。SCNEC 常与宫颈鳞癌、腺癌及其他类型恶性肿瘤混合存在。免疫组化:神经内分泌标志物是诊断 SCNEC 的重要辅助工具,NSE、CgA 和 Syn 是最有意义的标志物。

影像学表现 影像学检查的主要目的是评估病灶范围和转移情况,优化治疗策略。

1. 超声 超声检查通常用作 SCNEC 的初步诊断方法。B 超结合多普勒血流成像,可实时动态地观察病灶血供情况,其主要特征表现为不规则肿块,内部多呈不均质低回声,多普勒超声可见少量血流信号。与其他类型宫颈恶性肿瘤相比,未见明显特征性表现。

2. CT SCNEC 的 CT 特点主要表现为宫颈不规则增大,呈不均匀软组织密度,增强扫描为持续性不均匀强化。

3. MRI MRI 在宫颈病变中的应用广泛,能多方位、多序列显示病变,再结合 DWI 弥散功能成像,较超声、CT 能更好地显示病变所累及的宫颈各层结构和周围组织关系,并具有更高的诊断准确率和特异性,在临床分期方面具有重要价值。SCNEC 在 T_1WI 上通常表现为低或等信号,在 T_2WI 上大部分表现为高信号,MRI 增强后呈不均匀持续强化。DWI 序列为高信号,ADC 值较低,ADC 值较低可能与瘤细胞小而圆、胞质少、核分裂象较多,含神经内分泌颗粒,致细胞内外水分子运动明显受限的病理特点有关。SCNEC 可较早发生远处及淋巴结转移,与原发灶大小无关,转移灶的影像特征与原发灶相似。

4. PET/CT 对宫颈癌临床诊断的准确度、特异性及敏感性均高于 MRI、CT,主要特点为较高的 SUV 最大值及促排延迟显像后 SUV 最大值升高。此外,淋巴结转移、骨转移及其他较隐匿部位转移病灶的探测灵敏度较高,尤其是发生较小的淋巴结转移时,表现为[18]F-FDG 摄取异常增高。因此在临床分期及预后分析方面更具优势。

鉴别诊断 宫颈 SCNEC 需要与下列疾病进行鉴别。单凭影像均难与 SCNEC 鉴别,需要进行病理学检查及免疫组化分析。

1. 宫颈鳞癌、腺癌 常见,多累及局部,淋巴结和远处转移较晚。

2. 子宫平滑肌肉瘤 主要表现为子宫、宫颈结构紊乱,局部见密度不均匀的巨大肿块,常见坏死、出血,增强不均匀强化。

3. 子宫恶性苗勒管混合瘤　肿块往往巨大,呈广基底息肉状肿物突入宫颈管,密度不均匀,多见坏死、囊变。

诊断启示　宫颈 SCNEC 无特异性临床表现及影像学特点,其定性诊断仍需要依靠病理学检查,若宫颈原发灶较小或分期较早时,即出现淋巴结或远处转移,可提示有该病的可能。

部分参考文献

[1] Baggar S,Ouahbi H,Azegrar M,et al. Neuroendocrine carcinoma of the cervix:A case report and review of the literature[J]. Pan Afr Med,2017,27(1):82.

[2] Woo J H,Kim M Y,Lee K S,et al. Resected pure small cell lung carcinomas and combined small cell lung carcinomas:histopathologY features,imaging features,and prognoses[J]. AJR Am J Roentgenol,2019,212(4):773-781.

[3] Li P,Ma J,Zhang X,et al. Cervical small cell carcinoma frequenfly presented in multiple high risk HPV infection and often associated with other type of epithelial tumors[J]. Diagn Pathol,2018,13(1):31.

[4] 吕晓婷,高雪梅,程敬亮,等.宫颈小细胞神经内分泌癌的 MRI 表现二例[J].中华放射学杂志,2015,8:629-630.

[5] 黄世明,岳建兰,尹亮,等.宫颈小细胞神经内分泌癌 2 例 PET/CT 表现[J].武警医学,2021,32(9):804-806.

病例 82　　**卵巢颗粒细胞瘤**

临床资料　女性,72 岁。绝经后阴道出血 9 天。患者既往月经规律,5～6/30 天,量中,痛经(—),绝经 21 年。专科情况:外阴婚产型;阴道畅,壁光滑;宫颈光滑,无接触性出血;子宫后位,大小为 6cm×5cm,活动可,子宫右前方可触及一大小为 8cm×7cm 的包块,质软,活动可,边界清;左附件区未及明显异常。肿瘤标记物正常。

影像学检查

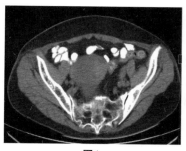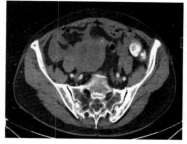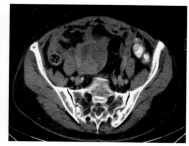

图1　　　　　　　　　　图2　　　　　　　　　　图3

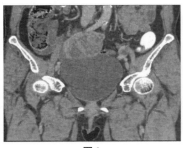 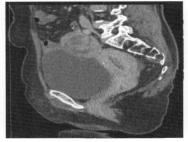 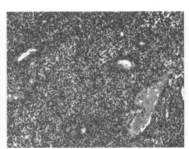

图4 图5 图6（另见彩图73）

图例说明 图1至图5分别为盆腔CT轴位平扫、动脉期、静脉期、静脉期冠状位、矢状位，子宫前上方偏右侧可见类圆形囊实性肿块影，大小为7.5cm×5.3cm，实性成分平扫CT值约34Hu，动脉期CT值约48Hu，静脉期CT值约76Hu，囊性部分未见明显强化，矢状位可见子宫内膜增厚，厚约1.6cm。图6为病理（HE×100），镜下见颗粒细胞大部分呈卵泡样，小部分环绕成小圆形囊腔，菊花样排列，中心含嗜伊红物质及核碎片（Call-Exner小体），少许细胞缺乏核纵沟，胞质丰富，核分裂可见。

病理结果 肿物大小8cm×5cm×4.5cm，表面附输卵管一条，长6cm，直径0.4～0.6cm。肿物切面呈灰白、灰红色，内为糟脆组织，易碎。镜下见颗粒细胞大部分呈卵泡样，小部分环绕成小圆形囊腔，菊花样排列，中心含嗜伊红物质及核碎片（Call-Exner小体），少许细胞缺乏核纵沟，胞质丰富，核分裂可见。免疫组化：Syn（＋＋），CgA（＋＋），CD56（＋＋），S-100（支持细胞＋），CK（－），Vimentin（＋），Inhibin-α（－），Calcitonin（－），Ki-67（＋约5％）。诊断：（右侧）卵巢幼年型颗粒细胞瘤。

病例分析 卵巢颗粒细胞瘤（ovarian granulosa cell tumor，OGCT）是一种具有颗粒细胞形态特征和内分泌功能的卵巢性索间质肿瘤，发病率低，占卵巢肿瘤的2％～3％，占卵巢性索间质肿瘤的70％以上。卵巢颗粒细胞瘤发生于任何年龄，高峰为45－55岁，按其临床特征和病理分为成人型颗粒细胞瘤（adult granulosa cell tumor，AGCT）和幼年型颗粒细胞瘤（juvenile granulosa cell tumor，JGCT），成人型发病占95％，幼年型占5％。JGCT是一种罕见且恶性程度极高的卵巢性索间质肿瘤，常见于年轻女性。主要临床特征是无症状性的腹部包块或因包块压迫引起的下腹不适，肿瘤可分泌雌激素，产生与雌激素增多相关的一系列症状，如性早熟、阴道不规则流血、闭经、子宫增大合并内膜增殖性病变等。

临床病理 肿瘤多为单侧单发，双侧多发者占5％～8％。大体呈卵圆形，形态光滑或浅分叶，常有完整包膜。切面实性成分通常质韧，为灰白色、灰黄色，囊性成分可为清亮液体或血性液体。在组织学表现上瘤细胞小，呈多边形或圆形，细胞核圆形或卵圆形，典型者可见纵行核沟，瘤细胞排列成微滤泡结构、岛状、梁状等形式。成人型与幼年型OGCT的区别是成人型镜下可见大量卡-埃小体（Call-Exner bodies），而幼年型镜下很少有。JGCT的细胞核通常呈圆形、深染，胞质丰富、嗜酸性，细胞核异型性可以非常轻微，也可以很显著，核分裂象较多，与AGCT相比具有更高的细胞有丝分裂率，且缺乏AGCT典型的特征卡-埃小体。免疫组化：CD99（＋）、Vimentin（＋）、Calretinin（＋）、S-100（＋）、α-inhibin（＋）和SMA（＋），CK7/CK20（－），EMA（－）。

影像学表现 OGCT的影像表现多样，病变多为单发，肿瘤大小不等，多为圆形、类圆形，边界清晰。依据肿瘤内实性和囊性成分的不同常有以下3种表现。

1. 囊性肿块　多数为多房囊性,少数单囊,分隔厚薄不均,以较厚为主,囊壁光滑,无壁结节。CT 上呈低密度,可见高密度出血灶,增强扫描囊壁及分隔明显强化;MRI 上 T_1WI 呈低信号,T_2WI 呈高信号,内见低信号分隔及高信号出血灶,增强扫描分隔及囊壁明显强化。

2. 囊实性肿块　为较常见的类型,一般体积较大,肿瘤多为实性肿块,内见多发大小不等的囊变,囊内壁光滑、锐利,形似"海绵状",为其典型表现。实性成分 CT 主要呈高、等密度,囊性成分呈低密度,增强扫描轻至中度强化。MRI 上实性成分 T_1WI 呈等信号,T_2WI 呈等、稍低信号,DWI 呈高信号,ADC 呈低信号;囊性成分呈长 T_1 长 T_2 信号,DWI、ADC 均呈高信号;增强扫描实性成分及囊壁明显强化。

3. 实性成分为主肿块　呈圆形、卵圆形,边界清,一般体积较小,肿块内可见小片状囊变区。肿瘤囊实性的比例与其大小有关,多数学者认为肿瘤早期较小时以实性为主,囊变较轻,后期肿瘤体积增大,其内多发囊变。由于肿瘤有雌激素活性,常导致子宫增大,子宫内膜增厚,后者以 MRI 显示清晰。

鉴别诊断　OGCT 的影像表现多样性需要与以下疾病进行鉴别。

1. 单纯囊性肿块和囊实性肿块　此种类型易误诊为囊腺瘤、囊腺癌,卵巢囊腺瘤亦可呈多房囊性改变,但囊壁较薄,少有实性成分,有时可见壁结节,肿瘤标志物可升高,增强扫描多呈"丝瓜瓤"样表现;卵巢囊腺癌,多形态不规则,边界不清,囊壁及囊内分隔厚薄不均,毛糙,常有不规则软组织突入腔内,呈浸润性生长,常可见腹水。

2. 实性为主肿块　需与卵泡膜瘤、卵泡膜纤维瘤及子宫浆膜下或阔韧带肌瘤、硬化性间质瘤相鉴别。实性 OGCT 密度或信号不均匀,可见小囊变区,DWI 呈高信号,ADC 呈低信号,增强扫描呈中度强化。卵泡膜细胞瘤、卵泡膜纤维瘤,一般体积小,边界清,密度或信号相对均匀,囊变坏死少见,DWI 呈高信号,ADC 呈稍高信号,增强扫描轻度强化。子宫浆膜下肌瘤与子宫关系密切,平扫密度均匀,T_2WI 呈明显低信号,增强扫描肿块呈较明显均匀强化,肌瘤合并变性时,其内密度信号不均匀呈斑片或漩涡状低密度影,边缘欠清楚。阔韧带肌瘤表现为子宫旁扁平状的实性肿块;硬化性间质瘤强化呈渐进性强化,类似于血管瘤的强化方式。

3. 双侧卵巢病变需与转移瘤鉴别　后者有原发肿瘤史,转移瘤密度多不均匀,坏死区多见,强化不均匀。

诊断启示　典型的与雌激素相关的临床表现如绝经后阴道出血、性早熟等,实验室检查(雌激素增高),以及影像学上表现为卵巢的囊性、囊实性、实性为主的肿块,呈"海绵状"或"卵石"征等特异性征象,将有助于 OGCT 的诊断。

部分参考文献

[1] Makhija A, Patel BM, Kenkre MA, et al. Retrospective analysis of 32 cases of ovarian granulosa cell tumours[J]. J Obstet Gynaecol India,2020,70(1):50-56.

[2] 谈际范,郝秀兰,尹建蓝,等.卵巢幼年型颗粒细胞瘤一例并文献复习[J].海南医学,2020,31(15):2034-2037.

[3] 翁建辉,邱淦滨,李建辉,等.卵巢颗粒细胞瘤的影像学表现[J].临床医学研究与实践,2021,6(14):110-112.

[4] 胡蓉,代燕增.卵巢颗粒细胞瘤的影像学表现及鉴别诊断[J].世界最新医学信息文摘(连续型电子期刊),2020,20(4):196-197.

病例 83   卵巢纤维瘤

临床资料   女性,66岁。绝经10⁺年,发现附件包块3个月。既往月经规律,5/30天,量多,无痛经。2020年8月初无明显诱因出现右下腹部下坠、憋胀感,无尿频、尿急、尿痛,无分泌物增多、外阴瘙痒、阴道出血及流液等症状。专科情况:外阴婚产型;阴道畅,分泌物量中;宫颈萎缩,糜烂样外观,接触性出血(+);子宫后位,触诊不满意,无压痛,右附件区增厚,无压痛,左侧附件区未及异常。卵巢肿瘤标记物检查阴性。

影像学检查

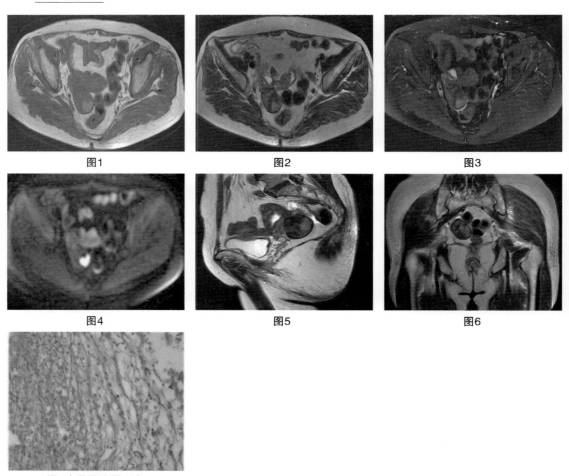

图1   图2   图3

图4   图5   图6

图7(另见彩图74)

图例说明   图1至图6分别为盆腔MR平扫T_1WI、T_2WI、STIR序列、DWI序列、T_2矢状位及冠状位,右侧附件可见类圆形以等T_1稍短T_2信号(该部分病变DWI序列呈低信号)为主肿块,内可见短T_1长T_2信号(该部分病变DWI序列呈高信号),肿块大小为4.3cm×3.4cm,边界清楚,有包膜。图7为病理(HE×100),镜下可见瘤细胞呈梭形弥漫分布,核分裂象罕见,部分间质片状红染无结构。

病理结果　右侧卵巢纤维瘤,伴大量间质硬化。

病例分析　卵巢纤维瘤(ovarian fibroma,OF)起源于卵巢间质细胞,由成纤维细胞和纤维细胞构成,是一种较少见的卵巢良性肿瘤,占卵巢肿瘤的 1%～5%。多见于绝经前后的中老年女性,平均发病年龄为 46—49 岁。常为单侧发病,双侧发病仅占 4%～10%。临床表现多与肿瘤的大小相关,直径<4cm 时,多无明显征象,常在体检时发现。直径较大时,可触及腹部或盆腔肿块,压迫邻近泌尿系统或血管结构时,可引起相应的临床症状,如尿频、腹壁和下肢肿胀等。少数病例可伴有腹水,当同时伴有腹水和胸腔积液时称为梅格斯(Meigs)综合征。卵巢纤维瘤可发生扭转,发生扭转时可出现恶心、呕吐、下腹剧痛等急腹症症状。

临床病理　大体标本卵巢纤维瘤可表现为多种形态,多数呈卵圆形、类圆形,质实、韧,切面多呈灰白色、白色,可伴有囊变、坏死、钙化等。镜下见肿瘤由梭形或椭圆形的成纤维细胞和纤维细胞构成,呈编织状排列,肿瘤为乏血供,实质内血管稀疏。根据纤维细胞及胶原纤维的比例不同,可分为细胞型和纤维型。囊变区可见透明样变性,镜下为大片均质嗜红色无结构区。免疫组化:Vimentin(+),Inhibin-α(+),Bcl-2(+),Ki-67(1%～7%)。

影像学表现　卵巢纤维瘤的 CT 和 MRI 表现多样,很多学者基于此提出了不同的分型,例如单纯、变性、血管扩张;抑或均质、变性、出血型等。均是以瘤内是否均质、出血或合并胸腔积液和腹水进行分类,但尚无统一分型的名称。

1. CT　肿瘤多单侧发病,形态多样,多呈类圆形、椭圆形,边界清,对邻近结构多推挤;肿瘤较小时,密度均匀,与子宫肌层相似;体积较大时,囊变坏死为低密度,呈裂隙状或大片状,出血为高密度,CT 值<100Hu;钙化可能与肿瘤的坏死、变性相关,呈更高密度。增强后呈轻度强化,强化幅度多<20Hu。少数伴有腹水。血管扩张型是一种卵巢纤维瘤特殊类型,增强扫描呈明显持续强化,与其内富含血管成分有关。

2. MRI　典型的卵巢纤维瘤在 T_1WI、T_2WI 序列上为均匀低信号,形态规则,边界清楚;发生囊变坏死时,形态不规则,T_1WI 为低信号,T_2WI 为高信号,出血灶 T_1WI、T_2WI 均为高信号,常见于一些瘤内血管丰富的特殊类型;MRI 对钙化的检测不敏感,不易显示;DWI 上肿瘤实质呈高信号,可能与密集排列的瘤细胞有关,有学者研究发现 DWI 序列能够提高卵巢纤维瘤的诊断准确率。增强后典型的卵巢纤维瘤不强化或轻度强化,一些特殊类型的肿瘤,瘤内血管丰富,可表现为明显强化。

鉴别诊断　卵巢纤维瘤需要与以下病变进行鉴别。

1. 浆膜下子宫肌瘤　肿瘤与子宫关系紧密,增强后肿瘤早期强化,与子宫强化基本同步。卵巢纤维瘤多为乏血供,不强化或轻度强化,且瘤体只有体积较大时才表现出对子宫的压迫,程度不及浆膜下子宫肌瘤。

2. 纤维卵泡膜细胞瘤　起源与纤维瘤相同,均为性索间质,影像学上难以鉴别,部分纤维卵泡膜细胞瘤有分泌雌激素功能,可借此进行鉴别。

3. 卵巢癌　形态不规则,病灶较小时即可出现囊变坏死,边界不清,常侵犯周围脏器,因起病隐匿,发现时多为晚期,常发生广泛网膜种植转移,肠系膜、腹膜后、盆腔淋巴结转移,伴有大量腹水,增强后肿瘤多为明显不均匀强化。

4. 卵巢淋巴瘤　分为原发和继发,表现为实性肿块,密度较均匀,坏死囊变较少,肿块边界清,增强扫描轻-中度强化,典型者可见血管漂浮征。

诊断启示 发生于中老年女性,临床表现不典型。影像学表现为附件区实性结节或肿块,边界清,密度较均匀,有包膜,MRI 上 T_1WI 和 T_2WI 均为低信号,可见囊变坏死,增强后无强化或轻度强化,提示卵巢纤维瘤的诊断。

部分参考文献

[1] 马亚琪,王韵,刘爱军.WHO(2014)卵巢肿瘤组织学分类[J].诊断病理学杂志,2014,21(8):530-531.

[2] 阳云金,任黔川.卵巢纤维瘤的临床病理分析[J].实用临床医学,2016,17(3):44-47.

[3] 方金忠,陈本宝,张文奇,等.卵巢纤维瘤的 CT 和 MRI 影像特征[J].中国医学影像技术,2017,33(9):1366-1370.

[4] 卞方云,季亚平,凌利.卵巢纤维瘤的 CT 表现及鉴别诊断[J].中国中西医结合影像学杂志,2017,15(3):328-330.

病例 84 睾丸旁纤维性假瘤

临床资料 男性,51 岁。1 年前发现右侧阴囊内肿物,开始约红枣大小,平卧位与站立位肿物明显改善,无阴囊疼痛、发热、恶心、呕吐,无停止排便、排气,无胸憋、气短、胸痛等症状。2 个月前发现阴囊内肿物较前增大,约核桃大小,无上述症状。专科检查:右侧腹股沟区可触及大小约 3cm 的质软肿物,进入阴囊根部,平卧位可缩小至消失,站立位或咳嗽时明显,可还纳回腹,还纳后压迫内环口肿物不再突出。右侧阴囊较左侧增大,右侧阴囊无红肿,右侧睾丸上方可触及大小为 5cm×4cm×2cm 质硬肿物,表面光滑,无触痛,与精索关系紧密,不能还纳恢复,平卧位不能缩小至消失。双侧睾丸及附睾大小正常,阴囊内未及蚓状团块。超声:右侧阴囊外上方可见大小为 4.4cm×2.4cm×3.5cm 实性低回声团,边界清,内回声不均匀,内可见多发点状强回声,CDFI 内可见血流信号,PSV 7.6cm/s,EDV 3.5cm/s,RI 0.54。其周围软组织回声增高,未见异常肿大淋巴结。实验室检查:睾丸肿瘤血清标记物甲胎蛋白(AFP)、人绒毛膜促性腺激素 β-hCG 及乳酸脱氢酶(LDH)均在正常水平。

影像学检查

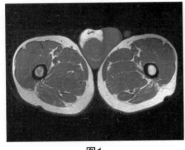
图1

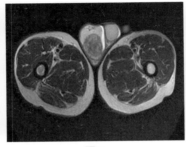
图2

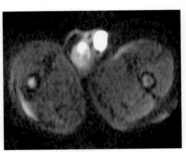
图3

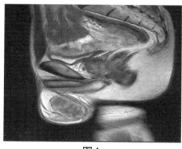
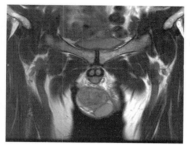
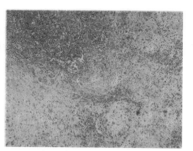

图4　　　　　　　　　　　　　　　　图5　　　　　　　　　　　　　　图6（另见彩图75）

图例说明　　图1至图5分别为阴囊MRI T_1WI、T_2WI、DWI、T_2WI矢状位及冠状位图,右侧附睾区可见类圆形混杂信号肿块,以等 T_1 稍长 T_2 信号为主,DWI呈稍高信号,大小为 3.9cm×4.3cm×3.8cm,边界尚清,右侧阴囊内见脂肪信号。图6为病理(HE×40),增生的纤维组织内见多灶性慢性炎性细胞浸润伴淋巴滤泡形成,淋巴浆细胞为主,未见坏死及多核巨细胞。

病理结果　　术中见睾丸上方大小为 4cm×3cm 的肿物,质韧,周围可见脂肪组织堆积,与睾丸、附睾界限清楚,与周围组织无明显粘连。镜下增生的纤维组织内见多灶性慢性炎性细胞浸润伴淋巴滤泡形成,淋巴浆细胞为主,未见坏死及多核巨细胞。免疫组化:IgG(—),Kappa (+),Lambda(+),Ki-67(生发中心高表达)。特殊染色结果:PSA(—),银染(—)。病理诊断:倾向纤维性假瘤。

病例分析　　纤维性假瘤(fibrous pseudotumors,FPT)不是真正的肿瘤,是一种纤维、胶原结缔组织增生性病变,为反应性纤维组织增生结节。发生于阴囊内睾丸旁纤维性假瘤是一种临床上较为罕见的良性肿瘤,1904年由Balloch首先描述,此后有多发性纤维瘤、睾丸周围炎、反应性睾丸周围炎、慢性增殖性睾丸周围炎、结节性睾丸周围炎和炎性假瘤等多种命名。基于这类肿物的生长具有反应性而非肿瘤起源的病理学特征,1973年Mostofi等明确提出“纤维性假瘤”这一名称,并被广泛应用。本病的病因与发病机制至今仍不清楚并有很大争议,但多数学者认为其继发于感染、创伤、炎性鞘膜积液或手术等的反应性增生,最近有文献报道与IgG4相关疾病有关。纤维性假瘤好发于睾丸鞘膜,其次在附睾和精索,是睾丸旁第2位好发良性肿瘤,约为6%,发病年龄多在30岁左右。临床表现主要为渐进性增大的无痛性阴囊结节或肿物。

临床病理　　睾丸旁FPT一般为单侧发病,偶有双侧发病,主要发病部位是睾丸鞘膜(约占85%),发生于附睾及精索者少见。肿物呈结节或肿块,结节的界限清楚,活动度大,可有包膜,大小不等,直径一般为 0.5～10cm,呈实质性,切面呈灰白色,如有活动性炎症,则呈灰黄色或黄褐色。也有文献报道睾丸旁FPT表现为弥漫性睾丸鞘膜增厚,弥漫性病变包裹睾丸,累及鞘膜和附睾,多伴有睾丸鞘膜积液或积血。镜下:这些结节由致密的非细胞胶原和具有增生成纤维细胞的透明组织组成,内有数量不等的毛细血管和淋巴细胞、浆细胞等炎性细胞浸润,胶原组织增生伴透明样变性,部分病灶内有钙化或骨化形成。免疫组化:Vimentin(+),Actin (+),Desmin(—),Cytokeratin(—),S-100(±)。

影像学表现

1.**超声**　　临床上睾丸旁FPT首选的影像学检查方法是超声,根据病变的形态分为结节性和弥漫性。

（1）结节性病变主要声像图特征：①睾丸鞘膜上或附睾上大小不等的弱回声结节，常为多发；②结节边界较清楚，形态较规则，结节内有时可见少许点线状血流信号；③部分结节内可见钙化灶；④部分病变内合并睾丸鞘膜腔积液。

（2）弥漫性病变主要声像图特征：①睾丸鞘膜增厚，少数伴有结节，有时能见到较小的弱回声；②部分病例的鞘膜壁可见钙化灶；③增厚的睾丸鞘膜可见少许点线状血流信号或无明显血流信号。

2. CT　病灶常位于一侧，较小的结节呈实性，呈软组织密度，较大的病灶中央常发生坏死，为低密度，伴较厚的壁，可见环形高密度钙化，边界不清。增强扫描病灶实性部分或厚壁轻中度强化，坏死部分不强化。

3. MRI　病灶在 T_1WI 上为等或低信号，T_2WI 和脂肪抑制序列上为低信号，病灶内发生坏死时表现为 T_1WI 低信号，T_2WI 高信号，钙化在 T_1WI 和 T_2WI 均为低信号，增强扫描特点与 CT 相同，实性部分或厚壁轻中度强化，坏死部分不强化。

鉴别诊断　睾丸旁 FPT 需要与发生在睾丸旁的其他肿瘤进行鉴别。

1. 附睾腺瘤样瘤　多发生于睾丸旁结构，也可发生于睾丸鞘膜及精索等部位，多数患者无症状。一般为单发实性结节，无钙化、坏死、睾丸鞘膜增厚等表现，增强无明显强化。

2. 畸胎瘤　典型表现为睾丸内多囊性病变伴有不同程度的钙化及脂肪组织。

3. 睾丸和附睾结核　病变由肉芽组织、纤维组织和干酪样组织构成，附睾增大，结构轮廓模糊，密度不均匀，常伴有钙化，晚期可形成脓肿。

诊断启示　临床发现青年患者，阴囊内多发无痛性渐进增大结节或肿物，超声为弱回声，MRI 上 T_1WI 和 T_2WI 均为低信号，强化呈轻中度强化，边界清楚，应考虑纤维性假瘤的可能。

部分参考文献

[1] 罗洪波,刘修恒,陈志远,等.睾丸鞘膜纤维性假瘤(附5例报告)[J].临床泌尿外科杂志,2010,25(10):752-754.

[2] 王运起,宁亮,邢俊平,等.睾丸鞘膜孤立性纤维假瘤1例报告并文献复习[J].中国男科学杂志,2016,30(9):48-51.

[3] 张玥,张刚健,谢华玉,等.睾丸鞘膜纤维性假瘤的超声特征[J].中国医学影像技术,2014,30(7):1084-1086.

[4] 龙德云,陈国军,陈和平,等.睾丸附睾病变MRI表现及其诊断[J].放射学实践,2009,24(6):664-667.

病例 85　腺性膀胱炎

临床资料　男性,49岁。1个月前体检时发现镜下血尿,无发热、尿频、尿急、尿痛、排尿费力症状。查体:双肾区无隆起,无叩痛;双侧输尿管走行区无压痛;膀胱不充盈,无叩痛;外阴发育正常,尿道外口无红肿及分泌物。实验室检查未见明显异常。膀胱镜检查:膀胱三角区可见范围约 4cm 隆起,水肿明显,表面充血,散在有滤泡样肿物,双侧输尿管开口显示不清。

影像学检查

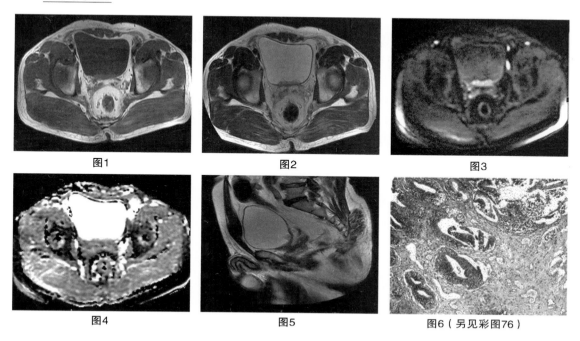

图1　　　　　　　　　　　图2　　　　　　　　　　　图3

图4　　　　　　　　　　　图5　　　　　　　　图6（另见彩图76）

图例说明　图 1 至图 5 分别为盆腔 T_1WI、T_2WI、DWI 序列及 ADC 图、T_2WI 矢状位,膀胱三角区壁不均匀片状增厚,呈等 T_1 稍长 T_2 信号,DWI 序列呈稍高信号,ADC 图未见明显低信号,病变凸向腔内,较厚处约 0.9cm,表面可见小泡状长 T_2 结构。图 6 为病理(HE×100),膀胱黏膜内可见多量腺体,部分被覆腺上皮,部分被覆移行上皮,间质可见部分炎性细胞浸润,黏膜间质水肿。

病理结果　电切镜直视下置入膀胱,可见膀胱三角区范围约 4cm 隆起,水肿明显,表面充血,散在有滤泡样肿物,双侧输尿管开口显示不清。镜下见膀胱黏膜内有多量腺体,部分被覆腺上皮,部分被覆移行上皮,间质可见部分炎性细胞浸润,黏膜间质水肿。病理诊断:(膀胱)腺性膀胱炎。

病例分析　腺性膀胱炎(cystitis glandularis,CG)是膀胱黏膜良性增生的一种少见病变,可累及膀胱黏膜下层,但不侵犯肌层。目前腺性膀胱炎的病因和发病机制尚未完全明确,正常膀胱黏膜是尿路移行上皮,而不是腺上皮,对于 CG 的腺上皮来源有 3 种假说,即胚胎残留学说,Pund 退化学说和上皮化生学说。复发性尿路感染、慢性膀胱出口梗阻、神经源性膀胱、结石或长期留置导尿管等在临床上被认为是 CG 发病的高危因素,所以多数学者支持该病的发病机制是移行上皮化生学说。膀胱黏膜在慢性刺激下引起移行上皮的底层细胞过度增生,在固有膜内形成实性的尿路上皮细胞巢,称为 Von Brunn 巢。Brunn 巢中心为分化好的移行上皮,基底膜和结缔组织包绕于巢的周围,巢中心发生退化或坏死时形成含液小囊腔,称为囊性膀胱炎。病变继续发展如发生腺上皮化生,形成具有分泌黏液的腺样结构时,称为腺性膀胱炎。早期国外的流行病学认为该病的发病率仅为 0.1%～1.9%,随着膀胱镜检查技术的提高,发病率有逐年上升趋势,但仍缺乏流行病学资料。据文献报道,CG 的发病年龄为 3－82 岁,高峰年龄为 50－60 岁,女性多见。临床表现无特异性,主要为尿急、尿频、尿痛、夜尿增多、血尿等普通膀胱炎的症状,严重者可出现急性尿潴留和双侧肾积水。

临床病理　腺性膀胱炎好发于膀胱三角区、颈部和侧壁,病灶可局限或弥漫,呈片状或结节状黏膜增厚,黏膜水肿或滤泡葡萄水泡样改变,周围黏膜正常。依据膀胱镜检查将其分为低危型和高危型。低危型 CG 膀胱黏膜改变轻微,有的表现为慢性炎性反应,抑或呈滤泡样;高危型 CG 膀胱黏膜更偏向肿瘤样表现,如膀胱乳头状瘤样改变。高危型有发生恶变的可能。病理学镜下特征是含有黏液的柱状上皮细胞位于黏膜表面或形成腺体向下长入固有层内,并有淋巴细胞和浆细胞不同程度浸润。

影像学表现　依据病灶的形态和侵犯的范围将腺性膀胱炎的影像学表现分为 4 型:①结节隆起型,膀胱内壁呈乳头状凸起,病灶边缘较规整,可有囊性变及钙化;②扁丘增厚型,膀胱内壁呈草坪状局限性增厚,但一般不超过 3cm,表面光整或锯齿状;③弥漫增厚型,膀胱壁呈广泛增厚,厚薄可不一,内壁呈锯齿状改变;④混合型,内壁弥漫增厚与扁丘增厚混合存在。

B 超和 CT 是临床上检查 CG 的两种重要方法。①CT:平扫病灶密度多均匀,呈低等密度,增强扫描黏膜呈明显线性强化,病灶呈轻度渐进强化,强化值一般不超过 20Hu。膀胱壁外缘多光滑,周围脂肪间隙清楚,无局部侵犯和淋巴结转移表现。②MRI:平扫 T_1WI 呈等信号,T_2WI 呈等高信号,DWI 序列呈稍高信号,ADC 值等或略低信号,增强扫描呈轻度渐进性强化,MRI 对显示病灶内的小囊肿价值较高。

鉴别诊断　腺性膀胱炎需要与膀胱癌进行鉴别。膀胱癌形态上多为"菜花状""乳头状",表面钙化相对 CG 多见,增强扫描明显强化,膀胱壁外缘可模糊,周围脂肪间隙可受侵。若临床高度怀疑膀胱癌,仅靠影像学鉴别 CG 与膀胱癌难度较大,仍需行膀胱镜活检进行确诊。

诊断启示　女性患者,出现尿急、尿频、尿痛等临床症状,影像学表现膀胱三角区局限性增厚,黏膜明显线性强化,病灶轻度渐近性强化,且无膀胱壁外侵犯表现时,应考虑腺性膀胱炎的可能。

部分参考文献

[1] 张保.腺性膀胱炎临床诊断和治疗中国专家共识解读[J].泌尿外科杂志(电子版),2021(4):28-31.

[2] 中华医学会泌尿外科学分会,腺性膀胱炎诊治专家共识编写组.腺性膀胱炎临床诊断和治疗中国专家共识[J].中华泌尿外科杂志,2020,41(8):566-568.

[3] 倪晓琼,范国华.腺性膀胱炎与膀胱尿路上皮癌的 CT 鉴别诊断[J].临床放射学杂志,2019,38(9):1708-1712.

[4] 杨甜,王鹤翔,聂佩,等.增强 CT 鉴别诊断膀胱癌和腺性膀胱炎[J].中国医学影像技术,2019,35(9):1379-1383.

病例 86　膀胱淀粉样变性

临床资料　女性,51 岁。患者于 15 天前无明显诱因出现无痛性全程肉眼血尿,呈暗红色,伴有血凝块,存在尿道烧灼感、尿频、尿急,无发热、腰痛、腹痛,无胸憋、气短、胸痛等症状。4 天前再次出现肉眼血尿。专科检查:双肾区无隆起,无叩痛;输尿管走行区无压痛;耻骨上膀胱区无充盈,无压痛;尿道外口无狭窄,无异常分泌物。实验室检查:尿常规提示潜血 ⊞。泌尿系彩超提示:膀胱左后壁可见大小为 5.6cm×1.7cm 的不规则高回声团,CDFI 未见明显血流信号。

影像学检查

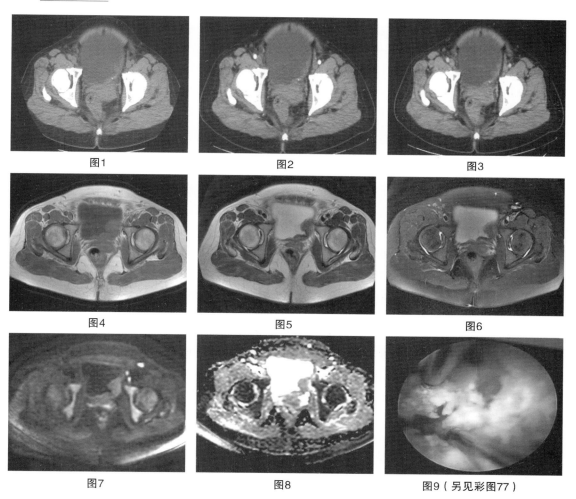

图1　　　　　　　　　图2　　　　　　　　　图3

图4　　　　　　　　　图5　　　　　　　　　图6

图7　　　　　　　　　图8　　　　　　　　图9(另见彩图77)

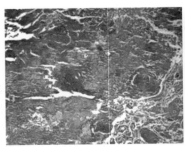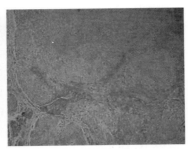

图10（另见彩图78）　　　　　图11（另见彩图79）

图例说明　图1至图3分别为盆腔CT平扫＋增强,膀胱左侧壁及左后壁不规则增厚,可见不规则软组织肿块影,突入腔内,大小为4.7cm×2.2cm,内可见点状钙化,平扫CT值29Hu,动脉期CT值33Hu,静脉期CT值37Hu。图4至图8分别为盆腔MRI T_1WI、T_2WI、T_2压脂序列、DWI、ADC,膀胱左侧壁及左后壁不规则增厚并突向腔内,呈等T_1短T_2信号,DWI序列呈等信号,ADC值未见明显减低。图9为膀胱镜,病灶呈毛絮状肿物,下方可见黄色颗粒样改变。图10为病理（HE×100）,局灶被覆尿路上皮增生,固有膜内见多量浆细胞浸润。图11为病理（刚果红染色×100）,间质内见片状粉染无结构物,部分呈云雾状。

病理结果　膀胱镜下见左侧输尿管口显示不清,在膀胱左侧三角区、左后壁、左侧壁及膀胱顶壁可见范围10cm×15cm呈毛絮状肿物,下方见黄色颗粒样改变。镜下局灶被覆尿路上皮增生,固有膜内见多量浆细胞浸润,间质内见片状粉染无结构物,部分呈云雾状,局部可见钙化灶及异物多核巨细胞。特殊染色结果:PAS（－）,抗酸染色（－）,刚果红染色（＋）,Perls蓝染色（灶＋）。病理诊断:膀胱淀粉样变性。

病例分析　淀粉样变性是以不同来源的β-折叠纤维蛋白在体内多种器官的细胞外沉积为特征的一类系统性疾病,淀粉样物质沉积在膀胱时,称为膀胱淀粉样变性（amyloidosis of bladder,AB）。已知的淀粉样物质有35种之多,最常见的类型是免疫球蛋白轻链沉积（AL型）和遗传型/野生型甲状腺素转运蛋白变体沉积（ATTR型）。AL型是一种单隆性浆细胞增殖产生的免疫球蛋白轻链（κ或λ链）组成,转甲状腺素是一种来源于肝的血浆蛋白,其野生型（wt）是非遗传性蛋白中的淀粉样纤维前体蛋白,遗传型基因位于18号染色体上,包含4个外显子和5个内含子,有超过150个基因突变,其中大多数编码TTR的致病变异,增加淀粉样变潜能。膀胱淀粉样变性病因尚不明确,可能与泌尿系统慢性炎症长期刺激导致浆细胞的聚集,浆细胞分泌免疫球蛋白,通过蛋白水解作用变性成为淀粉样纤维沉积于细胞外形成病灶。AB发病率较低,文献统计近90年共349个病例,发病年龄为49－69岁,男女比例为1.53:1。临床表现和膀胱肿瘤极为相似,表现为无痛性肉眼或镜下血尿,少数有尿路刺激和排尿困难症状。

临床病理　膀胱淀粉样变性好发于侧壁和后壁,膀胱三角区少见。病灶位于黏膜固有层及黏膜下结缔组织内,有时也可累及肌层和血管壁。镜下见细胞外的嗜伊红、透明均质、无固定形状的淀粉样蛋白沉积,上皮增生明显且不规则,并伴有不同程度淋巴细胞、嗜酸性粒细胞或浆细胞浸润。淀粉样物质刚果红染色结果呈阳性,在偏光显微镜下表现为黄绿色双折射较具有特征性。

影像学表现　静脉尿路肾盂造影、B超、CT检查可表现为类似膀胱肿瘤的一些非特异性改变。CT表现为膀胱壁单发或多发结节状不规则增厚,突入膀胱内,内缘不规则,外缘光整,病灶内部见细小的钙化灶,增强扫描无强化或轻度延迟强化,强化与淀粉样变性中常存在膀胱的慢性炎症改变有关。由于病灶主要为淀粉样物质沉积,在 MRI 上 T_2WI 及 DWI 序列均为低信号,有一定特征。

鉴别诊断 膀胱淀粉样变性需要与以下疾病进行鉴别。

1. **膀胱癌** 膀胱壁不规则增厚或多发结节影,CT 表现为大小不等分叶状或菜花状软组织肿块,MRI 呈等 T_1 稍长 T_2 信号,DWI 序列呈高信号,增强扫描常呈明显均匀强化。

2. **腺性膀胱炎** 常累及膀胱颈部和三角区,病灶范围多较弥漫,CT 平扫膀胱壁呈规整或不规整增厚,基底较宽,呈软组织密度,内可伴囊肿形成。增强扫描病灶轻度强化。

诊断启示 临床表现为血尿的中老年患者,影像检查发现膀胱壁增厚,CT 表现为等密度结节,病灶内部伴有钙化灶,MR 表现为短 T_2 信号,DWI 序列呈低信号,增强扫描无强化或轻度延迟强化,应考虑膀胱淀粉样变性的可能。

部分参考文献

[1] 张长胜,孙天明.误诊为膀胱癌的膀胱淀粉样变性1例诊疗分析[J].国际泌尿系统杂志,2021,41(4):715-716.

[2] 王升,刘爱连.原发性膀胱淀粉样变性一例[J].中华放射学杂志,2013,47(11):1046-1047.

[3] Mayor N,Coppola ASJ,Knights H,et al. Localised amyloidosis of the bladder:A rare mimic of urinary tract malignancy (case report and literature review)[J]. Int J Surg Case Rep,2020,77:708-710.

[4] Patel P,Pourmandi M,Lombard JS. Primary Amyloidosis of the Bladder Mimicking Probable Malignancy:A Case Report[J]. Urology Case Reports,2019,26:100944.

病例 87　直肠肛管黑色素瘤

临床资料 男性,61 岁。4 个月前无明确诱因出现便血,呈鲜红色,量少,非喷射状,伴大便次数增加,3～4 次/日,伴大便不成形,伴里急后重,无恶心、呕吐,无腹痛、腹胀,无胸闷、气短,无呕血、黑便,未诊治。现里急后重感明显加重,乏力感明显。查体:肛门周围无红肿及异常分泌物,6 点位距离肛门约 2cm 处可触及一肿物,大小为 4cm×3cm,突向肠腔生长,质地硬,占肠壁周径 3/4,基底部活动度差,指套退出血染。实验室检查:肿瘤标记物在正常范围内。

影像学检查

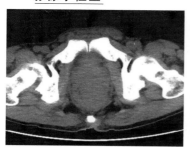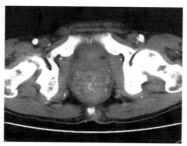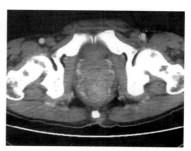

图1　　　　　　　图2　　　　　　　图3

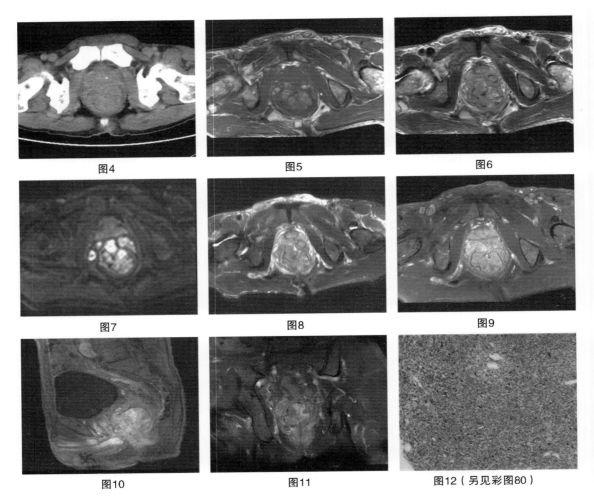

图4　　　　　　　　　　图5　　　　　　　　　　图6

图7　　　　　　　　　　图8　　　　　　　　　　图9

图10　　　　　　　　　　图11　　　　　　　图12（另见彩图80）

图例说明　图1至图4分别为盆腔CT轴位平扫、动脉期、静脉期及延迟期,直肠低位肠腔内可见结节样软组织密度影,较大层面5.5cm×4.8cm,平扫CT值约41Hu,增强扫描动脉期、静脉期及延迟期CT值分别约73Hu、81Hu、80Hu,前缘与前列腺分界不清,直肠环周筋膜增厚。图5至图11分别为直肠MRI T_1WI、T_2WI、DWI、抑脂T_2序列、增强T_1轴位、矢状位图及冠状位图,直肠下段肠腔内见不规则形短T_1等长T_2信号,DWI序列呈高信号,增强扫描示病灶呈明显不均匀强化,病灶浸润直肠肌层,向前突破直肠浆膜层达直肠前脂肪间隙;直肠周围脂肪间隙内见增大淋巴结。图12为病理(HE×40),弥漫分布的瘤细胞,部分呈上皮样,部分呈短梭形,胞质内可见色素沉着。

病理结果　活检,灰白灰色黑组织5块,大小为0.6cm。镜下弥漫分布的瘤细胞,部分呈上皮样,部分呈短梭形,核浆比例增大,细胞核圆形或短梭形,核仁红色、明显,核染色质颗粒状,核分裂象易见,并可见病理性分裂象,胞质内可见色素沉着。免疫组化结果:HMB45(+)、Melan-A(+)、S-100(+)、CK7(+)、CK(+)、Vimentin(+)、Ki-67(+约60%)。诊断为(直肠)恶性黑色素瘤。

病例分析　恶性黑色素瘤(malignant melanoma,MM)是起源于皮肤和黏膜上皮内黑色素细胞的恶性肿瘤,具有高度的侵袭性,最常见于皮肤,其次为眼、头颈部、消化道及泌尿生殖道等。直肠肛管黑色素瘤(anorectal malignant melanoma,ARMM)是消化道最常见的黑色素瘤,占所有黑色素瘤不足 1%,占全部肛管直肠恶性肿瘤的 0.5%~2.0%。ARMM 病因及发病机制目前尚未完全清楚,存在多种假说。有学者认为黑色素瘤的产生来源于肠道的施万细胞。另一些学者则认为起源于神经嵴,在胚胎发育过程中移行到表皮基底层和毛囊。ARMM 多发生于中老年人,中位年龄约 68 岁,女性略多于男性。临床表现多样,最常见的有便血、肿块、疼痛等,部分病例还可见到病变周围皮肤瘙痒、腹泻、里急后重、肛门脱垂等。肿瘤确诊时常已较大。直肠肛管黑色素瘤预后差,5 年生存率仅为 10%~18%。

临床病理 肿瘤大体上呈息肉、结节状,表面光滑,部分伴发溃疡。呈灰白、灰红色,切面可见灰黑色,质硬、脆,易出血。ARMM 起源于直肠肛管移行部和鳞状上皮黏膜区的黑色素细胞。镜下肿瘤细胞形态多样,可见上皮样细胞和梭形细胞,上皮样细胞呈小簇状、巢团状或弥漫成片状分布,梭形细胞呈束状排列,核仁明显,染色质颗粒状,胞浆内可见色素沉着,核分裂象易见,并可见病理性分裂象。文献报道有 30%~70% 的病变还表现为无色素型。临床病理上 ARMM 不同于皮肤的黑色素瘤,具有多中心性生长和可沿黏膜下浸润特性。免疫组化:HMB、S-100 及 Vim 常呈阳性表达。

影像学表现

1. CT 病变常表现为向腔内生长的蕈菌样或息肉样结节或肿块,可导致肠腔狭窄,但肠梗阻少见,肿块呈软组织密度影,病变较小时密度均匀,较大时中央常发生坏死,为低密度,出血呈高密度影,边界不清,病变血供丰富,增强扫描呈明显强化。

2. MRI MRI 的软组织分辨率高于 CT,依据肿瘤细胞有无含有黑色素颗粒成分分为经典型黑色素瘤和乏黑色素黑色素瘤。经典的肿瘤中存在黑色素,因此 ARMM 在 MRI 上表现为 T_1WI 序列为高信号,T_2WI 序列为低信号;当肿瘤较大发生坏死、出血时为混杂信号,T_1WI 序列以等信号为主,内夹杂斑片和线条状高信号影,T_2WI 序列以稍高信号为主,内夹杂斑片状等信号或低信号,DWI 序列上呈高信号;乏黑色素的 ARMM 中缺乏黑色素,MRI 上表现为 T_1WI 低信号,T_2WI 高信号,增强扫描特点与 CT 相同,呈明显强化,与周围境界不清,易发生淋巴结和血行转移,肝和肺是血行转移的好发部位。

鉴别诊断 直肠肛管黑色素瘤需要与直肠肛管常见肿瘤进行鉴别。

1. 直肠癌 生长部位、生长方式、临床表现与 ARMM 相似,但直肠癌易造成肠梗阻;肿瘤较小时 MRI 表现有助于鉴别二者,直肠癌呈等 T_1 长 T_2 信号,ARMM 呈短 T_1 短 T_2 信号。较大时二者难以鉴别,DWI 序列直肠癌较 ARMM 信号低,增强扫描强化程度较 ARMM 弱。

2. 间质瘤 多向腔外生长,少坏死,边界清,T_1WI 序列为低或等信号,增强扫描强化程度不及 ARMM。

3. 神经内分泌肿瘤 与 ARMM 表现相似,均易突向腔内生长,造成肠管狭窄,边界不清,易发生淋巴结及血行转移,增强后明显强化,二者难以鉴别,但肿瘤内出现短 T_1 短 T_2 信号特征时,容易鉴别。

诊断启示 老年患者,便血伴直肠息肉样结节,MRI 表现为 T_1WI 序列高信号,T_2WI 序列低信号,伴或不伴淋巴结转移、肝转移,增强扫描呈明显强化,应考虑直肠肛管黑色素瘤的可能。

部分参考文献

[1] Seera M,Santos T,Martins M,et al. Amelanocytic anorectal malignant melanoma—Case report[J]. Int J Surg Case Rep,2019,55(1):164-167.

[2] 魏雪静,张彦宁,徐瑞,等.原发性消化道黑色素瘤 14 例临床病理分析[J].临床与实验病理学杂志,2021,37(6):655-659.

[3] 曾艳,李理.肛管直肠恶性黑色素瘤的临床病理特点并文献复习[J].现代肿瘤医学,2021,29(16):2872-2876.

[4] 赵致楷,王艳艳.直肠恶性黑色素瘤的影像学表现及其病理分析[J].中国药物与临床,2021,21(2):243-244.

[5] 王庭红,贾晓峰.直肠少见恶性肿瘤的 MRI 表现及鉴别诊断[J].中国 CT 和 MRI 杂志,2021,19(8):148-150.

第四章

骨骼和肌肉

病例 88　肱骨髁上突

临床资料　女性,52 岁。因肘部外伤就诊。实验室检查未见明显异常。

影像学检查

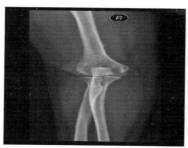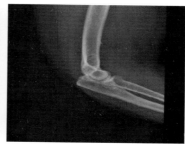

图1　　　　　　　　　　　　　图2

图例说明　图 1 和图 2 分别为右肘关节 X 线正位片及侧位片,显示右侧肱骨下段前内侧见一宽基底骨性凸起,呈鸟嘴状,边缘光滑,骨皮质与肱骨干相连续,尖端指向右肘关节。

病例分析　肱骨髁上突(supracondylar process of the humerus,SPH)又称上髁突、滑车上突、肱骨第三髁、肱骨下端沟状突等,属于一种临床上少见的先天性解剖变异,具有一定的遗传性。据研究,肱骨髁上突在全球范围内的发病率约为 0.68%,我国人群中肱骨髁上突的发病率较低,欧洲人群发病率高于亚洲人群。肱骨髁上突单侧多见,也可见于双侧,其与性别及侧别分布的关系因地区不同而有所差异。肱骨髁上突好发于骨干与干骺端交界处,多位于肱骨内侧髁以上 5~7cm 处的肱骨下段前内侧。对于其发病机制,目前大多数人认为有两种原因,一种是在胚胎时期发育异常,另一种是肌肉韧带连接处骨的过度发育。在临床上,肱骨髁上突发现时多无症状,多由于外伤后行 X 线摄片或偶然触及上臂不移动的骨性凸起而发现。少数患者在临床上出现正中神经及血管受压的症状,表现为肢体麻木、活动受限及肢端发凉等,这是由于肱骨髁上突好发位置处有正中神经及肱动脉通过,血管神经分叉正好骑跨在髁上突上缘,并沿两侧下行。髁上突与肱骨内上髁有时可连接成纤维索条样韧带而使正中神经及肱动脉受挤压,该韧带称为 Struthers 韧带,为旋前圆肌提供了一个额外的起点,成年后可钙化,韧带钙化或骨化后,可形成髁上孔。有时还可发生肱骨髁上突的撕脱骨折。

临床病理 肱骨髁上突在组织学上多由成熟骨质构成,有些区域交织排列不规则的骨小梁,间有血管纤维组织。

影像学表现 肱骨髁上突在 X 线及 CT 图像上具有典型的影像学表现,由于其在临床上多无症状,多于外伤后偶然发现,因此其临床诊断主要依赖于 X 线检查,可以清晰地显示病灶的形态、大小及位置。在 X 线图像上,肱骨髁上突多表现为肱骨下段前内侧的鸟嘴状骨性凸起,边缘光滑,密度较均匀,较骨皮质密度稍低,具有宽基底,远端多较尖,可成锥状,也可呈弯曲的钩状,骨皮质与肱骨干相连续,无髓腔及软骨帽,远端指向肘关节。

鉴别诊断

1. 颈椎病 临床上当患者出现正中神经压迫的症状时,应注意与颈椎病进行鉴别,行肘关节 X 线检查即可明确。

2. 骨软骨瘤 对于无症状患者,在影像学上,肱骨髁上突需要与骨软骨瘤进行鉴别。骨软骨瘤又称为外生骨疣,是一种常见的良性骨肿瘤,好发于长骨干骺端,多见于股骨远端、胫骨近端及肱骨近端,发生于肱骨髁上者少见,可随骨骼生长向骨干移行,常背离关节生长,多为宽基底,有髓腔,骨皮质及髓腔与母骨骨干相连,顶端可见软骨帽,发生钙化时可形成密度不均或凹凸不平的菜花状病灶。肱骨髁上突好发于肱骨下段前内侧,尖端指向肘关节,无髓腔及软骨帽,可与之进行鉴别。

诊断启示 临床上患者外伤时或偶然触及肱骨下段不移动的骨性凸起时,应行 X 线检查。若发现肱骨下段前内侧边缘光滑的鸟嘴状骨性凸起,具有宽基底,尖端指向肘关节,无髓腔及软骨帽时,应考虑为肱骨髁上突。

部分参考文献

[1] 赵义,倪忠义,潘俊博,等.肱骨髁上突的影像学特征分析[J].中华解剖与临床杂志,2020,25(4):355-358.

[2] 张志强,吴春星,王达辉.儿童肱骨髁上突四例报道及文献复习[J].中华解剖与临床杂志,2020,25(5):498-502.

[3] 孙祥水,江波,楼跃,等.儿童肱骨髁上突九例临床特点分析[J].中华手外科杂志,2016,32(2):105-106.

[4] Wininger AE,Liberman SR,Jafarnia KK. Fracture of the supracondylar process of the humerus in an adolescent athlete[J]. JSES Int,2020,4(4):1018-1020.

[5] Shivaleela C,Suresh BS,Kumar GV,et al. Morphological study of the supracondylar process of the humerus and its clinical implications[J]. J Clin Diagn Res,2014,8(1):1-3.

病例 89 动脉瘤样骨囊肿

临床资料 男性,11 岁。1 个月前无明显诱因出现右膝外侧疼痛,下蹲时明显,休息后缓解不彻底。查体:右小腿近端外侧压痛阳性,周围稍肿胀。右膝浮髌试验、右侧髌骨碾磨试验、右膝关节前后抽屉试验、右膝关节 Lachman 试验、右膝关节内外翻试验、右膝关节过伸过屈试验、右膝关节麦氏征均为阴性。右髌骨活动范围可。右膝关节活动度：屈 120°—伸 0°，右下肢皮肤感觉未及异常，右足背动脉搏动良好，右踝关节（距小腿关节）及右足各足趾活动良好。双上肢及左下肢运动感觉良好。实验室检查：钙（Ca^{2+}）2.44mmol/L（参考值 2.5～3.0mmol/L），肌酐 46.0μmol/L（正常值 57～111μmol/L），碱性磷酸酶 275.8U/L（参考值 45～125 U/L），铁蛋白 22.27 ng/ml（参考值 23.9～336.2 ng/ml）。

影像学检查

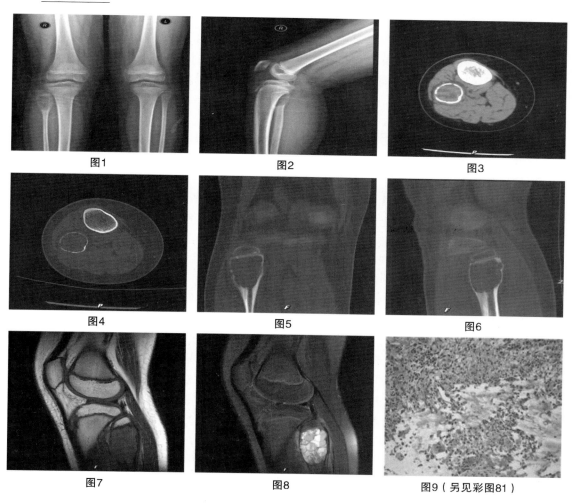

图1　　　　　　　　　　图2　　　　　　　　　　图3

图4　　　　　　　　　　图5　　　　　　　　　　图6

图7　　　　　　　　　　图8　　　　　　　图9（另见彩图81）

图例说明　　图 1 和 2 为右膝关节正侧位片，右侧腓骨上段见囊状低密度影，呈膨胀性改变，骨皮质变薄，呈"皂泡状"改变。图 3 至图 6 为右膝关节 CT 轴位软组织窗、骨窗、骨窗冠状位和矢状位，右侧腓骨上段见膨胀性的骨质破坏区，其内部呈软组织密度，可见液-液平面。骨窗上病灶周围骨皮质变薄，内部见骨嵴。图 7 和图 8 分别为 MRI T_1WI、PD 压脂的矢状位，右腓骨上段干骺端呈膨胀性改变，见不均匀长 T_1 长 T_2 信号病灶，其内见多发液-液平面及线状低信号分隔。图 9 为病理（HE×100），囊壁可见骨样基质、破骨巨细胞、增生的纤维组织。

病理结果　　术中送检右侧腓骨灰红色囊壁样组织 2 块，共大 2.2cm×1.5cm×0.3cm；术后送检右侧腓骨灰白、灰红色囊壁样组织多块,共大直径 2.5cm,壁厚 0.2cm。镜下囊壁可见骨样基质、破骨巨细胞、增生的纤维组织,符合动脉瘤样骨囊肿。

病例分析　　动脉瘤样骨囊肿(aneurysmal bone cyst,ABC)曾被称为骨膜下巨细胞瘤、骨膜下血肿等,是一种含血性的囊状肿瘤性病变。目前,ABC 的病因及发病机制尚不完全明确,但普遍认为,ABC 可能是发生于肿瘤、外伤等病变的部位产生静脉梗阻或动静脉瘘等动静脉畸形,局部血流动力学发生改变,静脉压持续升高,导致血管床扩张、充血,从而引起继发性的骨反应性破坏。原发性 ABC 涉及 17 号染色体上 USP6 癌基因的重排。继发性约占 20%,继发性 ABC 多见于骨巨细胞瘤、骨纤维异常增殖症、骨母细胞瘤、骨肉瘤等。ABC 占原发性骨肿瘤的 1%～2%,复发率为 10%～50%,ABC 主要的发病年龄位为 10－20 岁,无明显性别差异。ABC 发生于四肢长骨时主要的临床表现为肢体局部肿胀疼痛、压痛、运动受限及功能障碍等,有时可合并病理性骨折;ABC 发生于椎体及附件时,表现为疼痛及脊柱僵直,还可出现神经压迫的症状,具体表现为进行性肢体软弱无力、麻木、大小便失禁,甚至截瘫等。

临床病理　　ABC 好发于长骨干骺端(以肱骨、股骨和胫骨最常见)、椎体及附件(多位于颈椎及下胸椎的附件部位),也有少数病例发生于扁骨(如肋骨)等其他部位。ABC 是一种良性的局部破坏性病变,通常发生在骨髓腔内,较少发生在骨皮质表面,极少发生在骨外,多为单发病变,文献也有单骨多发或多骨多发的报道。ABC 是一种膨胀性溶骨性病变,在组织学上表现为扩张的多发窦状血腔,内充满不凝固血液,大小不等,互有沟通,似充盈血液的海绵,由含有大量成纤维细胞、肌纤维母细胞、破骨型多核巨细胞,沿纤维分隔走行的反应性编织骨的纤维基质进行分隔,外为骨性包壳,主要发生在骨内并向外膨胀性生长。

影像学表现　　目前主要采用 X 线、CT 及 MRI 检查。

1. X 线检查　　方便快捷,费用低,空间分辨率高,可以很好地显示病灶的大小、数量、部位、形态、轮廓及邻近骨质的骨膜反应的情况。

(1)ABC 在 X 线图像上可表现为 4 个时期:①溶骨期,主要表现为边缘清晰的溶骨性的骨质破坏,多无膨胀性,因此较难诊断;②膨胀期,在 X 线上多表现为骨膜下膨胀性的骨质破坏,骨皮质变薄,可表现为单囊或多囊状病灶,呈典型的"皂泡状"或"吹气球状"或"挂灯泡"征改变,病灶内见多发分隔或骨嵴,周围有菲薄但完整的骨壳包绕,部分病灶可跨骺板累及骨骺,但不破坏关节面;③稳定期,随着病程的发展,病灶形成清晰的骨壳及明显的骨性间隔;④愈合期,病灶持续钙化、骨化,间隔增厚,逐渐形成致密的骨块。

(2)根据发生部位,ABC 可以分为:①偏心型,最常见,X 线上表现为病变位于骨的一侧,形成类似于"吹气球状"的突出于骨的膨胀性囊性病灶;②中心型,病灶位于骨中央,呈梭形对称性膨胀性改变,骨皮质变薄;③骨旁型,较罕见,大多数位于骨外,周围包绕极薄的完整或断续的骨壳,邻近骨质有压迫和吸收改变,但不达髓腔。

2. CT　　可以观察病灶内部细微结构及成分,显示病灶的具体范围、骨包壳的完整性及微小钙化灶,更有利于对解剖结构重叠部位的病灶观察。在 CT 图像上,ABC 表现为膨胀性的骨质破坏区,内呈分房状,可见骨嵴,边缘见硬化,其内部呈软组织密度,可见液-液平面,通常上方组织密度较低,下方组织密度较高,这是由于血液中的细胞沉淀致使血浆、血细胞分离所致。CT 增强扫描病灶的实性成分明显强化,可见粗大供血血管。

3. MRI 检查　　它可以更好地显示病灶范围、内部成分及病灶周围软组织的情况,显示

CT 难以显示的纤维间隔等成分,可非常敏感地反映组织内水、蛋白质及脂肪含量的变化,同时,对于液-液平面的显示也明显优于 CT 检查。ABC 在 MRI 图像上表现为长 T_1、长 T_2 信号,病灶呈多房膨胀性,其内部分隔在 T_1、T_2 加权像上均呈低信号,主要原因在于内部分隔在组织学上由纤维组织、骨样组织、巨细胞等构成。在 T_2 加权像上,液-液平面上层多表现为较高信号,下层多表现为较低信号,这是由于 ABC 在病理上为含不凝血的腔隙,MRI 检查时间较长,囊腔内的不凝血成分产生了静置分离的现象,上层为血浆成分,下层为有形细胞成分。增强扫描可见病灶内部呈分隔样强化。

鉴别诊断 动脉瘤样骨囊肿需要与以下疾病鉴别。

1. 骨巨细胞瘤 好发于长骨骨骺闭合后的骨端,多见于 20—40 岁青壮年,男性多见,可呈紧邻关节面的膨胀偏心性横向生长,呈"皂泡样"改变,肿瘤边缘多无增生硬化,肿瘤内部多无钙化、骨化,可见纤细骨嵴,一般不出现液-液平。虽然骨巨细胞瘤与 ABC 均呈膨胀偏心性骨质破坏,但其骨质破坏方式不同,前者多呈侵袭性生长破坏骨质,骨质边缘侵袭、变薄、中断,无硬化边;而后者以膨胀性骨质吸收为主,可有硬化边。此外,ABC 病灶中存在分隔,在 CT 及 MRI 可清晰显示,而骨巨细胞瘤是实体肿瘤,并不存在真正意义上的分隔。

2. 骨囊肿 主要累及长骨,最好发于肱骨近端,其次为股骨近端,多沿骨纵轴生长,形态规则,边界清晰,密度均匀,膨胀程度不及 ABC,囊内常无分隔,包壳菲薄且边缘无分叶状压迹,X 线片上透亮度高,合并病理性骨折时可见"骨片陷落"征,MRI 上呈均匀长 T_1、长 T_2 信号。

3. 毛细血管扩张性骨肉瘤 病灶好发于骨干,呈侵袭性生长,病程进展快,表现为溶骨性骨质破坏,可见软组织肿块及骨膜反应,病灶内出血、坏死常见,常无包膜,增强后明显强化。

4. 骨纤维异常增殖症 好发于四肢长骨,表现为囊肿型时,需与 ABC 进行鉴别。骨纤维异常增殖症大多数呈单囊状膨胀性透亮区,骨膨胀较轻微,囊内见粗大条纹或钙化骨化影,边缘清晰,见硬化边,骨皮质变薄;病灶为多囊状时表现为大小不等的透亮区,与正常骨质分界清晰。

诊断启示 青少年,四肢局部肿胀疼痛、压痛,影像学检查发现四肢长骨干骺端的多囊状膨胀性骨质破坏区,伴有局部骨皮质变薄,病灶内见多发分隔或骨嵴,边缘见硬化边,CT 及 MRI 检查见液-液平面,MRI 上见低信号间隔时,应考虑动脉瘤样骨囊肿的可能。

部分参考文献

[1] Mascard E,Gomez-Brouchet A,Lambot K. Bone cysts:Unicameral and aneurysmal bone cyst[J]. Orthop Traumatol Surg Res,2015,101(1 Suppl):S119-127.

[2] Angelini A,Mavrogenis AF,Pagliarini E,et al. Rare aneurysmal bone cysts:multifocal,extraosseous,and surface variants[J]. Eur J Orthop Surg Traumatol,2020,30(6):969-978.

[3] 高银,胡华,宋震宇,等.长骨原发性动脉瘤样骨囊肿影像学表现[J].医学影像学杂志,2020,30(9):1704-1706.

[4] 孙玉红.动脉瘤样骨囊肿影像学表现特点[J].中国现代药物应用,2016,10(15):35-36.

病例 90　脊柱孤立性浆细胞瘤

临床资料　女性,58 岁。入院前 7 天无明显诱因出现左侧胸部麻木,逐渐环胸部麻木,并胸部以下麻木,胸背部疼痛,不能忍受,门诊检查结束回家后疼痛加重伴双下肢无力,行走困难。查体:脊柱未见异常,棘突未及压痛,未及叩痛,活动正常。神经系统:浅感觉,痛/温觉减弱,触觉未及异常,位置觉未及异常;运动,肌张力正常,有双下肢肢体偏瘫,肌力 4 级;腹壁反射正常,肱二头肌反射正常,肱三头肌反射正常,膝腱反射增强,跟腱反射正常;病理反射,Hoffmann 征(一),Babinski 征(一),Kernig 征(一)。患者右侧面部抽搐,双侧瞳孔等大、等圆,对光反射灵敏,乳突连线以下感觉减退,膝反射亢进,双侧巴氏征阴性。实验室检查:红细胞 2.35×10^{12}/L,血红蛋白 84g/L,血细胞比容(HCT)25.6%,红细胞平均体积(MCV)108.9fl,红细胞平均血红蛋白量(MCH)35.7pg,红细胞平均血红蛋白浓度(MCHC)328g/L,低荧光强度网织红细胞比率(LFR)74.3%(参考值 87.8%～98.6%),中荧光强度网织红细胞比率(MFR)13.2%(参考值 1.8%～12.5%),高荧光强度网织红细胞比率(HFR)12.5%(参考值 0%～2.4%),未成熟网织红细胞比率(IRF)25.7%(参考值 2.1%～17.5%),叶酸 8.73nmol/L(参考值＞10nmol/L)。

影像学检查

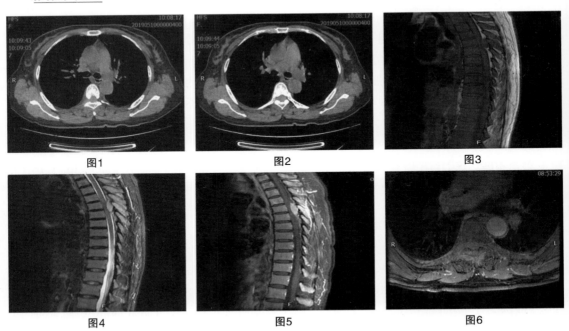

图1　　　　　　　　　　图2　　　　　　　　　　图3

图4　　　　　　　　　　图5　　　　　　　　　　图6

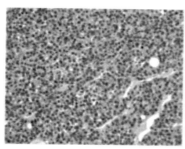

图7（另见彩图82）

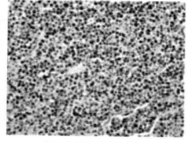

图8（另见彩图83）

图例说明　图1和图2为胸部CT轴位软组织窗，可见T_5椎体水平椎管内不规则形等密度影，向右侧椎间孔延伸。图3和图4分别为胸椎MR T_1WI、T_2WI的矢状位像，T_5-T_6水平椎管内脊髓后方硬膜外可见一病灶，呈等T_1、稍长T_2信号，邻近脊髓受压前移，T_5水平棘突后方脂肪间隙内见等T_1、稍长T_2信号的不规则病灶。图5和图6为胸椎MRI增强矢状位、轴位，T_5椎体右侧附件区、椎管内及相应棘突后方可见明显强化的病灶。图7为病理（HE×100），肿瘤性浆细胞，分化较成熟，间质血管丰富。图8为病理（IHC×100，Ki-67）。

病理结果　肉眼见（胸椎椎管内）灰红色组织多块，共大2.2cm×2cm×0.8cm，可见少许骨组织，大小为1.1cm×0.4cm×0.4cm。镜下见瘤细胞弥漫分布，胞体大，胞质丰富，核圆形，部分偏位，染色质粗糙。免疫组化：CD38（＋），CD138（＋），CD56（－），Kappa（－），Lambda（＋）。病理诊断：（胸椎椎管内）浆细胞瘤。

病例分析　孤立性浆细胞瘤（solitary plasmacytoma，SP）是一种由浆细胞单克隆增生形成的恶性肿瘤，为不伴有系统性疾病的局灶性增殖，在临床上包括骨的孤立性浆细胞瘤（solitary plasmacytoma of bone，SPB）和髓外浆细胞瘤（extramedullary plasmacytoma，EMP），分别发生于骨组织与髓外组织，其发病部位局限，骨髓无异常改变。不同于多发性骨髓瘤，SP在临床上少见，占浆细胞肿瘤的5％～10％，而SPB约占全部SP的70％。SPB常见发病年龄为40－60岁，男女比例约为2∶1。SPB常见的临床症状多为病灶附近疼痛麻木、活动受限或肢体无力等，是脊髓或神经根受压而产生相应的症状和体征。

临床病理　SPB可发生于任何部位的骨，好发于中轴骨及扁骨，如脊柱、骨盆、锁骨、肋骨、颅骨等部位，其中最常累及脊柱，尤其是胸椎。SPB的大体标本多为不规则灰红色组织，伴少许骨组织。镜下SPB的肿瘤组织由形态较单一的不同分化程度的肿瘤性浆细胞组成，间质为富含血管的结缔组织构成，常见淀粉样物质沉积。其根据分化程度可以分为高分化及低分化瘤细胞，高分化瘤细胞分化较成熟，其形态类似于正常的浆细胞；而低分化者细胞分化较差，其异型性明显，多可见核分裂象，在肿瘤的不同区域亦可表现出分化程度的明显差异。SPB是由B淋巴细胞单克隆性增生形成的肿瘤，瘤细胞呈轻链限制性，只表达Igκ和Igλ中的一种，提示其为单克隆性增生，而浆细胞的反应性增生为多克隆增殖，可同时表达Igκ和Igλ，因此可以借此来鉴别浆细胞的肿瘤性增生及反应性增生。有研究表明，脊柱SPB瘤细胞表达CD79a、PC、MUM1或CD138，而不表达CD20。目前SPB的主要诊断标准为：①病理证实为单发于骨的克隆性浆细胞增生造成的单发骨质破坏；②骨髓象阴性，浆细胞比例＜5％；③影像学检查可伴有病灶区邻近骨质受侵，不伴有其他部位病变；④无浆细胞病变所致的贫血、高血钙或肾功能损害；⑤血清或尿液中单克隆免疫球蛋白缺乏或减少。

影像学表现

1. X线检查 主要表现为膨胀性的骨质破坏,呈溶骨性,边界多不清楚,表现为"破而不烂"的特点,可有残留骨质,无骨膜反应,严重时可伴随病理性骨折。

2. CT表现 脊柱的SPB在CT图像上可出现椎体变扁、压缩性骨折等征象,可侵犯椎体附件,表现为膨胀性溶骨性骨质破坏,破坏区被软组织所充填,骨皮质变薄,软组织可突破骨皮质侵犯周围组织,形成软组织肿块,密度多均匀,增强后明显强化。发生在脊柱的SPB,骨质破坏后残存的骨嵴呈放射状排列,并与骨皮质相连,形成类似于深入脑回的脑沟样结构,称为"微脑"征,被认为是脊柱SPB在CT图像上的一个特点。病灶内常见不规则高密度影,与内部骨样基质与淀粉样变共存有关。

3. MRI表现 脊柱SPB在MR图像上信号表现复杂多样,主要病变在T_1WI表现为低等信号,在T_2WI呈等高信号,MRI可清楚显示病灶周围软组织肿块,其信号多均匀,增强后明显强化。除此之外,还可显示其脊髓及神经根受压情况。病灶周围无脊髓水肿被认为是脊柱SPB在MRI上的另一个特征性表现,这可能与SPB侵袭性低、生长缓慢有关。在MRI上,脊柱的SPB一般不侵及椎间盘,且椎间隙多不狭窄,肿块可局限性压迫椎管,也可环绕脊髓表现为围管征。增强扫描时肿块及脊膜强化,形成类似于脊膜尾征的征象。

鉴别诊断 脊柱孤立性浆细胞瘤需要与以下疾病进行鉴别。

1. 多发性骨髓瘤 与SPB影像学表现类似,但累及脊柱时常侵及多个连续的椎体,且实验室检查如本周蛋白呈阳性。

2. 脊柱结核 常继发于肺结核,临床上表现为低热、盗汗等症状,影像学上表现为相邻椎体及椎间盘受侵,椎间隙狭窄甚至消失,常形成椎旁冷脓肿,增强后脓肿壁强化。SPB不侵及椎间盘,且椎间隙多不狭窄,软组织肿块增强后明显强化。

3. 转移瘤 病灶常多发,为溶骨性破坏,且呈跳跃性分布,一般无残存骨嵴,多累及椎体后缘及椎弓根,可找到原发病灶。

4. 椎体巨细胞瘤 常呈偏心性膨胀性溶骨性改变,可呈"皂泡样"外观,有时可见到液-液平面,病变可突破骨皮质形成周围软组织肿块。

5. 椎体嗜酸性肉芽肿 好发于儿童及青少年,常累及单个椎体或跳跃式累及多个椎体,呈溶骨性破坏,晚期椎体压缩明显,椎间隙正常,椎间盘及附件一般不受累。

诊断启示 临床上表现为胸背部疼痛或麻木,肢体无力及活动受限,影像学检查发现单个椎体膨胀性溶骨性骨质破坏,边界清楚,在CT及MRI上出现"微脑"征,且MRI上显示无脊髓水肿,病灶不累及椎间盘,椎间隙不狭窄,病灶周围形成软组织肿块,增强扫描明显强化时,应考虑SPB的可能。

部分参考文献

[1] Steven DJ,Bethany AW,Amanda AH,et al. Solitary bone plasmacytoma compression injury disguised as back pain:a case report[J]. Spinal Cord Ser Cases,2019,5:16.

[2] 贾宁阳,王俭,王晨光,等. 脊柱孤立性浆细胞骨髓瘤的影像诊断[J]. 中华放射学杂志,2010,44(7):776-777.

[3] 何妙侠,朱明华,张亚明,等. 脊柱孤立性浆细胞瘤的临床病理分析[J]. 中华病理学杂志,2009,38(5):307-311.

病例 91　骨未分化多形性肉瘤

临床资料　男性,17 岁。左膝关节疼痛不适 1 个月。查体:左小腿近端未见红肿,叩痛 (＋),双上肢、双下肢感觉、运动正常。既往史:入院前 11 个月,曾行左侧胫骨近端动脉瘤性骨囊肿刮除、髂骨取骨＋植骨术;术后 135 天后左胫骨近端局部疼痛,体温达 39℃左右;术后 7 个月左右发现左小腿上端肿物,局部疼痛,体温达 38℃左右;术后 10 个月发现左小腿上端肿物较前增大;术后 11 个月二次住院治疗。实验室检查:肿瘤标记物在正常范围内。

影像学检查

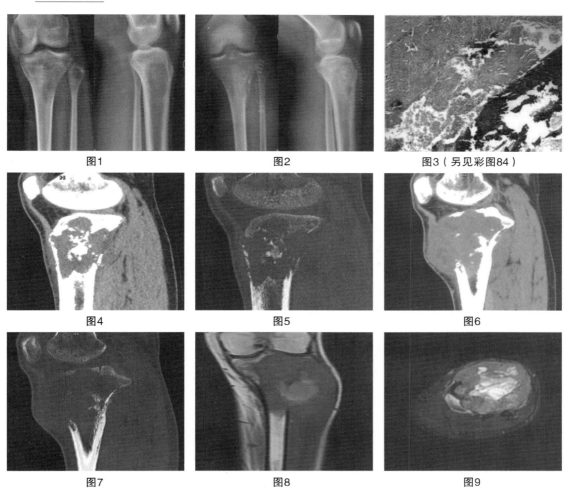

图1　　　　　　　　　　图2　　　　　　　　　图3（另见彩图84）

图4　　　　　　　　　　图5　　　　　　　　　图6

图7　　　　　　　　　　图8　　　　　　　　　图9

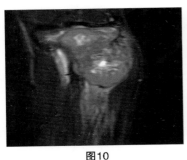
图10

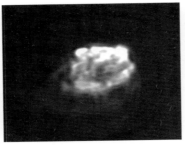
图11

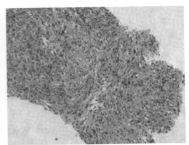
图12（另见彩图85）

图例说明 图1为第1次术前左膝关节正侧位片,胫骨上段见多发囊状低密度影,边界不清,骨皮质变薄,轻度膨胀性改变,少许骨膜反应。图2为刮骨＋植骨术后左膝关节正侧位片,骨质破坏区被植入骨填充。图3为刮骨前病理(HE×40),中央大片坏死,周边纤维组织增生,内可见大小不等腔隙,内充血液,并见少量死骨及编织骨,多灶性单核细胞及破骨细胞增生。图4和图5为术后7个月左膝关节CT矢状位软组织和骨窗,左侧胫骨内地图样斑片状骨质破坏区,破坏区呈软组织密度,中央植入骨骨质破坏。图6和图7为术后11个月左膝关节CT矢状位软组织和骨窗,骨质破坏范围增大,明显突破骨皮质形成软组织肿块。图8至图11为术后11个月MRI平扫T_1WI、T_2WI、T_2WI压脂、DWI,病变信号混杂,呈稍长T_1、稍长T_2信号,内见短T_1、稍长T_2信号,突破骨皮质形成软组织肿块,病灶弥散受限,呈高信号,肿块突破骨皮质呈分叶状或"伪足"样。图12为11个月后穿刺病理(HE×100),肿瘤细胞丰富,呈束状、漩涡状排列,间质内可见胶原纤维。

病理结果 穿刺术后病理提示间叶源性恶性肿瘤。免疫组化结果:Vimentin(＋),CD68(＋),p63(－),SATB2(－),S-100(－),SMA(＋),SMARCA4(＋),STAT6(－),Calponin(局灶＋),Desmin(－),Myo-D1(－),Myogenin(－),CDK44(－),MDM2(－),H3K27me3(＋),Ini1(＋),Fli-1(－),EMA(－),AE1/AE3(－),Ki-67(＋约60%)。病理诊断:支持高级别肉瘤,局部呈未分化多形性肉瘤,局部伴成纤维细胞分化,并坏死(<50%)。FNCLCC分级:3级6分。

病例分析 骨未分化多形性肉瘤(undifferentiated pleomorphic sarcoma of bone,UPSB)曾被称为骨恶性纤维组织细胞瘤。自1972年Feldman等首次报道原发骨的恶性纤维组织细胞瘤以来,由于病理组织技术的发展,其命名在不断变化。在第3版世界卫生组织(WHO)骨肿瘤分类中,被命名骨恶性纤维组织细胞瘤(malignant fibrous histiocytomas,MFH),归于骨纤维组织细胞肿瘤项下,在第4版中更名为骨未分化高级别多形性肉瘤,且将其调整至杂类肿瘤项下,在第5版中更名为未分化多形性肉瘤(undifferentiated pleomorphic sarcoma,UPS),调整至骨的其他间叶性肿瘤项下恶性病变。骨未分化多形性肉瘤是一种起源不确定的肿瘤,其组织起源多数认为是原始多潜能间叶细胞向组织样细胞和成纤维细胞双向分化的结果。UPSB发病机制尚不明确,可原发,也可继发于骨的Paget病、骨坏死、纤维发育不良、内生软骨瘤、骨巨细胞瘤、慢性骨髓炎及骨病手术后。UPSB约占恶性骨肿瘤的2%,原发发病年龄为20—30岁,继发性一般为60—70岁,男女比例为(1.5～2):1。临床表现不典型,主要为局部疼痛,软组织肿胀或软组织肿块,局部静脉怒张,皮温升高等。

临床病理 骨未分化多形性肉瘤绝大多数位于长管状骨,以股骨、胫骨、肱骨多见,且多位于骨端或干骺端,亦可见于骨盆、肩胛骨、肋骨等不规则骨。大体标本肿瘤为实性、类圆形或不规则形,浸润性生长,边界不清,切面呈灰白或灰黄色,部分质地细腻,呈鱼肉样,部分韧硬,可见出血和坏死区。镜下表现为组织多形性和细胞异型性(梭形、多边形成纤维细胞、圆形或卵圆形的组织细胞样细胞,多核巨细胞及炎性细胞混合组成),瘤细胞呈轮辐状、束状、漩涡状或不规则排列,瘤组织内见出血、坏死及黏液样变性区。病变周围可以有少许反应性成骨。免疫组化:波形蛋白(Vimentin)(+)和CD68(+)有诊断价值。

影像学表现　骨未分化多形性肉瘤因其不同部位、不同病理改变而影像学表现有很大差异,常见的影像学检查方法和主要表现如下。

1. X线平片　溶骨性或虫蚀性骨破坏,残留的条索状或网格状骨嵴,边界不清,周围骨膜反应少见,软组织肿胀。X线平片的局限性为不能完全评估肿瘤破坏是否存在及肿瘤破坏的范围。

2. CT扫描　能发现X线检查不能发现的骨质破坏区,溶骨性骨质破坏,骨皮质不连续,破坏区见软组织密度,密度近似肌肉,侵及邻近软组织,病变无包膜,与周围间隙分界模糊。增强扫描肿瘤大部分呈不均匀轻、中度强化,肿块内可见更低密度的囊变和坏死不强化区,肿瘤内钙化或骨化成分少见。

3. MRI扫描　MRI的信号因其组织结构多样化而常表现混杂,T_1WI像为低信号或等信号,T_2WI像以高信号为主,其内间杂低等信号,低信号主要与肿瘤内残留骨质、含铁血黄素和纤维胶原成分有关。DWI序列病灶呈不均匀高信号,增强扫描表现为明显强化,动态扫描时常呈进行性延迟强化。MRI图像上还可发现软组织周缘呈结节状突起,有学者称之为"伪足",伪足和结节状突起常反映肿瘤向邻近浸润,是一种恶性特征。另外,在发现跳跃性病灶上MRI有特殊价值。

鉴别诊断　骨未分化多形性肉瘤需要与以下疾病进行鉴别。

1. 骨肉瘤　广泛溶骨性骨质破坏,边界不清,骨皮质呈虫噬样、筛孔样破坏,可见明显的骨膜反应、放射状骨针及软组织肿块,骨化或钙化常见。

2. 动脉瘤样骨囊肿　好发年龄为10—20岁,四肢长骨干骺端的多囊状膨胀性骨质破坏区,伴有局部骨皮质变薄,病灶内见多发分隔或骨嵴,边缘见硬化边,CT及MRI检查见液-液平面,MRI上见低信号间隔。

3. 软骨来源恶性肿瘤　40岁以上好发,T_2WI信号较高,强化较轻,结节状强化,软骨小结钙化。

4. 骨的纤维肉瘤　好发于长骨,偏心性溶骨性骨质破坏,难以区分,需依赖病理检查。

5. 尤因肉瘤　好发于儿童和青少年,浸润性、溶骨性骨破坏,形成巨大软组织肿块,可见放射状骨膜反应或葱皮样骨膜反应。

诊断启示　骨未分化多形性肉瘤临床表现不典型,长骨(股骨、胫骨)骨端、干骺端出现偏心性溶骨性骨质破坏,突破骨皮质形成软组织肿块,无钙化和瘤骨,肿块内出血或黏液变性,软组织周围形成"伪足"状等,在诊断时需要考虑到骨的未分化多形性肉瘤。

部分参考文献

[1]　Salvatore Romeo,Judith V. M. G Bovée,Herman M. Kroon,et al. Malignant fibrous histiocytoma and fi-

brosarcoma of bone：a reassessment in the light of currently employed morphological，immunohistochemical and molecular approaches［J］. Virchows Arch，2012，461（5）：561-570.

［2］ 周建军，丁建国，王建华，等. 原发性骨骼恶性纤维组织细胞瘤影像表现与病理对照研究［J］. 中华放射学杂志，2008，42（4）：396-400.

［3］ Thomas M. Link，Marc D. Haeussler，Susanne Poppek，et al. Malignant fibrous histiocytoma of bone：conventional X-ray and MR imaging features［J］. Skeletal Radiol，1998，27：552-528.

［4］ 方三高，李艳青，马强，等. 骨未分化高级别多形性肉瘤 8 例临床病理观察［J］. 临床与实验病理学杂志，2014，2（30）：171-175.

［5］ 胡振彬，陈卫国，文婵娟，等. 骨未分化高级别多形性肉瘤的影像表现及病理特征［J］. 临床放射学杂志，2016，35（4）：607-610.

病例 92　　肋骨尤因肉瘤

临床资料　　男性，31 岁。1 个月前在搬动儿童自行车过程中出现左侧胸壁疼痛，无心慌、气短、咯血、恶心、呕吐、头晕等，逐渐加重，就诊于当地诊所给予对症镇痛治疗效果欠佳，入院治疗。查体：胸廓对称无畸形，肋间隙等距，左侧下胸壁可见 5cm×5cm 大小的肿物，局部压痛，无红肿破溃，活动度差，未触及骨擦感，胸骨无压痛，胸壁静脉无曲张。双乳对称。双肺呼吸音清，未闻及干湿啰音，心律齐，心前区未闻及杂音，双下肢无水肿。实验室检查：红细胞沉降率（ESR）18mm/h（参考值 0～15mm/h），D-二聚体 0.59mg/L FEU（参考值 0～0.55mg/L FEU），糖类抗原、癌胚抗原、甲胎蛋白、鳞状细胞癌相关抗原及前列腺特异性抗原均处于正常范围内。

影像学检查

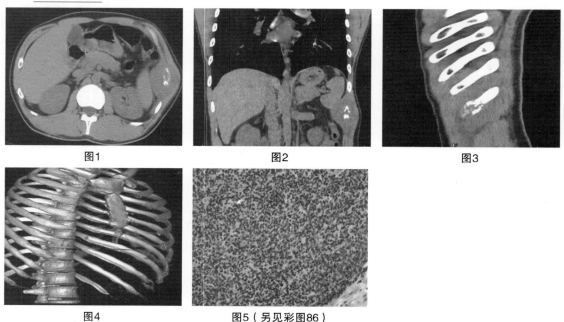

图1　　　　　　　　　　　　　　　　图2　　　　　　　　　　　　　　　　图3

图4　　　　　　　　　　　　　　　　图5（另见彩图86）

图例说明 图 1 至图 4 分别为胸部 CT 轴位、冠状位、矢状位软组织窗图像及 VR 重建，可见左侧第 10 侧肋溶骨性骨质破坏，累及骨髓腔，内外侧见包绕肋骨的软组织肿块，CT 值为 35Hu，边界清楚。图 5 为病理（HE×100），镜下见片状弥漫分布的蓝色小圆细胞。

病理结果 大体标本，（左侧第 10 肋）灰红色肿物 1 个，大小为 6.5cm×5cm×5cm，长轴两侧各附少许骨组织，一侧长 1cm，另一侧长 2.5cm，肿物表面完整，切面呈灰白、灰红色，鱼肉样，质软，中央可见大片状坏死，局部质硬，似残留的骨质。镜下见弥漫分布蓝色小圆形细胞，核浆比例增大，细胞核圆形或略不规则，核分裂象易见。免疫组化：Syn 灶（＋），CD56 灶（＋），CgA（－），Fil-1 核（＋），CD99 膜（＋），CK（－），Vimentin（＋），LCA（－），SMA（－），Myo-D1（－），Actin（－），CD34 血管（＋），Ki-67（＋约 60％）。病理诊断：（左侧第 10 肋）小圆细胞恶性肿瘤，结合免疫组化结果符合尤因肉瘤。

病例分析 尤因肉瘤（Ewing sarcoma，ES）是由 Ewing 在 1921 年首次描述的原发于骨的恶性小圆形细胞肿瘤，在临床上较为少见。近年来由于细胞遗传学和分子学的发展，将骨的原发性尤因肉瘤、骨外尤因肉瘤、软组织 PNET 和 Askin 瘤归为一类，统称为尤因肉瘤家族肿瘤。ES 起源于神经外胚层组织，好发于儿童及青少年，常见于 20 岁以下，高发年龄为 10－15 岁，男女比例约为 1.5∶1，在骨恶性肿瘤中约占 5％，是儿童第二常见的恶性骨肿瘤。ES 好发于股骨、胫骨和肱骨等四肢长骨骨干，发生于骨盆者也较常见。肋骨较为少见，约占骨原发性尤因肉瘤的 10％，其发病率为（1～3）/1 000 000。尤因肉瘤的临床症状主要与发生的部位有关，表现为局部疼痛，局部生长迅速的肿块，部分患者同时伴有发热、贫血、白细胞增高及红细胞沉降率增快。ES 容易发生转移，据文献报道 15％～20％的患者在就诊时就已发生转移，常见的转移部位为肺、骨及骨髓。

临床病理 骨的原发性 ES 起源于骨髓腔，常经哈弗斯管系统或沿着神经血管通道，破坏骨皮质向周围浸润，形成骨膜反应及软组织肿块。瘤组织质地柔软且无包膜，多呈灰白色，通常有相对明确的边缘，但也可能存在不明确的边缘，常由纤维组织分隔呈不规则结节状，瘤内可伴出血、坏死及囊变。镜下可见丰富的大小较一致的蓝色的小圆细胞，胞核呈圆形或椭圆形，可见核分裂，胞质较少。细胞也可能形成 HW 菊形团或假菊形团。ES 免疫组织化学染色显示癌细胞糖原染色（PAS）及细胞表面糖蛋白 MIC2（CD99）阳性。文献报道部分尤因肉瘤可不同程度表达 S-100、CD56、NSE、CgA 和结蛋白。细胞遗传学研究发现约 85％的病例存在（11；22）（q24；q12）染色体易位，分子学检测大部分存在 EWSR1 与 ETS 家族基因的融合，少部分存在 FUS 与 ETS 家族基因的融合。

影像学表现 ES 在 X 线及 CT 图像上可表现为片状、筛孔状、虫蚀样溶骨性骨质破坏，边缘模糊，病变区呈弥漫性骨质疏松，周围骨皮质呈筛孔样或花边样缺损，少数表现为骨质硬化。ES 可见葱皮样和放射状骨膜反应。病变早期即可形成广泛的软组织肿块，部分患者因软组织肿块较大，遮盖潜在的骨质破坏，从而导致 X 线上骨质破坏不明显。相较于 X 线检查，CT 图像可以更好地观察软组织肿块的范围及其与周围组织的关系，在 CT 图像上常见边界不清的软组织肿块，其内不伴钙化和瘤骨形成，但可见反应性的斑点状骨质硬化或残留骨片，这是由于尤因肉瘤无成骨活性。部分患者软组织肿块内可出现出血及坏死，可伴瘤周水肿。增强扫描具有不同程度的强化。在 MR 图像上，可以早期显示髓腔的浸润、骨质的破坏以及软组织肿块的形成。ES 在 T_1WI 序列上常表现为不均匀低信号，在 T_2WI 及 STIR 序列上表现为高信号，多数病灶呈弥漫性分布，皮质信号不规则中断。当肿瘤内伴出血时，在 T_1WI 及 T_2WI 上均可表现为不均匀高信号,当瘤内伴坏死及囊变时,在 T_2WI 上表现为水样高信号。部分 ES 可伴相对比较局限的周围软组织水肿,呈长 T_1、长 T_2 信号,沿肌束间隙分布,肌束多见移位。

鉴别诊断 骨原发性尤因肉瘤需要与以下疾病进行鉴别。

1. 急性骨髓炎 早期二者临床表现类似,但骨髓炎患者疼痛较剧烈,常有弥漫性皮下软组织肿胀,病史较短,有明确的急性病史,有死骨,骨破坏与增生在时空上呈平行关系,其骨膜反应一般规整连续、密度均匀。尤因肉瘤多表现为局限性肿块,病史较长,骨破坏与增生在时空上无平行关系,其骨膜反应常不规则、中断,可伴 Codman 三角及垂直状骨针。

2. 骨肉瘤 一般位于干骺端,骨质破坏区及软组织肿块内常见瘤骨形成或瘤软骨钙化。尤因肉瘤好发于骨干,骨表面可见细小放射样骨针,病变区不伴钙化及瘤骨形成。

3. 骨巨细胞瘤:与尤因肉瘤类似,骨巨细胞瘤的骨破坏区无钙化及骨化影,但其好发年龄为 20—40 岁,多见于与骨干融合后的干骺端,起病缓慢,症状较轻,呈膨胀性、偏心性、多房性骨质破坏,横向生长,骨壳轮廓一般完整,内可见纤维骨嵴,且一般无骨膜反应。

4. 嗜酸性肉芽肿 病灶多呈囊状膨胀性骨质破坏,"小钻孔样骨质破坏"为其所特有,病灶一般较局限,边缘清晰锐利,多数有完整的硬化边,骨膜反应较成熟,多层骨膜反应之间或与骨皮质之间可见透亮线,不伴放射状骨针。尤因肉瘤多呈进行性骨质破坏,边缘模糊,可伴 Codman 三角及放射状骨针。

诊断启示 儿童及青少年长骨骨干、骨盆或扁骨局部疼痛,并可触及肿块,同时伴有发热、白细胞升高及红细胞沉降率增快等表现,影像学检查发现局部虫蚀样骨质破坏并伴有软组织肿块形成,可见 Codman 三角或放射状骨针时,应考虑尤因肉瘤的可能。

部分参考文献

[1] Kunwar S,Sharma N,Giri BR,et al. Ewing's Sarcoma of Rib in a Four Year Old:A Case Report[J]. J Nepal Med Assoc,2021,59(242):1052-1055.

[2] Murphey MD,Senchak LT,Mambalam PK,et al. From the radiologic pathology archives:Ewing's sarcoma family of tumors:radiologic-pathologic correlation[J]. Radiographics,2013,33(3):803-831.

[3] 周丽华,冯俊涛,胡成平,等.肋骨尤因肉瘤一例[J].中华结核和呼吸杂志,2011,34(3):223-224.

病例 93 非骨化性纤维瘤

临床资料 男性,1岁。发现左侧面部肿胀半年余。患者于半年前无明显诱因出现全身发热,大约 38℃,在卫生院行降温治疗,效果不佳,出现左面部肿胀,牙床发红、肿胀,继续行静脉滴注抗感染治疗,仍无明显改善,肿胀未见明显好转。查体:颌面部左右不对称,左侧面颊部皮肤隆起,以左侧下颌骨体部为中心,表面皮肤颜色正常,皮温不高,皮下质硬,边界清楚,无明显压痛。张口3横指,口内见卫生情况尚可,74、75 牙颊侧前庭沟处黏膜膨隆,表面黏膜不完整,可见对殆咬痕,表面呈黄色,周缘轻度红肿。73 牙冠近中向,74、75 牙冠舌侧向移位,牙齿无明显松动。实验室检查:白细胞(WBC)$8.84 \times 10^9/L$。

影像学检查

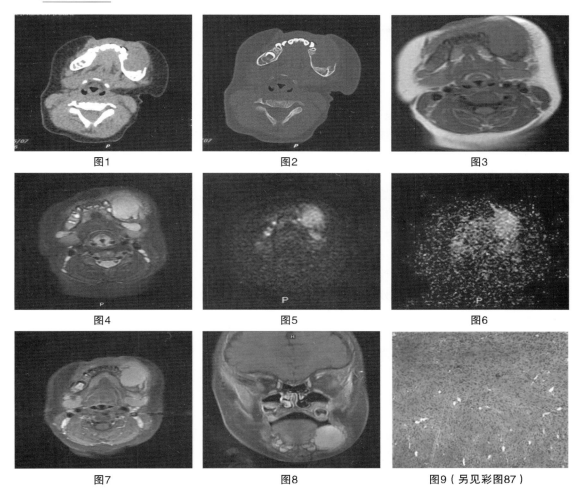

图1　　　　　　　　　图2　　　　　　　　　图3

图4　　　　　　　　　图5　　　　　　　　　图6

图7　　　　　　　　　图8　　　　　图9（另见彩图87）

图例说明　图1和图2分别为颌面部CT轴位软组织窗及骨窗图像,可见下颌骨左侧骨质破坏,牙根破坏呈斜面,见软组织肿物影,大小为2.1cm×2.5cm,密度较均匀,CT值为41.7Hu,未见分叶,边界较清晰,其上缘似见包膜。图3至图6分别为颌面部MR T_1WI、T_2WI、DWI及ADC,下颌骨左侧骨质破坏,牙根破坏呈斜面,见不规则肿物,呈稍长 T_1 信号、长 T_2 信号,信号均匀,DWI和ADC图上病灶均呈稍高信号。图7和图8分别为颌面部MR增强扫描的轴位、冠状位,可见病灶呈均匀强化,周围可见片状长 T_1 信号。图9为病理(HE×40),镜下见大量增生的纤维组织,灶状黏液变性,未见明显骨组织及骨母细胞。

病理结果　肉眼见(左下颌骨)灰白色肿物1个,大小为3cm×2.5cm×1.7cm,切面呈灰白色,局灶灰红色,实性质中,似有包膜。镜下为大量增生的纤维组织,灶状黏液变性,未见明显骨组织及骨母细胞,考虑为非骨化性纤维瘤。

病例分析　非骨化性纤维瘤(non-ossifying fibroma,NOF)是一种少见的起源于成熟的骨髓结缔组织的良性骨肿瘤,由Jaffe和Lichtenstein于1942年首次正式命名。NOF的确切病因尚不清楚,但目前的理论认为病变是由于骨骺板的发育异常造成的。NOF发病率较低,约占原发性骨肿瘤的 1.1%，多见于 8—20 岁的青少年，男女发病率大致相当，也有研究认为男性略多于女性。NOF 发病缓慢，多为单发，少数多发(见于 Jaffe-Campanacci 综合征)。临床症状不明显或症状轻微，少数病例表现为局部隐痛、肿胀，部分因外伤检查时偶然发现，少数因病理性骨折而首诊。

临床病理 NOF 多发生于下肢长管状骨的干骺端，以胫骨、股骨为多见，尤其是股骨下端及胫骨上端，其次是腓骨、尺骨、桡骨、肋骨、骨盆，发生于短管状骨及扁骨者少见，发生于下颌骨者更为罕见，文献报道不超过 20 例。NOF 大体上，切面多数表现为界限清楚的黄色或棕褐色病变，伴有不同区域的出血，周围包绕一层菲薄的硬化骨边。NOF 由纤维结缔组织构成，其组织学特征为富细胞良性成纤维细胞增生，镜下见基质组织呈显著的多层结构，主要成分为梭形结缔组织细胞，呈层状、轮辐状或漩涡状排列，细胞间见数量不等的胶原纤维，夹杂泡沫组织细胞和多核巨细胞，部分区域黏液变，瘤内无成骨活动，邻近骨组织有反应性增生，周围包绕薄层的硬化骨质或纤维骨质。在出血灶中，可见多核巨细胞及含铁血黄素沉着。NOF 一般不伴骨膜反应，当合并病理性骨折时，可能出现骨膜反应。

影像学表现 非骨化性纤维瘤的影像学特征表现为圆形、卵圆形单房或多房性长轴与骨长轴一致的骨质缺损。病灶边缘锐利，呈波浪状，可见密度均匀的软组织肿块，密度与肌肉组织相近，内无钙化及死骨，可见残留骨嵴，皮质可有膨胀，部分病例皮质可中断，周围常有轻度硬化，可伴病理性骨折，一般无骨膜反应。

依据发生的部位 NOF 可分为皮质型(偏心型)与髓质型(中心型)。①皮质型：位于干骺端或骨干皮质内，多呈单囊、偏心膨胀性骨质破坏，以侵犯皮质为主，部分累及髓腔，但不累及对侧骨皮质。长轴与骨干平行，其周围有厚薄不均的不规则波浪状硬化边，以髓腔侧较为明显，无明显骨膜反应及软组织肿块，如表现为多囊时可见纤细而不规则的骨嵴及骨性间隔。②髓质型：多发生于干骺端或骨端，病灶位于髓腔内，呈对称性生长，侵犯骨松质，可见单囊状或多囊状膨胀性破坏区，膨胀较轻，瘤体密度较均匀，局部骨皮质变薄，可有薄层硬化边，病灶常累及整个横径，可伴有病理性骨折，多囊者其内可见纤细的残留骨嵴或骨间隔。

NOF 病理组织结构复杂多样，在 CT 上，瘤体的密度与其成分相关：若瘤体主要由致密的梭形细胞和胶原纤维组成时，其 CT 值较高；若间质内含有较多含脂质的泡沫细胞，且细胞中含铁血黄素沉积较多时，其 CT 值偏低。在 MRI 图像上，当病灶内纤维组织及含铁血黄素较多时，在 T_2WI 上表现为低信号，而当病灶中含有较多泡沫细胞及多核巨细胞而胶原纤维含量较少时，则在 T_2WI 上呈高信号。此外，黏液样变或者囊变时病灶呈水样信号。增强扫描病灶表现为均匀强化。

鉴别诊断 非骨化性纤维瘤需要与以下疾病进行鉴别。

1. **骨纤维异常增殖症** 多见于 20 岁以下的年轻人，女性多见，病变多始于干骺或骨干，逐渐向远端发展，进展缓慢。影像学上呈广泛的磨玻璃样囊状膨胀性改变，常见硬化边，特征性表现为丝瓜瓤状改变，骨干常变形，可有病理性骨折。

2. **骨巨细胞瘤** 好发年龄为 20—40 岁，多见于骨端，起病缓慢，症状较轻，呈膨胀性、偏心性、多房性骨质破坏，横向生长，骨皮质变薄，呈"皂泡"状改变，肿瘤边缘多无硬化，病灶内可见纤维骨嵴，一般无骨膜反应。

3. **骨囊肿** 好发于长骨，多沿骨纵轴对称性膨胀生长，形态规则，边界清晰，密度均匀，骨皮质变薄但完整，周围有硬化边，囊内常无分隔，包壳菲薄且边缘无分叶状压迹。X 线片上透亮度高,合并病理性骨折时可见"骨片陷落"征。CT 显示病灶内为液性密度,较 NOF 密度低。MRI 上表现为均匀长 T_1、长 T_2 信号。

4. 成釉细胞瘤　当 NOF 发生于颌骨时,需与成釉细胞瘤进行鉴别。成釉细胞瘤生长缓慢,具有局部侵袭性和复发倾向,在 X 线及 CT 上表现为单囊或多囊性透光区,以多囊性多见。呈皂泡样外观,膨胀性生长,向唇颊侧膨胀明显,并局部吸收和连续性中断,可侵蚀邻近牙根,致邻牙缺失或牙根截断性吸收,较 NOF 有更粗糙的隔膜,单个小房更大。

5. 牙源性黏液瘤　当 NOF 发生于颌骨时,还需与牙源性黏液瘤鉴别,后者生长缓慢,有较强的局部浸润性,术后易复发。在影像学上多呈多囊状外观,肿瘤边界清晰,囊隔呈纤细直线状,可与下颌骨下缘垂直,可呈"网拍状"或"火焰状"改变。在 MR T_1WI 图像上呈低或等信号,T_2WI 呈不均匀高信号,增强扫描实性成分呈渐进性强化。

诊断启示　临床上儿童及青少年四肢和颌面部局部酸痛、肿胀,影像学检查发现圆形、卵圆形单房或多房性骨质缺损,见密度与肌肉相近的软组织肿块,边界清晰,内无钙化及死骨,周围有轻度硬化边,无骨膜反应时,应考虑 NOF 的可能。

部分参考文献

[1] Bowers LM,Cohen DM,Bhattacharyya I,et al. The Non-ossifying Fibroma:A Case Report and Review of the Literature[J]. Head Neck Pathol,2013,7(2):203-210.

[2] Eyesan SU,Katchy AU,Idowu OO,et al. Non-ossifying Fibroma of the Right Clavicle[J]. Niger Postgrad Med J,2018,25(2):126-129.

[3] 李长军,申斌.非骨化性纤维瘤的影像诊断[J].医学影像学杂志,2017,27(1):131-134,153.

病例 94　软骨母细胞瘤

临床资料　男性,25 岁。患者于 6 个月前无明显诱因出现左髋关节疼痛,无发热,无晨僵,无低热、盗汗,休息、口服镇痛药物后症状可缓解,上下楼、行走多时疼痛加重,活动受限。专科检查:左髋部无肿胀、畸形,未见瘀青、瘀斑,左髋部压痛(—)、叩击痛弱阳性,左下肢轴向叩击痛阳性,左髋关节活动度正常,左下肢末梢血供、感觉、运动基本正常。实验室检查未见明显异常。

影像学检查

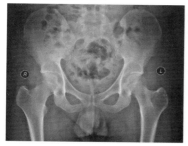
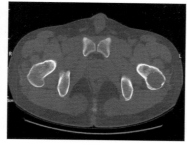
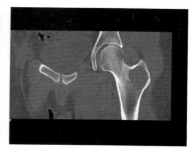

图1　　　　　　　　　　图2　　　　　　　　　　图3

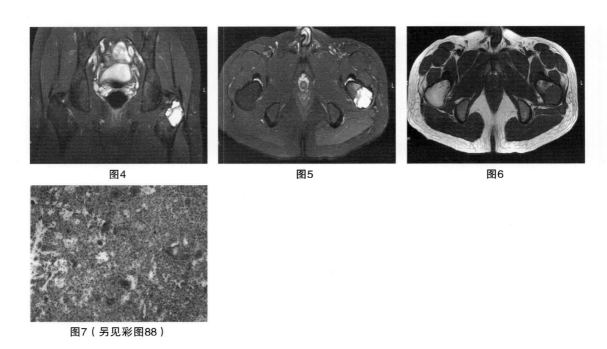

图4　　　　　　　　　图5　　　　　　　　　图6

图7（另见彩图88）

图例说明　图1为X线骨盆正位片，左股骨大粗隆见类圆形低密度影，边界尚清晰。图2和图3为CT轴位与冠状位，左侧股骨粗隆骨突部见类圆形偏心性轻度膨胀性低密度，边缘清、局部可见薄层硬化，局部骨皮质变薄、可见扇贝样切迹并局部不连续，其内CT值约53Hu，其内未见钙化灶。图4至图6为MRI的压脂T_2WI冠状位、轴位、T_1轴位像，左侧股骨粗隆间可见不规则形多房状长T_1、长T_2信号，最大约为3.8cm×3.0cm，边界清楚，内见线状稍长T_1、稍短T_2信号，未见壁结节，周围骨质可见斑片状高信号，未见骨膜反应。图7为病理（HE×100），镜下见弥漫分布的软骨母细胞，夹杂有多核巨细胞。

病理结果　术中切开左侧股骨大粗隆，见大量血性液体流出，刮除大粗隆内部病变组织，灰白色组织1块，大小为2.7cm×1.5cm×0.3cm。镜下见弥漫分布的软骨母细胞，夹杂有多核巨细胞。免疫组化：Vimentin（＋＋），S-100（个别细胞＋），NSE（个别细胞＋），Desmin（个别细胞＋），ER（部分＋），TG（个别细胞＋），Ki-67（＋约10％）。病理诊断：（左股骨）结合HE及影像学和免疫组化结果考虑软骨母细胞瘤，合并动脉瘤样骨囊肿。

病例分析　软骨母细胞瘤（chondroblastoma，CB）是一种来源于成软骨细胞或成软骨结缔组织的原发性骨肿瘤，2020版WHO分类中将CB又重新归类为良性肿瘤，占所有原发性骨肿瘤的1％～3％。软骨母细胞瘤理论上讲可发生于所有由软骨化骨的骨骼中，临床上多起源于骨骺或与骨骺相关的骨端和骨突，如四肢长骨的骨骺、骨端，也可见于无二次骨化中心的小骨和扁平骨的骨突。CB好发于儿童晚期或青少年时期，年龄为10－25岁，男性多于女性，男女发病比率为3∶1。临床表现多不明显，主要为患处肿胀、疼痛，部分累及邻近关节导致关节活动受限。CB良性病变占绝大多数，但仍有不到1％的CB发生恶变，恶变为软骨肉瘤、纤维肉瘤或全身转移。

临床病理　软骨母细胞瘤好发于四肢长骨的骨骺或干骺端，以股骨最常见，其次是肱骨和胫骨。大体病理上肿瘤多呈灰白色或暗红色组织，质较松脆，可合并出血及坏死，部分可囊变。镜下主要由软骨母细胞和大小不等、不均匀散在分布的多核巨细胞组成。软骨细胞中等大小，类圆形或多边形，染色质稀疏，核仁不明显，胞质少，细胞境界清楚。组织内可见软骨样组织或骨样组织，肿瘤细胞间可散在数量不等的钙盐沉积，偶见核分裂象，但无病理性核分裂。合并动脉瘤样骨囊肿时可见含有大量血液的囊腔，腔内有含铁血黄素沉着和组织凝固坏死。邻近的骨髓和软组织内常见水肿改变。H3K36M 免疫组化阳性提示为 CB。

影像学表现　典型的软骨母细胞瘤表现为发生在骨骺、干骺端或骨突出，偏心性椭圆形或类圆形分叶状的溶骨性骨质破坏，大小不等，病灶内常可见斑点或片絮状钙化灶，周边常见硬化边，界限清楚。

1. CT 因密度分辨率高，可发现病灶内的细微的形态和密度的变化。①发现细小钙化灶，钙化与病程长短有关，早期无钙化，中期斑点状/砂砾状钙化，晚期呈分布不规则的云絮状钙化。②病灶边缘常呈结节状突起，是由于肿瘤软骨成分形成软骨小叶，挤压周围正常骨结构，导致肿瘤和正常骨界面呈扇贝状或花边状。③对于较大肿瘤，CT 可显示周围骨皮质是否穿破和骨膜增生反应的程度。

2. MRI 因多平面、多参数、多方位成像且具有较高软组织分辨率，可清晰显示病变的范围及周围软组织改变。CB 在 T_1WI 上呈低等信号，T_2WI 主要表现为低等高混杂信号，低信号形成可能与组织学上丰富的不成熟软骨样基质、密集的成软骨细胞、钙化及含铁血黄素相关。软骨母细胞瘤约 36% 的病灶会继发动脉瘤样骨囊肿，当存在液-液平面则高度提示合并动脉瘤样骨囊肿。CB 病灶边缘常可见完整或不完整的低信号环，病理上是由于骨质增生硬化和胶原纤维导致。MRI 检查可以显示病灶周围骨髓和软组织水肿，其病理基础可能是由于肿瘤导致充血，并且释放骨形态发生蛋白或其他活性酶引起局部组织的水肿反应。

鉴别诊断　CB 需要同以下疾病进行鉴别。

1. 骨巨细胞瘤　好发病年龄一般为 20—40 岁，位于骨端，偏心横向生长，横径大于纵径，典型病灶多呈皂泡样膨胀改变，病灶内可见残留骨分隔，无硬化及钙化。

2. 骨骺、干骺端结核　患者有低热、盗汗临床症状，病变较小，边界不清，病灶内钙化多且大，可见细小死骨。早期就可出现广泛骨质疏松及邻近关节间隙狭窄，周围软组织肿胀等表现。

3. 内生软骨瘤　以成年人四肢短管状骨多见，病灶膨胀较明显，表现为髓内或干骺端中心性圆形或椭圆形透亮区，常伴钙化，骨髓水肿少见。

4. 原发 ABC　好发于长骨干骺端，病灶膨胀较明显，分隔多见，MRI 可见典型的液-液平面。

诊断启示　发生于儿童或青年患者，骨骺或干骺端偏心性类圆形或圆形边界清晰的骨质破坏区，见钙化和硬化边，MRI 见病灶周围骨髓和软组织水肿时，要考虑软骨母细胞瘤的可能。

部分参考文献

［1］　王毅.软骨母细胞瘤的 DR、CT 及 MRI 表现及诊断分析［J］.中国 CT 和 MRI 杂志,2017,15(2):109-112.

［2］　周成,刘晋波,罗正益,等.髌骨软骨母细胞瘤的影像学表现［J］.中国医学影像学杂志,2019,27(11):847-849.

［3］　张雪.软骨母细胞瘤的影像诊断［J］.影像研究与医学应用,2020,4(8):52-53.

［4］ JP Zheng，NK Niu，JD Shi，et al. Chondroblastoma of the patella with secondary aneurysmal bone cyst，an easily misdiagnosed bone tumor：a case report with literature review［J］. BMC Musculoskeletal Disorders，2021，22：381：1-8.

［5］ Baumhoer D，Harder D，Ameline B，et al. Metastasizing chondroblastoma：a rare bone tumor no longer supported by the WHO classification［J］. Skelet Radiol，2020，50（1）：255-60.

病例 95　胫骨皮质内生软骨瘤

临床资料　男性，17 岁。2 年前无明显诱因出现左膝部胫骨结节周围疼痛不适，当时未采取特殊诊治，疼痛症状时轻时重，之后渐感左膝部疼痛不适较前加重，体育活动后加重，休息后可减轻。患者自发病以来，精神状态良好，睡眠正常，进食满意，大小便正常。查体：左膝关节胫骨结节局部稍肿胀，压痛（＋）。实验室检查未见明显异常。

影像学检查

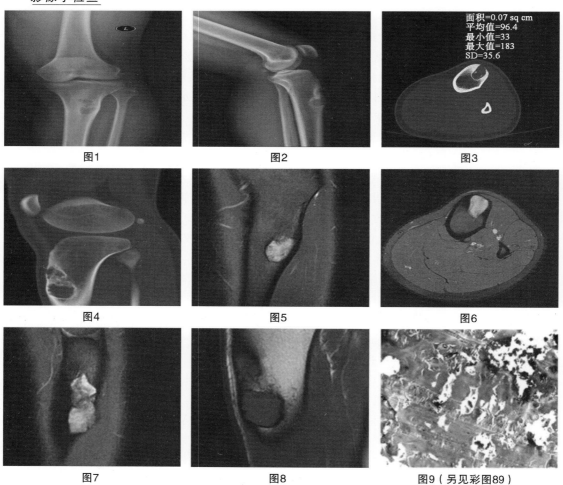

图1　　　　　　　　图2　　　　　　　　图3

图4　　　　　　　　图5　　　　　　　　图6

图7　　　　　　　　图8　　　　　　　　图9（另见彩图89）

图例说明　图 1 和图 2 为胫骨正侧位 X 线片,左侧胫骨近端多个囊状低密度影,似呈膨胀性生长,周围骨质硬化,囊内未见明显骨小梁结构。图 3 和图 4 为 CT 轴位和矢状位重建,左侧胫骨上段前部骨皮质区卵圆形低密度影,边缘硬化,大小为 4.4cm×1.6cm×1.4cm,局部骨皮质变薄、部分不连续,其内见条状高密度及软组织密度影,邻近髓腔无异常,未见明显骨膜反应。图 5 至图 8 分别为 MRIPD 压脂矢状位、轴位、冠状位和 T_1WI 冠状位,左侧胫骨上段前部骨皮质区卵圆形等 T_1、稍长 T_2 信号,边缘可见长 T_1、短 T_2 信号,局部骨皮质变薄,未见骨膜反应。周围未见明显软组织肿块。图 9 为病理(HE×40),增生软骨组织,局部有钙化,细胞无明显异型。

病理结果　(左侧胫骨近端)灰白、灰红色碎组织一堆,共大 3cm×2.5cm×1.2cm。镜下见大量增生的软骨组织,细胞异型性不明显,部分区域钙化。结合影像符合内生型软骨瘤。

病例分析　内生软骨瘤(endogenous chondroma,EC)是一种起源于软骨内化骨的常见的良性骨肿瘤,仅次于骨软骨瘤和骨巨细胞瘤。内生软骨瘤的病因不明,其发病机制主要认为是由于胚胎性组织残留或正常的骺板软骨细胞部分移位到干骺端,随骨骼生长逐渐移向骨干,因此病灶多位于干骺端。细胞遗传学研究认为内生软骨瘤的发生与 *IDH*1 和 *IDH*2 基因突变及 *PTHR*1 基因突变或 *Ptch*1 基因缺失引起的 Hedgehog 信号通路突变有关。内生软骨瘤的发病率约占软骨肿瘤的 20%,占原发性骨肿瘤的 12%～24%,发病年龄多在 20—40 岁,男女无明显性别差异。内生软骨瘤为良性病变,病程发展缓慢,症状多不明显,局部肿胀呈梭形或球形,不痛或有轻微隐痛,多因肿块逐渐长大,引起畸形及压迫症状或发生骨折。

临床病理　内生软骨瘤最常见的发病部位为四肢短管状骨,手部掌指骨占 40%～65%,足部仅占 7%,发生于长管状骨的内生软骨瘤占 25%,偶见于肋骨、胸骨、骨盆及颅底等。依据发生部位分为内生型(起自骨髓腔)和外生型(起自骨皮质或皮质旁)。依据病灶的多少分为单发型和多发型,单发型多见,男女比例相等;多发型少见,男性略多于女性,多型型软骨瘤合并骨畸形者称为 Ollier 病,若为多发型软骨瘤合并有肢体软组织血管瘤的称为 Maffucci 病。内生软骨瘤镜下可见类似于正常透明软骨的分叶状软骨构成,小叶间可见扩张的血管。软骨小叶间由正常骨髓成分分隔,并由正常板层骨包绕。软骨基质均匀、蓝染,细胞成分少。软骨细胞位于软骨陷窝内,可见不同程度钙化。

影像学表现　内生软骨瘤常用的影像学检查方法如下。

1. X 线检查　病灶多表现为圆形或类圆形透亮影,呈膨胀性生长,骨皮质变薄,其内可见斑点状钙化。发生于长骨的病灶其内密度不均,骨疏松区呈云雾状,腔内散在砂砾样钙化,骨质膨胀不明显,皮质周围均无骨膜反应。

2. CT　病灶呈囊样改变,骨皮质变薄,部分病例可出现骨皮质部分吸收,病变区呈软组织密度影,CT 值为 30～55Hu,其内可见斑点状、环状、半环状或条片状钙化,边界清楚,有硬化边。增强扫描后病灶一般不强化。

3. MRI　内生型软骨瘤的软骨组织含水量与黏多糖成分的比值较高,病变在 T_1WI 呈低信号,T_2WI 及压脂像呈不均匀高信号为主的混杂信号,具有一定的特征性。软骨基质钙化或骨化成分在 T_1WI、T_2WI 均为低信号。病灶周围骨髓腔内一般无骨髓水肿表现。

鉴别诊断　长骨单发内生型软骨瘤需要与以下疾病进行鉴别。

1. 骨囊肿　常见于 20 岁以下的青少年,多位于长骨干骺端,且向骨干移行,其长轴多与骨干平行,病灶呈膨胀性透光阴影,其内密度较低且均匀,边界清楚,无硬化边。如发生病理性骨折,可出现"碎片陷落"征。

2. 骨巨细胞瘤　好发于青少年,常见于长管状骨骨端,呈偏心性溶骨性膨胀性生长,其内常呈皂泡状改变,周围无骨膜反应,边界清楚。

3. 骨梗死　骨梗死的发病与长期酗酒、服用激素及免疫抑制药有关。CT 显示骨髓腔内地图样改变,周围有硬化带,钙化一般从边缘到中央,成串排列或散在分布。MRI 上病灶信号不均,在 T_1WI 上病灶呈中等或略低信号,边缘为花边状低信号带,在 T_2WI 上呈中等或略高信号,边缘为迂曲的高信号带,骨梗死病灶边缘的长 T_1、长 T_2 信号改变与病灶边缘充血水肿的病理基础吻合。

4. 低度恶性软骨肉瘤　常见软组织肿块,侵袭性强,骨膜反应明显,病灶范围较大,有明显的骨皮质破坏,则提示软骨肉瘤的可能性大。

诊断启示　内生软骨瘤发生于四肢短管状骨,具有典型特征性影像学表现。对于发生于骨干和外生型软骨瘤,T_1WI 呈低信号,T_2WI 及压脂像呈不均匀高信号为主的混杂信号,具有一定的特征性,可提示软骨瘤的诊断。

部分参考文献

[1] 李玉萍,涂占海,林征宇,等.成人单发长骨内生性软骨瘤的影像诊断[J].医学影像学杂志,2013,23(6):935-938.

[2] 符有文,陈金凤,刘文慈,等.单发型长骨内生软骨瘤的数字 X 线平片和 CT 诊断价值[J].中国 CT 和 MRI 杂志,2012,10(1):8-13.

[3] 郭树农,张国庆,卢超,等.内生软骨瘤的影像学诊断[J].中国中西医结合影像学杂志,2018,16(6):613-615.

[4] Osaka E,Kojima T,Yoshida Y,et al. A bent needle tip during irrigation for enchondroma of the distal phalanx:a new curettage tool[J]. J Int Med Res,2020,48(3):2367.

[5] 王桐,董博,袁普卫,等.股骨内生软骨瘤 1 例误诊分析[J].中国矫形外科杂志,2021,29(11):1051-1053.

病例 96　米粒体滑囊炎

临床资料　女性,40 岁。患者于 6 个月前无明显诱因出现右肩部疼痛、憋胀,右肩关节活动正常,不伴头痛、恶心、呕吐及其他肢体功能障碍。最近 10 日右肩关节憋胀及疼痛进一步加重,夜间为重,肩关节外展及上举部分受限。查体:右肩关节前方明显肿胀,肩关节前方关节囊处压痛阳性,主动及被动活动肩关节前方轻度疼痛,右肩峰下及肱二头肌间沟处压痛阳性,右肩关节 Neer 症阳性,压腹试验阴性,后伸试验阴性。实验室检查:类风湿因子(RF)76.19 U/ml(参考值 0～20 U/ml);C 反应蛋白(CRP)17.46 mg/L(参考值 0～8.2 mg/L);红细胞沉降率(ESR)32.00 mm/h。

影像学检查

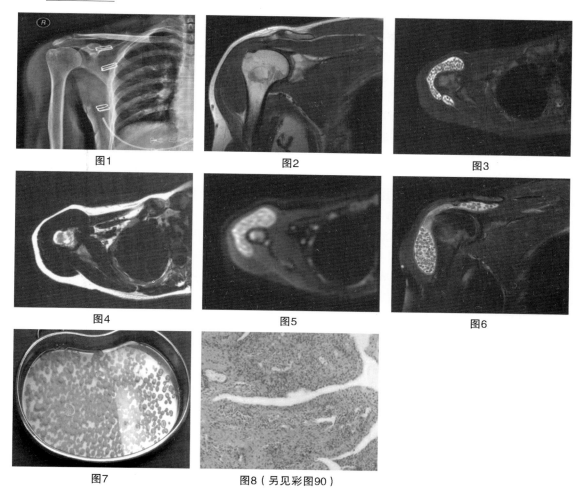

图1   图2   图3

图4   图5   图6

图7   图8（另见彩图90）

图例说明 图1为右肩关节正位X线片，右肩关节肿胀，关节囊密度增高，关节间隙正常，关节面光滑，关节诸骨形态密度未见明显异常。图2至图6分别为右肩关节MRI冠状位T_1、轴位压脂T_2、轴位T_2、轴位DWI、冠状位压脂T_2图像，右肩峰下-三角肌下滑囊见片状长T_1、长T_2信号，DWI序列呈高信号，囊内见多发小类圆形似米粒状等-稍短T_1、稍短T_2信号。图7为术后米粒体。图8为病理（HE染色×100）滑膜增生，部分呈绒毛状突起，间质见淋巴组织增生。

病理结果 滑膜：灰白、灰红色不整组织一堆，大小为5cm×2cm×1cm。游离体：灰白结节样物一堆，大小为4cm×2cm×1cm。镜下见滑膜组织慢性炎，局部表面纤维素样变性坏死，另见游离体结节，局部查见多核巨细胞，抗酸染色（-）。诊断：符合米粒体滑囊炎病理改变。

病例分析 米粒体滑囊炎（bursitis with rice bodies，BRB）是罕见的慢性炎症的非特异性反应，因其外形酷似米粒游离于滑膜腔内而得名，易累及滑囊和腱鞘，以膝关节和肩关节最多见。米粒体滑囊炎通常继发于各种慢性滑膜炎性病变，与类风湿关节炎、结核、青少年类风湿关节炎、血清阴性炎性关节炎及骨关节炎等有一定的关系，其中最常见于类风湿关节炎。对于米粒体形成的病因及病理过程学术界仍存在争议,有研究认为早期米粒体是来源于一种新生物质,其形成与滑液无关,是由其周围纤连蛋白或纤维蛋白聚集迅速增大最终成型。另一种观点认为是滑膜出现的"微梗塞"导致部分滑膜坏死,随后坏死滑膜组织进入关节腔,被滑液中沉淀的纤维蛋白包裹而成。主要临床表现为关节肿胀、疼痛、活动障碍。

临床病理 米粒体直径为 2~10 mm,外观呈透明、软骨样结节,也可为瓷白色和(或)米黄色粒状、小条状、小结节状,质韧光滑,大部分游离于滑膜囊腔内,部分有蒂与滑膜相连,多见于膝关节和肩关节。组织病理学证实米粒体是由无细胞结构的纤维蛋白、网状蛋白及胶原等成分组成。另有文献称米粒体成分类似于结缔组织,有成熟的胶原纤维、网状纤维及弹性纤维。增厚的滑膜镜下常表现为慢性、非特异性炎症,无血管翳及肉芽肿形成。

影像学表现 影像学检查对诊断米粒体滑囊炎具有重要价值。米粒体在 X 线片上不显影,仅能显示软组织肿胀,软组织内无钙化。CT 图像上可显示扩张的滑囊或关节囊内密度均匀,表现为关节滑囊内稍低密度影。X 线及 CT 难以显示米粒体,故主要依靠 MRI 进行影像学诊断。因米粒体周围包裹丰富纤维蛋白,在 T_1WI 上多呈等信号、抑脂 T_2WI 上呈稍低或等信号,而与肌肉组织相比 T_2WI 则呈稍高信号;增强扫描后米粒体本身均无明显强化,滑膜增厚时可见强化。应用弥散加权成像(DWI)观察米粒体滑囊炎,结果显示米粒体弥散受限呈高信号。

鉴别诊断 米粒体样滑膜炎需要与以下病变鉴别。

1. 滑膜骨软骨瘤病 是以关节囊、腱鞘和滑膜囊内多发软骨结节,伴钙化或骨化,X 线和 CT 表现为不规则形、大小不一钙化灶,钙化灶在 MRI 所有序列表现为低信号,骨化灶在 T_1WI 像呈等高信号,T_2 脂肪抑制序列呈低信号。

2. 痛风性关节炎 因尿酸盐沉积引发炎性反应,有软组织肿胀、痛风结晶形成、穿凿样骨质破坏等典型表现,多见于第 1 跖趾关节。痛风结节在 T_1WI、T_2WI 表现为等低信号,增强扫描不均匀强化。

3. 色素沉着绒毛结节性滑膜炎 多有关节腔反复出血,滑膜广泛绒毛样增生,增生的滑膜中有含铁血黄素沉积。临床表现以关节进行性疼痛、肿胀、运动障碍为主。由于有含铁血黄素沉积,铁为顺磁性物质,T_2WI 表现为低信号。

诊断启示 临床上有类风湿关节炎、结核等慢性关节炎病史,累及膝关节或肩关节,X 线、CT 检查关节肿胀,未见明显钙化影,MRI 显示关节囊积液,关节囊内见多发结节状 T_1WI 呈等信号、T_2WI 呈稍低或等信号时,要考虑为米粒体滑囊炎的可能。

部分参考文献

[1] Mishra BN,Poudel RR,Jha A,et al. Rheumatoid subacromial-subdeltoid bursitis with rice bodies:A case report[J]. Journal of Clinical Orthopaedics and Trauma,2019,10(3):514-517.

[2] 赵霞,王宁,苑乐. 米粒体滑囊炎的 MRI 表现[J]. 中国中西医结合影像学杂志,2017,15(6):729-730.

[3] 杨维新,韦金鼎,夏坤,等. 4 例米粒体滑囊炎 MRI 表现[J]. 中国介入影像与治疗学,2021,18(5):316-318.

[4] 张博,康武林,袁普卫. 肩关节米粒体滑囊炎:1 例报告与文献综述[J]. 中国矫形外科杂志,2021,29(10):911-914.

病例 97　　布氏杆菌脊柱炎

临床资料　　男性,56 岁。腰腿痛 3 个月余,加重伴活动受限 1 个月余。患者于 3 个月前无明显诱因出现腰部疼痛,无发热、头晕、恶心,无晨僵,劳累后加重,休息后可缓解。腰痛症状逐渐加重,出现双下肢无力,行走困难。患者自发病来,精神佳、食欲可,大小便正常,3 个月来体重减轻 20kg 左右。查体:L_4-L_5 棘突叩击痛阳性。棘突旁叩击痛阴性,双侧髂腰肌肌力 3 级,右足踇长伸肌肌力 3 级,左足踇长伸肌肌力 4 级,双侧股四头肌肌力 4 级,双侧踇长屈肌肌力 4 级。实验室检查:血沉 (ESR)60 mm/h,C 反应蛋白 23.71 mg/L,虎红平板凝集试验阳性,试管凝集试验 1:200。

影像学检查

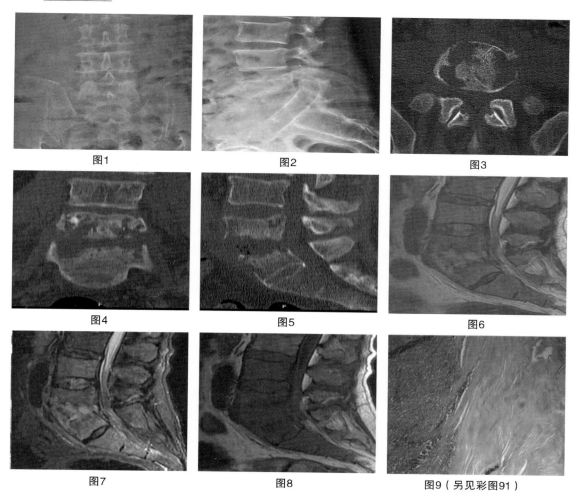

图1　　　　　　　　　　图2　　　　　　　　　　图3

图4　　　　　　　　　　图5　　　　　　　　　　图6

图7　　　　　　　　　　图8　　　　　　　　　图9（另见彩图91）

图例说明　　图 1 和图 2 为 DR 正侧位,L_4-L_5 椎体高度变扁、相对缘骨质破坏,椎间隙模糊。图 3 至图 5 为 CT 骨窗轴位、冠状位及矢状位,L_4-L_5 椎体骨质破坏及部分边缘骨质硬化区,多发小碎骨。图 6 至图 8 为 MRI T_2WI、T_2WI 压脂、T_1WI 矢状位,L_4-L_5 椎体相对缘骨质破坏,边缘不规整。T_1WI像呈低信号，T_2WI和脂肪抑制序列病变呈高信号。L_4-L_5椎前韧带下小脓肿形成。图9为病理（HE×40），纤维组织局部玻璃样变性，表面见炎性坏死和炎性肉芽组织。

手术所见及病理　术中可见椎间灰白色黏稠物，左侧腰椎椎旁肌肉流出大量黄白色脓液。送检组织镜下：纤维组织局部玻璃样变性，表面见炎性坏死和炎性肉芽组织，未见肉芽肿结构，可见少量死骨，符合炎性改变。特殊染色：抗酸染色（－）。病理诊断：结合实验室检查考虑为布氏杆菌感染。

病例分析　布氏杆菌脊柱炎（Brucella spondylitis，BS），是由人畜共患的具有传染性的布鲁杆菌感染人体脊柱的一种疾病，其病原菌为一类革兰染色阴性的杆菌。布鲁杆菌属由6个种群、19个生物种组成，其中引起人类疾病的有羊、牛、猪和犬布鲁杆菌，以羊布鲁杆菌最为常见。羊布鲁杆菌毒力最强，可引起严重的急性感染与慢性感染。布氏杆菌病存在地区差异，发病率约为4.2/10万，好发于中青年，女性和男性之间没有性别差异。牧民、屠夫、兽医等职业是感染的高危人群。传染病源主要是携带病原菌的动物、未经消毒的肉类或奶制品，也有母婴垂直传播的报道。布氏菌病可以侵犯人体各系统和器官，其中肌肉骨骼系统、中枢神经系统和附睾是最常见的累及部位。在肌肉骨骼系统中，脊柱尤其是最常见的侵犯部位。临床上依部位和病情轻重不一主要表现为发热、多汗、关节痛和肝、脾、淋巴结增大等。

临床病理　布鲁杆菌自皮肤或黏膜进入人体后，可引起感染和变态两种反应。布鲁杆菌感染后，由于菌体毒力强，超过人体免疫能力，中性粒细胞不能杀灭细菌，则存活的菌体经淋巴循环途径进入血液循环，人体出现菌血症、毒血症等急性症状。另外，布鲁杆菌感染细胞后，在细胞内寄生，可以逃避免疫系统的清除，表现为慢性病程，在人体内以迟发型变态反应为主，可形成炎性肉芽肿。布鲁病累及骨关节系统高达85%，在骨关节病变中尤以脊柱炎最多见。脊柱按照好发部位依次为腰椎、胸椎、骶椎及颈椎，其中以L_4椎体最多见。布鲁杆菌脊柱炎是经血液途径感染，血供丰富的椎体前上终板为最先受累部位。急性期为炎性充血、骨髓水肿，椎体形态未破坏，随着病变的进展逐渐累及整个椎体、椎间盘及周围软组织。进入亚急性和慢性阶段时，机体的免疫功能与病理损害相互作用，出现骨质破坏和修复共存的现象，表现为骨质破坏、骨质增生硬化、椎间隙狭窄等。受累组织内可出现由上皮样细胞、巨细胞、中性粒细胞、浆细胞、淋巴细胞等组成的肉芽肿，椎旁或椎管内可见小脓肿形成。

影像学表现

1. X线检查　DR正侧位片可清晰显示明显骨质破坏、椎间隙狭窄、骨质增生硬化及韧带钙化，但对早期病变和其他征象显示欠佳。

2. CT　主要征象为：病变多侵犯腰椎，骨破坏灶小（2～5mm）而多发，多在椎体边缘，椎体边缘骨膜增生肥厚钙化，形成"唇状"骨赘，新生骨赘加上其间的破坏灶构成"花边椎"特征性表现，椎间盘破坏，椎间隙变窄，小关节面增生硬化，相邻骨密度增高，前后纵韧带及棘上韧带钙化和骨化，可有椎旁和椎管内脓肿形成，脓腔多小，局限在病变椎体水平。

3. MRI　因其多方位多参数成像优点，早期MRI主要表现为受累椎间隙上下方椎体在T_1WI序列低信号和T_2WI序列高信号，脂肪抑制序列呈明显高信号，受累椎间盘呈现高信号。当骨质破坏同时合并骨质增生硬化，T_1WI呈混杂低信号，T_2WI上表现为混杂高信号。MRI增强扫描受累的椎间盘和椎体明显强化。椎旁软组织均不同程度增厚伴小脓肿形成呈长T_1、长T_2信号，脓液呈更长T_2信号。部分病灶向椎管内侵犯，但较局限，不超过上下相邻椎体水平。增强扫描周围软组织不均匀强化，其内常见小脓肿。约有11%的患者出现椎体跳跃式多发病灶。有部分学者认为 DWI 序列和 DTI 对 BS 临床分期有重要的作用。

鉴别诊断 布氏杆菌脊柱炎需要与脊柱好发的炎性病变进行鉴别。

1. 脊柱结核 好发于胸段和上腰段,病灶破坏范围大,其内可见死骨,少见增生反应,可累及椎弓,受累椎体常有成角畸形,椎间隙狭窄程度重,椎旁及腰大肌内出现流注脓肿。

2. 化脓性脊柱炎 起病急,病情重,常有高热,全身中毒症状明显,受累椎体及椎间盘广泛融合,脓肿壁厚而不规则,增强扫描明显持续强化。

诊断启示 青壮年劳动力、与牛羊犬等家畜接触频繁,出现发热、多汗、肌痛、肝脾淋巴结增大等临床症状,CT、MRI 出现"岛屿样"骨质破坏、骨质修复所致椎体边缘"菜花样"表现,椎间隙狭窄程度轻、周围脓肿通常小而边界欠清晰,需要考虑布氏杆菌脊柱炎的可能。实验室检查虎红平板试验阳性和试管凝集试验(>1:160)可确诊。

部分参考文献

[1] 《中华传染病杂志》编辑委员会.布鲁菌病诊疗专家共识[J].中华传染病杂志,2017,35(12):705-710.

[2] 罗教千,李俊林.MRI 技术在布氏杆菌脊柱炎评估中的应用进展[J].内蒙古医学杂志,2021,53(7):812-814.

[3] 杨文强,陈静,盛杰,等.布氏杆菌脊柱炎患者临床特征及影像学表现[J].新疆医科大学学报,2018,41(12):1480-1484.

[4] 李保卫,宁振海,赵合保,等.布氏杆菌性脊柱炎的 CT、MRI 影像学分析[J].中日友好医院学报,2016,30(1):16-19.

[5] 景赟杭,刘青,贾燕龙,等.布氏杆菌性脊柱炎的 CT 与 MRI 表现[J].临床医学研究与实践,2021,6(2):117-119,131.

病例98 黏液炎性成纤维细胞肉瘤

临床资料 女性,65 岁。右前臂隐痛不适,发现右前臂肿物,反复切除后再次复发。查体:右侧前臂内侧可见长约 14cm 陈旧性手术瘢痕。肿瘤标记物:CA19-9、CA125、CA72-4、CA-50、CEA、SCC 等均在正常范围内。

影像学检查

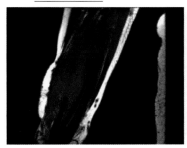
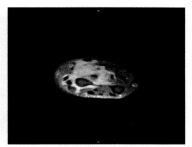

图1　　　　　　　　图2　　　　　　　　图3

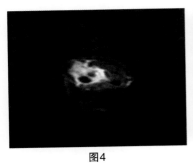
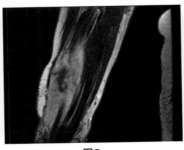
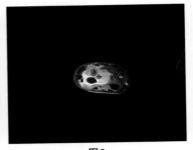

图4　　　　　　　　　　图5　　　　　　　　　　图6

图例说明　图1为MRI T_1WI矢状位,右前臂中下段软组织见不规则状稍高信号,信号略高于邻近的肌肉组织。图2为T_2WI矢状位,可见病灶呈高信号,边界清楚。图3为T_2WI轴位,病灶呈高信号,形态不规则,边界清楚,包绕周围结构,骨质信号未见异常。图4为DWI,显示病灶弥散受限呈高信号。图5和图6分别为增强扫描后矢状位、轴位,显示病灶呈明显不均匀强化,病灶中央局部强化不明显。

病理结果　(右前臂)梭形细胞肿瘤。免疫组化:Act(+)、AE1/AE3(−)、ALK(ALK1)(−),Desmin(+),EMA(−),Ki-67(+约65%),Myogenin(−),S-100(−),SMA(+),MUC-4(−),CD34(−),CD68(−),结合形态符合黏液炎性成纤维细胞肉瘤。

病例分析　黏液炎性成纤维细胞肉瘤(myxoinflammatory fibroblastic sarcoma,MIFS)是一种罕见的低级别软组织肿瘤,好发于四肢远端,因此早期将MIFS称为"肢端黏液炎性成纤维细胞肉瘤"。然而,之后有研究证明,MIFS不仅发生于四肢的末端,也可见于大腿、膝部、肘部、肩部等部位,甚至鼻部、颈部、腰部或腹腔等部位也可发生。因此,在2002年WHO标准中,将"肢端"二字去掉,命名为"黏液炎性成纤维细胞肉瘤",并将其纳入纤维母细胞/肌纤维母细胞类别。MIFS好发年龄为50−60岁,男女发病率无明显差异。MIFS约2/3好发于手及腕部,约1/3好发于足及踝部。临床多表现为肢体远端孤立性无痛性包块,生长缓慢,边界欠清,可浸润周围软组织,有研究证明也可浸润骨组织。偶可表现为局部疼痛及活动受限。

临床病理　MIFS多位于皮下,呈边界不清多结节状分布,肿瘤常呈浸润性生长,常累及关节和腱鞘的滑膜,可包绕肌腱,可浸润至皮下脂肪层及皮肤的真皮层,偶有骨骼受累。MIFS常有显著的炎性背景,并伴有黏液样区及透明变性区。在炎性区域中,多数为淋巴细胞及浆细胞弥漫浸润,部分肿瘤也可见中性粒细胞和嗜酸性粒细胞,炎症浸润可能会掩盖病变的肿瘤性质,这通常与纤维化和局灶性含铁血黄素沉积有关。黏液样区域中,有时可见黏液湖形成,见漂浮着的单空泡状或多空泡状假脂肪母细胞;有时也可见数量不等的单核或类似RS细胞的双核大细胞。透明变性区中,散在的肿瘤细胞(多为梭形或卵圆形纤维母细胞,轻度异型性)与炎性细胞混杂分布,可伴胶原形成及玻璃样变性;还可见一些形态不典型的细胞,呈胖梭形、组织细胞样或上皮细胞样,后两者异型细胞体积较大,核呈空泡状,内含大核仁,胞质呈嗜酸性,类似于病毒样细胞、RS细胞或节细胞。

影像学表现　MRI可显示MIFS的大小、形态、部位、信号特点、血供及邻近组织受累的情况。在MR图像上,MIFS的典型表现为边界不清的结节状外观,另一个常见的特征是病灶广泛累及腱鞘。一些病例也可以表现为边界清楚的病灶。MIFS由于其组织成分的不同,在MRI

上的表现也不尽相同。在 T_1 加权像上,MIFS 通常呈低于周围肌肉的信号,但有时也呈等或稍高于周围肌肉的信号;在 T_2 加权像上,MIFS 信号高于周围的肌肉而低于周围脂肪组织。增强图像可以更好地反映 MIFS 病灶的实性成分,若肿瘤细胞呈实性巢状,细胞密度较高,则病灶呈弥漫性均匀强化;而部分肿瘤呈不均匀强化,这与病灶的黏液样基质区域有关。

鉴别诊断 MIFS 的鉴别诊断取决于患者年龄和病变部位。手部和手指是 MIFS 最常见的发病部位,需要与以下疾病鉴别。

1. 腱鞘囊肿 多见于青年人,女性略多于男性,好发于腕关节,在 MR 图像上可见病灶边界清楚,在 T_1 加权像上呈低信号,在 T_2 加权像上呈高信号,增强扫描病灶边缘轻度强化。

2. 血管球瘤 多发生于甲下,在 MRI 上显示病灶呈结节状,在 T_1 加权像上呈等或低信号,在 T_2 加权像上呈高信号,增强扫描呈弥漫性明显强化。

3. 表皮样囊肿 多有外伤史,在 T_1 加权像上呈圆形、椭圆形或不规则形低信号区,在 T_2 加权像上呈均匀高信号,增强扫描囊肿壁边缘强化,而中央的囊内容物不强化。

4. 腱鞘巨细胞瘤 与肌腱相关,在 T_1 加权像上信号与周围肌肉相等或稍低,在 T_2 加权像上信号偏低,此为其特征性表现,这是由于病灶内含铁血黄素的沉积。MIFS 通常在 T_2 加权像上呈高信号。

诊断启示 临床上发生在肢体远端皮下的生长缓慢的无痛性肿块,呈结节状改变,在 MRI 上 T_1WI 像表现为等或稍高信号,T_2WI 像表现为高信号,增强扫描实变部分明显强化,边界不清,广泛累及腱鞘时,应将 MIFS 考虑在内进行鉴别诊断。

部分参考文献

[1] Narváez JA,Martinez S,Dodd LG,et al. Acral myxoinflammatory fibroblastic sarcomas:MRI findings in four cases[J]. AJR Am J Roentgenol,2007,188(5):1302-1305.

[2] Togral G,Arikan M,Aktas E,et al. Giant myxoinflammatory fibroblastic sarcoma with bone invasion:a very rare clinical entity and literature review[J]. Chin J Cancer,2014,33(8):406-410.

[3] Gaetke-Udager K,Yablon CM,Lucas DR,et al. Myxoinflammatory fibroblastic sarcoma:spectrum of disease and imaging presentation[J]. Skeletal Radiol,2016,45(3):347-356.

[4] Tateishi U,Hasegawa T,Onaya H,et al. Myxoinflammatory fibroblastic sarcoma:MR appearance and pathologic correlation[J]. AJR Am J Roentgenol,2005,184(6):1749-1753.

[5] 刘巍,赵勇,闫郡琴,等. 黏液炎症性纤维母细胞肉瘤 1 例报道[J].诊断病理学杂志,2015,22(9):565-566.

病例 99 低度恶性纤维黏液样肉瘤

临床资料 男性,67 岁。4 个月前无明显诱因出现右手肿物,无明显疼痛及手指活动受限,与天气变化无关,与活动、劳累无关,未经正规诊治,后发现肿物有生长迹象。查体:右手掌侧大鱼际可见大小为 5cm×4cm 肿物,形状不规则、表面无红肿及溃疡,触诊压痛明显,右手各指屈伸活动略受限,末梢血供感觉尚可。实验室检查:癌胚抗原(CEA)0.61 μg/L(参考值 0～

5 μg/L),鳞状细胞癌相关抗原(SCC)0.59 ng/ml(参考值 0～1.5 ng/ml),D-二聚体 4.26 mg/L(参考值 0～0.55 mg/L)。

影像学检查

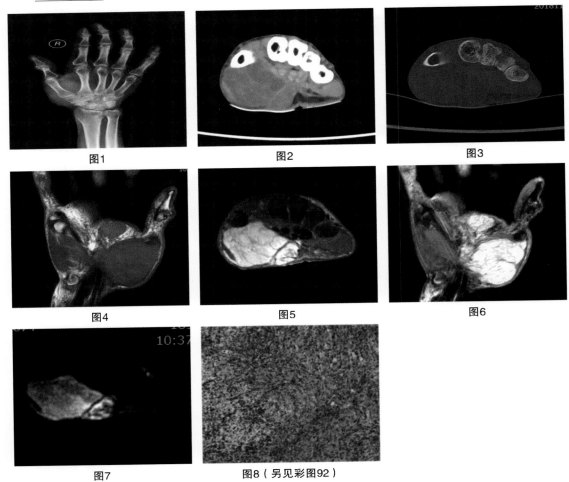

图1　　　　　　　　图2　　　　　　　　图3

图4　　　　　　　　图5　　　　　　　　图6

图7　　　　　图8（另见彩图92）

图例说明　图1为右手正位 X 线片,可见右手掌局部软组织密度增高,右手部分手指指关节间隙变窄,关节面硬化,部分咬合欠佳,多个指骨边缘骨质变尖。图2和图3分别为右手 CT 轴位软组织窗、骨窗,可见右手拇短展肌与拇短屈肌间、第二屈肌腱掌侧大小不等的椭圆形、不规则形结节及肿块,呈低密度,内有分隔,边界清,邻近骨质未见破坏。图4至图7分别为右手 MR T_1WI、T_2WI 的轴位及冠状位、DWI,右手拇短展肌与拇短屈肌间、第二屈肌肌腱掌侧可见不规则形、类椭圆形长 T_1、长 T_2 信号,边界清,内可见多个分隔。DWI病灶弥散受限呈高信号。图8为病理(HE×100),纤维样及黏液样区域交替分布,瘤细胞排列为短束状、席纹状。

病理结果　(右手腱鞘)灰白、灰红色组织多块,共大 5.5cm×3.5cm×3cm,组织周围可见黏液,切面呈灰白色,略发黄,质软。镜下:纤维样及黏液样区域交替分布,细胞圆形、梭形,胞质红,细胞核轻-中度异型。免疫组化:EMA(部分＋),CK(－),Vimentin(＋),Desmin(－),NF(－),SMA(－),CD68(部分＋),CD99(＋),CD34(＋),S-100(－),Myo-D1(－),MDM2

（＋），Ki-67（＋约20%）。病理诊断:低度恶性纤维黏液样肉瘤。

病例分析　低度恶性纤维黏液样肉瘤(low-grade fibromyxoid sarcoma,LGFMS)是纤维肉瘤的一种亚型,临床上少见,最早于1987年由Evans提出,2002年WHO的病理分类将其归于纤维母细胞/肌纤维母细胞分类中,在2020版WHO分类中仍属于此分类。低度恶性纤维黏液样肉瘤发病机制尚不明确,近年来关于LGFMS分子遗传学的研究发现,90%以上的LGFMS病例存在t(7;16)(q32-34;p11)染色体异位,形成FUS-CREB3L2融合基因,该基因编码的转录因子与肿瘤发生有关。LGFMS临床发病率低,占软组织肉瘤不到5%,发病率约为0.18/100万。任何年龄都可以发病,但大多数患者是年轻到中年人,男女比例相当。LGFMS的临床表现不典型,多为局部渐进性增大的无痛性肿块,部分有疼痛症状,多与肿瘤生长部位、大小等有关,就诊时通常肿块较大,质地偏硬。LGFMS呈低度恶性,但有良性的组织学表现,在临床上易被误认为良性或交界性,具有局部复发及远处转移的倾向。有研究表明,LGFMS的局部复发率可达到9%～68%,肺是其远处转移最常见的部位。

临床病理　LGFMS可以发生在身体的任何部位,多见于下肢和躯干的深层组织,最好发于大腿,其次是胸部、肩背部、臀部和腹股沟等部位,肿瘤多位于筋膜下或肌肉内,发生在儿童的则多位于浅表组织。在组织学上,LGFMS由表现为交织状、短束状或漩涡状的形态较一致的类似良性的梭形纤维母细胞样细胞所组成,瘤细胞一般较小,异型性不明显,细胞核呈小圆形或卵圆形,核深染,核分裂象罕见。肿瘤细胞分布于交替出现的胶原纤维样或黏液样区域,漩涡结构在胶原纤维和黏液样区域移行处最明显。肿瘤组织中央为致密的透明变性的胶原纤维,周围围绕卵圆形上皮样成纤维细胞,黏液区瘤内还可见弓形小血管和小树枝样血管,伴周围硬化。有研究发现,在复发和转移灶中可出现中度核异型性、细胞去分化等。部分病灶可表现为巨菊形团结构等特殊的组织学改变,是LGFMS的少见变异型。免疫组织化学方面,LGFMS只表达波形蛋白,且为弥漫性阳性;黏蛋白4(MUC4)表达阳性,被认为是LGFMS高度敏感的免疫组化标记物,但并不是绝对特异性标志物;结蛋白、S-100、AE1/AE3、EMA和CD34等标记均表达为阴性。

影像学表现　LGFMS在影像学上多为边界清楚的孤立肿块,但在局部复发时常表现为簇状肿块,这可能是由于LGFMS有一定的浸润性,导致不完全手术切除后残留多个肿瘤病灶。

1. CT　平扫病灶常呈圆形或不规则形,有分叶,呈膨胀性生长,密度常稍低于肌肉或与肌肉相近,边界清楚,部分病变可见点状、线样、斑片状钙化。病灶的低密度区可能对应组织学中的黏液样成分,等密度区可能对应纤维样成分。CT增强扫描时,LGFMS可有不同强化方式,这可能反映了不同肿瘤纤维化和黏液样组织的数量与位置。

2. MRI　在MR图像上,LGFMS信号较混杂,这是由于肿瘤内纤维与黏液组织比例不同。LGFMS的T_1WI多呈低、等-低信号,T_2WI可呈等、稍高、不均匀高低混杂信号,其中低信号区代表纤维成分,高信号区代表黏液样成分;瘤内常见坏死囊变,多呈小点状、小片状或大片状。MRI增强扫描多呈轻至中度不均匀强化,强化区主要分布在肿瘤外周,强化方式可呈脑回样或瘤内结节状强化,囊变区无强化。在MR图像上,LGFMS特征性的表现即为瘤内结节,以及低、等信号交替形成类似脑回的脑回样表现。对于在T_2WI上表现为高信号及增强时强化的瘤内结节,有研究认为是含有血管网络的黏液样组织。此外,少部分病例可以出现靶征、假包膜,压迫周围血管或淋巴管形成瘤周水肿等征象。

鉴别诊断　低度恶性纤维黏液样肉瘤需要与以下疾病进行鉴别。

1. 纤维瘤病　临床上多表现为无痛性肿物,浸润性生长,易复发但不转移,坏死、囊变、钙化及出血少见。在 CT 上呈等或稍低密度。在 MRI 上，T_1WI 呈等、稍高或稍低信号，T_2WI 呈混杂高信号，其特征性表现为 T_1WI、T_2WI 均呈低信号区，代表胶原纤维。

2. 低度恶性黏液样纤维肉瘤　好发于老年人，下肢多见，肿瘤起源于腱膜结构，大多数位于皮下，呈多结节样改变。病灶呈膨胀性生长，恶性程度较高时可浸润性生长。其特征性影像学表现是在 T_2WI 上边缘出现高信号"鼠尾"征。

3. 肌肉内黏液瘤　一种少见的良性肿瘤，好发于老年人。在 CT 上表现为囊样低密度，在 MRI 上表现为肌肉内边界清楚、形态规整的肿块，在 T_1WI 上表现为低信号，在 T_2WI 上表现为显著高信号或混杂信号，内可见分隔，增强扫描呈不均匀渐进性强化，富细胞区可呈较明显强化，可出现周围脂肪带征和周围肌肉内水肿。

诊断启示　临床上发现局部渐进性增大的无痛性肿块，CT 密度常稍低于肌肉或与肌肉相近，在 MRI 上出现典型的瘤内结节以及低、等信号交替形成类似脑回的脑回样表现，应考虑 LGFMS 的可能。但对于不典型的 LGFMS 仍需病理确定诊断。

部分参考文献

[1] Hwang S，Kelliher E，Hameed M. Imaging features of low-grade fibromyxoid sarcoma（Evans tumor）[J]. Skeletal Radiol，2012，41（10）：1263-1272.

[2] 侯美蓉，谭相良，严承功，等. 低度恶性纤维粘液样肉瘤的 CT 和 MRI 表现[J]. 中华放射学杂志，2015，49（12）：941-943.

[3] 赵越，龙世亮，田执南，等. 低度恶性纤维粘液样肉瘤的 MRI 表现[J]. 中华放射学杂志，2015，49（4）：313-314.

病例 100　肌内毛细血管型血管瘤

临床资料　女性，47 岁。1 个月前无意中发现左手尺侧肿物，约葡萄大小。专科情况：左手小鱼肌肿胀，压痛阳性，各手指活动好。辅助检查：白细胞（WBC）$4.25×10^9$/L，红细胞沉降率（ESR）8 mm/h，C 反应蛋白（CRP）0.09 ng/L，尿酸（UA）254.5 μmol/L；凝血系列、肿瘤标记物未见明显异常。浅表器官彩超：左手小鱼肌深方肌层内可见范围 1.5 cm×0.5 cm 不均质低回声，边界清，CDFI 内部可见血流信号，其后方可见宽约 0.7mm 动脉血管受压绕行。

影像学检查

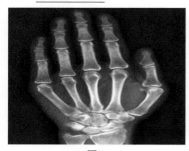 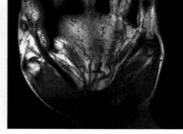 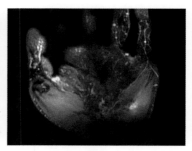

图1　　　　　　　　　　　　图2　　　　　　　　　　　　图3

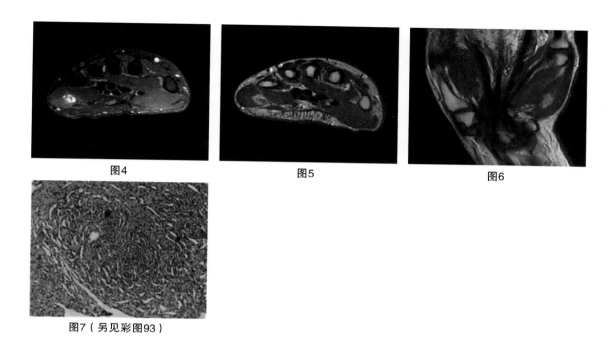

图4　　　　　　　　　　　　图5　　　　　　　　　　　　图6

图7（另见彩图93）

图例说明　图1为手DR后前位，左手骨质未见异常、软组织未见异常。图2为冠状位 T_1WI 平扫，左手小指展肌呈斑片状稍高信号。图3为冠状位脂肪抑制 T_2WI，病灶呈斑片状高信号及点条状稍低信号。图4为轴位脂肪抑制 T_2WI，左手小指展肌内圆形高信号及其内条状低信号。图5和图6为脂肪抑制 T_1WI 增强扫描轴位及冠状位，病灶明显强化，其内见条状"蛇形"低信号。图7为病理（HE×40），镜下可见结节状增生的毛细血管，由一层增生的血管内皮构成，管腔裂隙状，内可见红细胞。

病理结果　（左手）灰白、灰红色组织，大小为 1.2cm×0.5cm×0.3cm。镜下可见结节状增生的毛细血管，由一层增生的血管内皮构成，管腔裂隙状，内可见红细胞。病理诊断：左手毛细血管型血管瘤。

病例分析　肌内血管瘤（intramuscular hemangioma，IH）是骨骼肌内以血管内皮细胞多中心增生为特征的血管源性病变，肌内血管瘤少见，占所有血管瘤的 0.8%。肌内毛细血管型血管瘤（intramuscular capillary-type hemangioma，ICTH）是 IH 的一个少见亚型。ICTH 病因尚不明确，发病机制尚不十分清楚，可能与先天性（中胚层血管组织的内皮细胞的增殖）、外伤或激素失衡有关。毛细血管型血管瘤通常出现在婴儿期之后，可见于任何年龄，但在青少年和成年人中最常见。男性和女性的发病率相当。典型的临床表现：肿块，病程稳定，生长缓慢，无自发消退。经常疼痛，特别是在运动后。它生长在肌肉和肌肉之间，随肿块增大，挤压周围正常的组织引起疼痛。

临床病理　ICTH 可发生在任何部位，以四肢、躯干、面部和头颈部多见，其中发生于四肢最常见，下肢多于上肢，近端多于远端，在纵隔和腹膜后很少见。大体标本为边界清楚的团块状或边界不清的絮片状结构，通常病灶内及周边有不等量的脂肪组织，无包膜。镜下毛细血管瘤由小毛细血管大小的血管的局限性增殖组成，呈毛细血管小叶，分离骨骼肌纤维和一些脂肪组织。

影像表现 MRI为ICTH诊断首选检查方法。ICTH在MRI表现为软组织内肿块,边界清晰或不清晰,不清晰的ICTH常被视为浸润性病变,肿块周边或内部见少许脂肪信号。ICTH肿块内MRI信号取决于含有的成分及毛细血管管腔内血液流动速度,T_1加权像上呈稍高或等信号、少量脂肪成分呈稍高信号(脂肪含量远低于脂肪源性肿瘤),T_2加权像上呈不均匀高信号,内见低或中等信号强度的线性和花边状区域。增强扫描病变明显强化。肿瘤的特征性表现为扩张的弯曲血管内血流增加导致的信号强度不均匀,呈"蛇形"征。

鉴别诊断 ICTH需要与以下疾病进行鉴别。

1. 海绵状血管瘤 X线平片软组织内可见钙化,MRI上T_1WI为等或略高于肌肉组织信号,T_2WI呈明显高信号(高于皮下脂肪信号,其信号强度将随TE时间的延长而逐渐升高)。纤维组织、静脉石、钙化、粗大血管流空效应则在所有序列上均为低信号。多位于深部软组织,且范围较大,邻近骨骼组织易受压造成骨质增厚、吸收、破坏或骨膜反应等变化。

2. 脂肪瘤 女性多见,好发于四肢、躯干体表浅层,多数呈球形或结节状,形态规则,包膜完整,边界清晰。T_1WI和T_2WI均呈均匀脂肪高信号,增强扫描无强化。脂肪抑制序列与皮下脂肪信号减低。

3. 纤维瘤 一种良性周围神经瘤样增生性病变,由致密纤维构成,可单发或多发。可发生于任何年龄,无包膜,呈圆形或梭形,组织学由施万细胞和纤维细胞组成。常位于腱鞘中间,边缘表浅,具有侵袭性。T_1WI信号与肌肉相似,T_2WI信号等或高于肌肉,脂肪抑制序列呈高信号,增强扫描差异较大,多数明显强化。

诊断启示 ICTH临床表现不典型,MR显示肌肉内软组织肿块,T_1加权像上呈稍高或等信号,T_2加权像上呈不均匀高信号,其内出现"蛇形"征、少量脂肪灶可以提示ICTH诊断。

部分参考文献

[1] N. Griffin, N. Khan, J. Meirion Thomas, et al. The radiological manifestations of intramuscular haemangiomas in adults: magnetic resonance imaging, computed tomography and ultrasound appearances[J]. Skeletal Radiol, 2007(36): 1051-1059.

[2] Yilmaz S, Kozakewich HP, Alomari Ahmad. I. , et al. Intramuscular capillary-type hemangioma: radiologic-pathologic correlation[J]. Pediatr Radiol, 2014, 44(5): 558-565.

[3] Pattamapaspong N, Wilfred CG. Imaging of intramuscular haemangiomas of the extremities[J]. Singapore Med J, 2020, 61(3): 122-128.

[4] Lee HS, Hong YC, Jung KJ, et al. A Huge Plantar Intramuscular Hemangioma in the Plantar Area Treated Surgically: A Case Report and Literature Review[J]. Int J Environ Res Public Health, 2021, 18(17): 9088.

彩　图

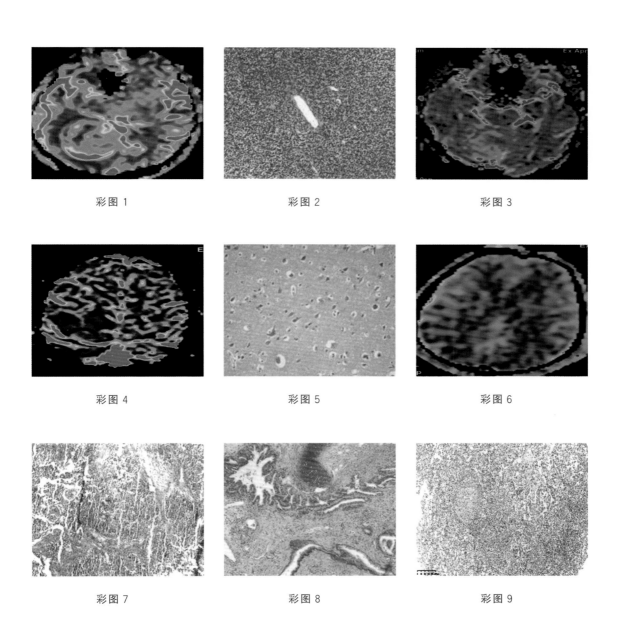

彩图 1

彩图 2

彩图 3

彩图 4

彩图 5

彩图 6

彩图 7

彩图 8

彩图 9

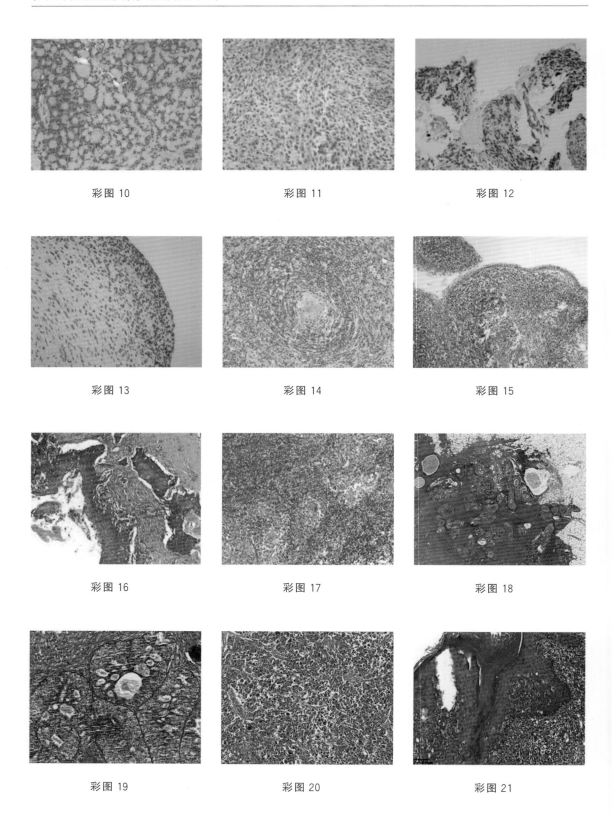

彩图 10　　　　　　　　　　彩图 11　　　　　　　　　　彩图 12

彩图 13　　　　　　　　　　彩图 14　　　　　　　　　　彩图 15

彩图 16　　　　　　　　　　彩图 17　　　　　　　　　　彩图 18

彩图 19　　　　　　　　　　彩图 20　　　　　　　　　　彩图 21

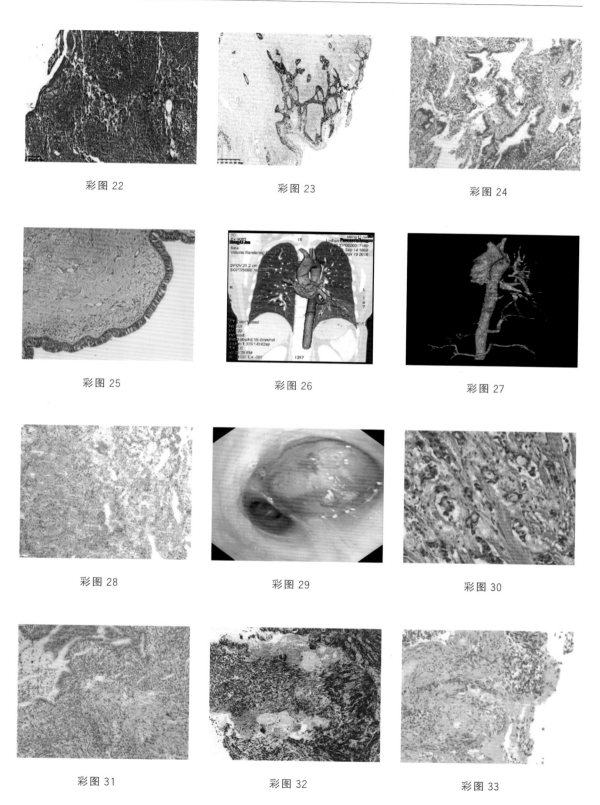

彩图 22

彩图 23

彩图 24

彩图 25

彩图 26

彩图 27

彩图 28

彩图 29

彩图 30

彩图 31

彩图 32

彩图 33

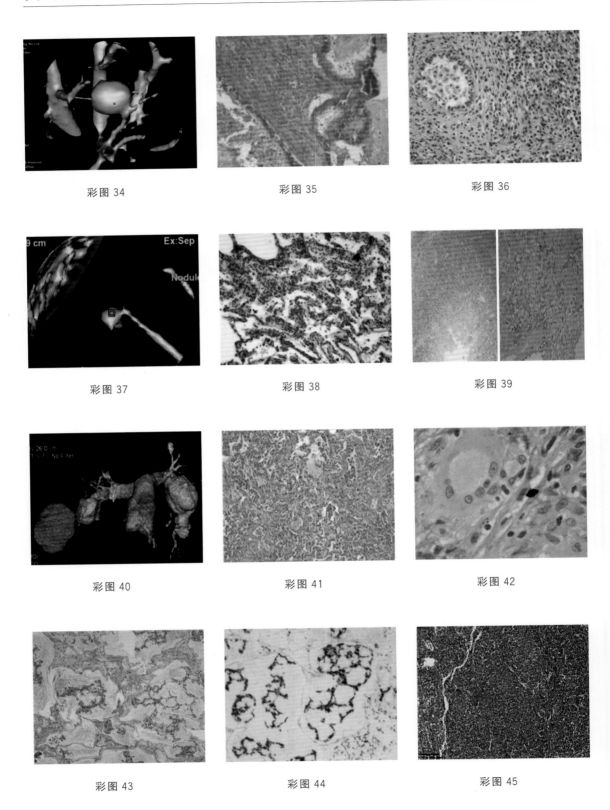

彩图 34

彩图 35

彩图 36

彩图 37

彩图 38

彩图 39

彩图 40

彩图 41

彩图 42

彩图 43

彩图 44

彩图 45

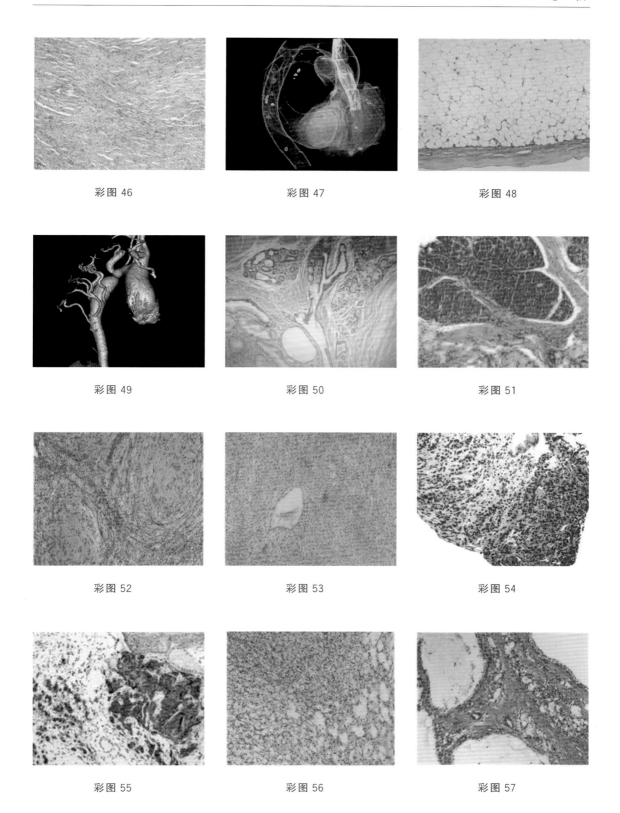

彩图 46　　　　　　　　　　彩图 47　　　　　　　　　　彩图 48

彩图 49　　　　　　　　　　彩图 50　　　　　　　　　　彩图 51

彩图 52　　　　　　　　　　彩图 53　　　　　　　　　　彩图 54

彩图 55　　　　　　　　　　彩图 56　　　　　　　　　　彩图 57

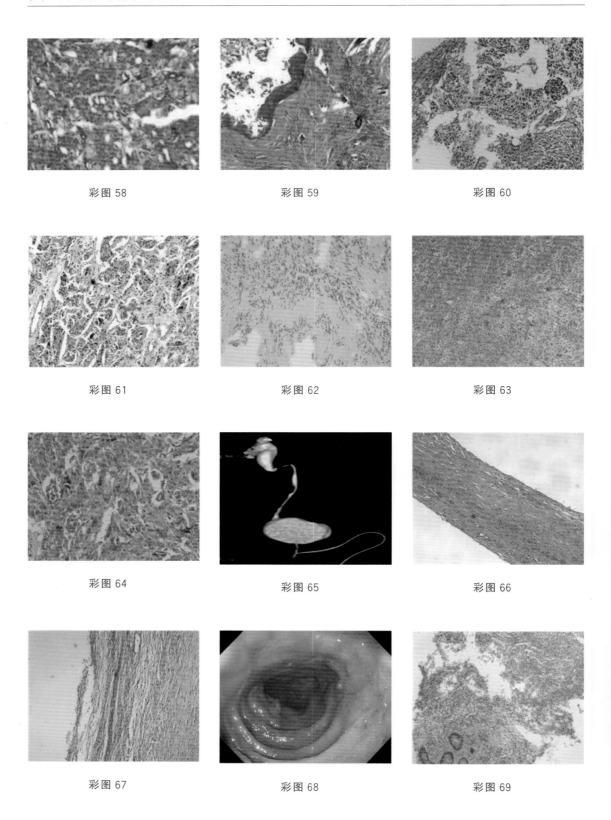

彩图 58

彩图 59

彩图 60

彩图 61

彩图 62

彩图 63

彩图 64

彩图 65

彩图 66

彩图 67

彩图 68

彩图 69

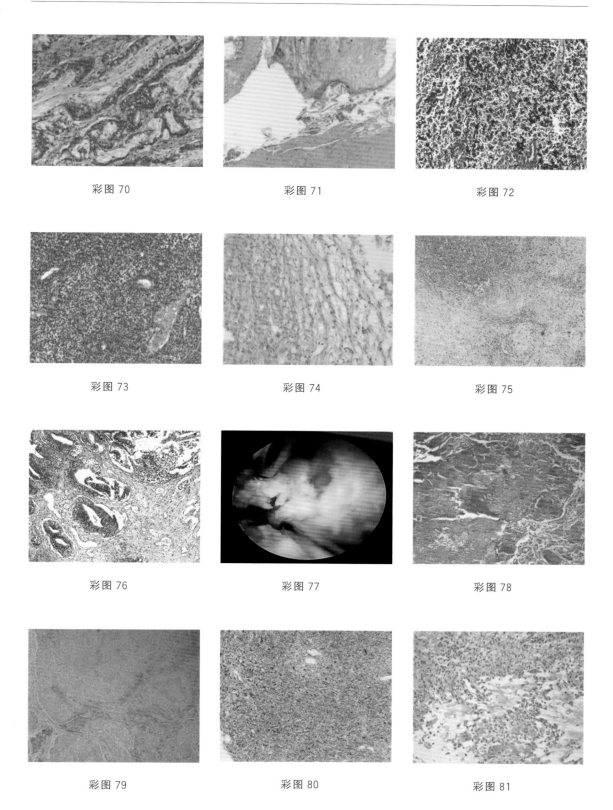

彩图 70

彩图 71

彩图 72

彩图 73

彩图 74

彩图 75

彩图 76

彩图 77

彩图 78

彩图 79

彩图 80

彩图 81

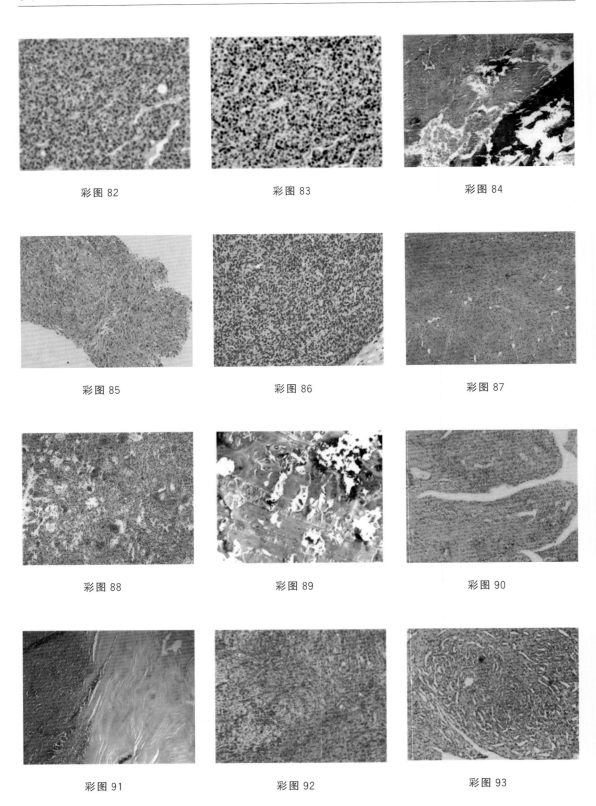

彩图 82　　　　　　　　　　彩图 83　　　　　　　　　　彩图 84

彩图 85　　　　　　　　　　彩图 86　　　　　　　　　　彩图 87

彩图 88　　　　　　　　　　彩图 89　　　　　　　　　　彩图 90

彩图 91　　　　　　　　　　彩图 92　　　　　　　　　　彩图 93